中西医结合
急诊护理手册

主　编　邓秋迎

副主编　郭艳枫　张晓春　陈惠超

编　委（按姓氏笔画排序）

王伟平（广东省中医院）
毛振辉（广东省中医院）
邓秋迎（广东省中医院）
刘云涛（广东省中医院）
刘青艳（广东省中医院）
李娅斐（广东省中医院）
李焕梅（广东省中医院）
何斌斌（广东省人民医院）
张晓春（广东省中医院）
陈　莉（广东省中医院）
陈月媚（中山大学附属第一医院）
陈惠超（广东省中医院）
陈熳妮（广东省中医院）
林燕凤（广东省中医院）
钱细友（广东省中医院）
凌传仁（广东省中医院）
郭艳枫（广东省中医院）
黄秋萍（广东省中医院）
韩　隽（广东省中医院）
曾瑞峰（广东省中医院）
蔡映杰（广州医科大学附属第二医院）
潘菊芳（深圳市前海蛇口自贸区医院）

人民卫生出版社
·北　京·

图书在版编目（CIP）数据

中西医结合急诊护理手册 / 邓秋迎主编 . —北京：人民卫生出版社，2025.3

ISBN 978-7-117-29681-6

Ⅰ. ①中… Ⅱ. ①邓… Ⅲ. ①中西医结合－急诊－护理－手册 Ⅳ. ①R472.2–62

中国版本图书馆 CIP 数据核字（2020）第 158373 号

中西医结合急诊护理手册

Zhongxiyi Jiehe Jizhen Huli Shouce

主　　编：邓秋迎
出版发行：人民卫生出版社（中继线 010-59780011）
地　　址：北京市朝阳区潘家园南里 19 号
邮　　编：100021
E - mail：pmph @ pmph.com
购书热线：010-59787592　010-59787584　010-65264830
印　　刷：北京汇林印务有限公司
经　　销：新华书店
开　　本：710 × 1000　1/16　　印张：19
字　　数：351 千字
版　　次：2025 年 3 月第 1 版
印　　次：2025 年 4 月第 1 次印刷
标准书号：ISBN 978-7-117-29681-6
定　　价：58.00 元
打击盗版举报电话：010-59787491　E-mail：WQ @ pmph.com
质量问题联系电话：010-59787234　E-mail：zhiliang @ pmph.com

前言

随着中西医结合治疗在急诊中的应用日益广泛，中西医结合急诊护理得到了深入发展。中西医结合急诊护理将中医学辨证施护和西医对症护理有机结合，充分发挥出中西医护理的优势，提高了护理效果，促进了患者的康复。

本书以中西医结合护理理论为基础，结合急诊科的工作特点，汇集护理人员积累的临床实践经验，充分展示了中西医结合在急危重症护理中的特色和优势，充实了急救护理的内容。全书的主要内容包括中西医结合急诊医学与护理发展简史、中西医结合医院急诊科管理、急诊科常见中西医结合护理技术与急诊仪器操作规范、常见急症的中西医结合急救护理与常见急危重症的中西医结合急救护理、发热门诊管理及常见病护理。其中，在常见急症的中西医结合急救护理章节中，以患者症状或主诉为主线，融入简单、方便、可行的中医外治法；在常见急危重症的中西医结合急救护理章节中，将中西医结合临床护理思维贯穿患者从院外转运至院内的整个护理过程，引导护士全面评估、判断患者病情并给予对症护理；针对近年来急诊科的工作动态，增加常见传染性疾病护理内容，满足急诊护理工作需求。

本书编写人员长期在临床一线从事中西医结合急诊护理工作，积累了丰富的实践经验。本书内容系统、实用，贴近临床，结构层次清晰；既突出中医特色、发挥中医优势，又不乏现代医学的新技术。在内容编撰上，对文字叙述比较烦琐的章节，配以流程图进行展示，图文并茂，浅显易懂，可作为护理人员临床工作的参考书，尤其适合急诊科各层级护理人员阅读。

随着科技的进步，急诊医学与护理的发展日新月异，本书内容难免存在疏漏和不足之处，敬请广大读者批评指正，便于修订时改进。

编者

2021 年 2 月

目录

第一章
绪论

第一节　中西医结合急诊医学发展简史

急诊医学是在现代医学理论指导下研究急危重症的发生、发展规律及诊断与鉴别诊断、救治与救护的一门新兴学科，由院前急救、院内急救、急危重症监护和急诊医疗体系管理学等组成。

中医急诊医学是在中医药理论指导下，运用现代科学技术手段，研究中医各科急、危、重症的发生发展、病因病机、变化规律、诊疗技术和救护措施的一门跨专业学科，是中医临床医学的重要组成部分。其研究的内容既包括独立的疾病，如真心痛、肺痈、急性中毒、意外创伤等，也包括多种疾病发生发展过程中的突发症状，如高热、昏迷、厥脱、喘脱等。

中西医结合急诊医学是将中西医技术有机结合起来，对临床各科急危重症的病因病机、病理生理、诊断及救治等进行实践与研究的一门学科，涉及休克、昏迷、脑血管意外、急性心肌梗死、严重感染、急腹症、多发创伤、多器官功能衰竭、各种危象和急性中毒等急危重症的诊断与救治。

在我国，既有历史悠久的传统中医急诊医学和发展迅猛的西医急诊医学，又有两者之间取长补短、互为补充的中西医结合急诊医学，共同为保障广大人民的健康发挥重要作用。

一、中医急诊医学的形成和发展

中医急诊医学的发展有着悠久的历史。早在春秋战国时期成书的《黄帝内经》就奠定了中医急诊医学理论框架的雏形。《素问·热论》对热病进行了论述："今夫热病者，皆伤寒之类也，或愈或死……"《素问·举痛论》对"五脏卒痛"进行了描述："寒气客于脉外则脉寒，脉寒则缩蜷，缩蜷则脉绌急，绌急则外引小络，故卒然而痛。"《素问·至真要大论》在有关病机的论述中，提到："诸热瞀瘛，皆属于火。诸痛痒疮，皆属于心。诸厥固泄，皆属于下。诸痿喘呕，皆属于上。诸禁鼓栗，如丧神守，皆属于火"。《灵枢·厥病》对有关痛症的表现做了记载："真头痛，头痛甚，脑尽痛，手足寒至节，死不治……真心痛，手足青至节，心痛甚，旦发夕死，夕发旦死"。这些均为后世研究急性病症奠定了理论基础。

东汉张仲景所著的《伤寒杂病论》开创了中医急诊辨证论治的先河。首次提出了六经辨证，对高热、昏迷、厥逆、谵妄、暴喘、暴痢、急性腹痛、出血等较为详尽地总结出一套切实可行的辨证论治体系，至今仍有效地指导着中医对临床急症的治疗。晋代葛洪编著的《肘后备急方》首次以急诊手册的形式论述常见急症的应急处理。书中记载的急症包括"卒中恶死""卒心痛""卒腹痛""卒霍乱""卒中诸毒""卒中食毒"等内、外、妇、儿、五官科急症几十种，并对急症的病因、诊断、临床症状和治疗进行了详尽的记载。另外，还记载了治疗急症所运用的针、药、外敷、推拿、捏脊、蜡疗、水疗、药物吹鼻、舌下含药等多种疗法。关于青蒿治疗疟疾，也是最早记载于该书，《肘后备急方·治寒热诸疟方第十六》提到："青蒿一握，以水两斤，绞渍取汁，尽服之"。

隋代巢元方的《诸病源候论》充实和发展了中医急症病名、证候和病因病机理论，创立了扩创引流术，重视针灸治疗，强调综合处理，记载有关急症病候多达300余条。唐代孙思邈在《千金翼方》中明确提出27首"备急方"专供急救，并在其著作《备急千金要方》和《千金翼方》中载有很多治疗急症的经验。例如：对"卒死"，其提出外用仓公散，内服还魂汤，配合针灸等治疗；其主张：急救之方，药味宜少，给药宜简，可通过口吹、内服、闻、熏、洗、导、外敷等途径迅速取效；其创造发明了葱管导尿的医疗技术，提出"凡尿不在胞中，为胞屈僻，津液不通，以葱叶除尖头，纳阴茎孔中深三寸，微用口吹之，胞胀，津液大通即愈"。宋代《太平惠民和剂局方》中记载的紫雪丹、至宝丹、苏合香丸等醒神开窍剂至今仍在急诊临床中使用。

金元时期，刘完素、张从正、朱震亨、李杲"金元四大家"的学术思想极大地丰富了中医急诊医学的学术理论。刘完素以阐述火热病机，善治热病成为温病学派的奠基人，其治疗急性热病，以清热通利为主，兼顾润泽脾胃，创立不少行之有效的辛凉方剂。张从正力主攻邪，强调病邪或受于外，或生于内，留着不去，是一切病证之总根，发汗、催吐、泻下是张氏攻邪三要法。朱震亨倡导"阴不足而阳有余"，侧重于体内火热的化生，重视痰、气在急症发病中的地位，在《丹溪心法》中列急救诸方，对急症治疗做了较为详细的记述。李杲提出脾胃内伤学说，认为饮食不洁、劳役过度和精神刺激是内伤病的主要病因，开辟了内伤急症以益脾胃、升阳气为主的证治途径，创造了生脉散，为后世救治气阴两脱之急症开辟了先河。

明清两代，温病学说崛起，是中医急诊医学发展的鼎盛时期。吴有性著《温疫论》突破六淫藩篱，创疠气学说，以驱邪为主治疗瘟疫急症，主张"数日之法，一日行之"，推崇大黄，专重攻下，为解决"时行天疫肆虐，时医以伤寒法治之"

的难题做出了重要贡献，对温病学的发展产生了深远的影响。叶桂著《温热论》，创立了卫气营血辨证，阐释了温病急候乃“逆传”所致，为有效的治疗提供了理论基础。吴瑭著《温病条辨》，创立“三焦辨证”，指出“上焦病不治，则转中焦，胃与脾也。中焦病不治，即传下焦，肝与肾也”，揭示了温病急症的传变规律。这一时期的《温疫论》《温热论》《湿热病篇》《温病条辨》等著作，对温热病中高热、神昏、惊厥、抽搐、斑疹、脱证等多种急症的治疗，采用清气、清营、凉血、解毒、化斑、通络、开窍、息风、固脱等一系列治法，创立了银翘散、安宫牛黄丸、清营汤、大小定风珠等有效方剂，极大地丰富了中医急诊医学的辨治理论体系。此外，清代赵学敏搜集整理了大量民间防治急症的宝贵经验，写成了《串雅外编》，此书列有“起死门”，对于溺死、误死、猝暴死等急症，皆详细叙述了其临床症状及救治方法。防治急性传染病的著作，从明至清如雨后春笋般涌现出来，如明代张鹤腾的《伤暑全书》、翁仲仁的《痘疹金镜录》、清代翁兆全的《瘟疫鼠疫论》、王格庆的《疟痢成法》、王士雄的《随息居重订霍乱论》、姚河慕的《霍乱新书》、庄一夔的《惊风辨证必读书》、张洛修的《时疫白喉捷要》等，不胜枚举。清代王清任的《医林改错》和唐容川的《血证论》详尽地论述了活血化瘀法的运用，对中医急诊医学的发展做出了一定的贡献。

受鸦片战争等因素影响，近代中国的中医发展之路曲折而艰难，中医学在急症治疗中的作用及地位也未得到重视。直至中华人民共和国成立后，中医急诊医学才得到进一步发展，中医学在急危重症治疗方面也取得了丰硕的成果。例如：1954 年石家庄地区运用温病理论和方法治疗流行性乙型脑炎，取得了显著疗效。在热性病治疗的研究中，提出“截断”理论，对来势凶险的病证，不拘于卫气营血辨证用药的传统法则，重用清热解毒，早用苦寒攻下，兼以活血化瘀，以提高疗效，缩短疗程，开辟了新途径。运用“通里攻下”的理论和方药治疗急腹症（异位妊娠、急性阑尾炎、胃或十二指肠急性穿孔的非手术治疗）也取得令人瞩目的成绩。尤其自 20 世纪 80 年代开始，国家中医药管理局为促进中医急诊医学的发展采取了一系列措施，在各级各类中医医院先后成立了急诊科，成立了全国中医急症十大协作组，建立了地区性的急症协作网络，出版了中医急诊的刊物，极大地推动了中医急诊医学的研究，通过攻关协作，制定了国家中医急症诊疗规范，研制多种适用于急症的中药新药，如回阳固脱的参附注射液、益气养阴的生脉注射液、参麦注射液等。时至今日，中医医院急诊科的综合能力已得到了普遍提升，中医特色疗法亦在如火如荼地开展。21 世纪在世界范围内暴发的严重急性呼吸综合征（severe acute respiratory syndrome，SARS，又称传染性非典型肺炎）、甲型 H1N1 流感、登革热等，中医药治疗的有力参与更为急性传染性疾病的中医救治奠定了坚实的基础。

二、急诊医学的形成与发展

急诊医学最早起源于美国，其历史可追溯到南北战争时期，在战争中对伤员有组织的战场救护和转运是急诊医学发展的源头。随着社会的发展，各种意外事故以及心脑血管疾病的不断增多，民众对急救服务的需求日益增长，推动着急诊医学的发展。1968 年，"急诊医疗服务体系"(emergency medical service system，EMSS)由美国麻省理工学院倡导建立，同年美国急诊医师学会(American College of Emergency Physicians，ACEP)成立。1979 年，急诊医学被美国医学会和美国医疗专科协会正式认定为医学中的第 23 门独立学科。

我国的急诊医学起步于 20 世纪 50 年代中期，各大、中城市开始建立急救站。1980 年卫生部颁发了《关于加强城市急救工作的意见》。1983 年卫生部颁发了《城市医院急诊室(科)建立方案》，对全国医院建立健全急救工作具有很大的推动作用，同年成立的北京协和医院急诊科成为我国第一个医院内急诊科。随着急诊医学硕士研究生点的设立、"急诊医学"列入医学本(专)科课程、中华医学会急诊医学分会的成立、《中国急救医学杂志》《中华急诊医学杂志》等专业杂志创刊、我国统一急救电话号码为"120"、1995 年卫生部与人事部正式批准急诊医学为一门独立的临床学科，标志着我国急诊医学发展迈向新里程。

目前，我国急诊医学还处在发展中阶段。急救医疗服务体系的日趋完善；急诊医学亚专业(如院前急救、儿科急诊、中毒学、灾害医学等)研究不断深入；在建立急救网方面借鉴国外先进经验，并形成自身的特色，使用 120 急救电话已深入到居民的日常生活；同时加强社区、基层的急救培训，使更多的人掌握以心肺复苏、创伤救护为主的基本急救知识和技能。

另外，由于地震、水灾、火灾等自然灾害和空难、恶性交通事故等时有发生，灾害救援医学越来越受到关注，充实了急诊医学的内容，形成了政府部门行政组织领导和医疗卫生部门负责实施的院外救援医学的特色，在近年历次大型灾害事故中发挥了重要作用，并将损伤降到最低程度。由于专业急救机构的功能不同于医院急诊科，与城市公安、消防、交通等有关部门关系日益密切，救援业务相互渗透，并将通信、计算机信息网络以及救护车、船、飞机等运输工具也纳入了急救医学技术组织系统范畴。

2009 年，卫生部印发了《急诊科建设与管理指南(试行)》，明确对急诊科的规范建设提出了具体要求。随着监测技术日新月异，给药途径不断创新，救治技术迅猛发展，可以预见，以医学科学为基础，其他学科参与，多学科交叉相互渗透为特点的急救社会化、结构网络化、工作现场化、知识普及化必将成为未来急诊、急救医学的发展趋势。

三、中西医结合急诊医学的形成与发展

中医学和西医学有着不同的理论体系，也有各自的侧重点，在漫长的人类历史发展过程中，两者均为促进人类的健康做出了贡献。随着时代的进步和中、西医学的不断发展，人们逐渐认识到中医学及西医学在诊断、治疗急危重症方面各有利弊。如何扬长避短，将两者有机地结合起来，更好地为人民的生命健康服务，是新一代医务工作者的义务和责任。

中华人民共和国成立后，在广大医务工作者的努力下，中西医结合急诊医学取得了长足的发展。20 世纪 60—70 年代，对阑尾炎、溃疡病穿孔、急性肠梗阻等常见急腹症进行中西医结合救治，取得了良好的疗效。对心源性休克采用回阳救逆、滋阴复脉等法则，应用生脉、人参四逆针及汤剂治疗取得了满意的效果。中西医结合治疗急性心肌梗死，在当时缺乏急诊再灌注治疗手段的前提下，取得了接近国际先进水平的临床疗效。

20 世纪末到 21 世纪初，中西医结合治疗危重症有了新的进展和突破。例如在急性脑卒中和高热昏迷的抢救方面，中医传统的安宫牛黄丸、至宝丹等依然发挥着重要作用，安宫牛黄丸的拆方制剂清开灵、醒脑静等在各级医院以及急救中心广泛应用。中西医结合治疗多器官功能障碍综合征（multiple organ dysfunction syndrome，MODS）取得了丰硕的成果。临床使用清热解毒、通里攻下、活血化瘀中药，配合西药治疗，可显著降低 MODS 的病死率。20 世纪 80 年代末期，王今达率领科研组对“神农 33 号”进一步深入研究，从 36 味中药中筛选出红花、赤芍、川芎、丹参、当归等为主药组方，再次改进工艺，提高疗效，并正式将其命名为“血必净”。此后，课题组进一步开展中药药理基础研究，在分子水平上证明了血必净注射液的作用机制，及其对 MODS 和脓毒血症的治疗有效性，为中药跨入急救医学打下了扎实的基础。

近年来，随着中西医学术思想和诊疗技术的渗透互补，中西医结合治疗急症在诊疗程序上日益标准化，已逐步做到了辨病和辨证相结合，宏观和微观相结合，定因、定位、定性和定量相结合，在方法手段上建立了日益规范的应急处理措施，形成了一定的理论体系，在临床实际应用中取得了一定的成果。中西医结合急诊医学在西医综合医院中的地位逐步得到确立，也受到国际急救医学组织的重视和认可，成为中西医结合医学学术发展的体现和标志。

中西医结合治疗急症任重而道远，目前仍有许多领域需要深入研究。尤其是创新性研究，如：创新的中西医急诊辨证论治体系，具有中医特色的急诊急救技术手段，中西医结合介入点的明确等。在今后的工作中，应以现代医学科学技术为手段，充分挖掘整理中医药治疗急症之精华，认识急症的病机特点及传变特点，遵循急症治疗的基本原则，创新急症治疗方法和手段，不懈追求，

完善中西医结合急诊医学理论和临床救治体系，从而进一步提高急危重症的诊疗水平，维护人类健康，造福人类，为急诊医学事业的发展做出贡献。

第二节 中西医结合急诊护理发展简史

随着时代的进步与急救医学的不断发展，急诊护理学已经成为研究各类急性病、危重病、创伤性疾病、慢性病急性发作及灾害的抢救与护理的跨学科的综合性应用学科。

中医学在发生、发展过程中，没有清晰明确的医、药、护分工，但是与护理相关的理论与技术却在不断提高并且得到重视。中医学强调“三分治，七分养”，“七分养”实质就是指护理。从浩如烟海的医学典籍到历代名医传记中，不乏护理知识和技术，其中的许多内容至今仍有指导意义。

自从西方医学传入我国之后，我国一些医家接受西方医学，接受科学真知，去彼之长，补己之短。唐宗海、张锡纯等提出“折衷归一”“衷中参西”等中西医汇通互参之论点，其中不乏护理理论与技术。随着中西医结合医学在治疗急危重症方面取得丰硕成果，中西医结合在急危重症诊治方面的优势也日益凸显，使中医药方法介入急危重症救治逐渐受到国家的重视和扶持。将中西医结合诊治与护理方法有机结合起来并付诸临床实践，扬长避短，促进了中西医结合急诊护理的发展。

一、中医急症护理

1. 中医护理学发展概况　春秋战国时期，中医理论典籍《黄帝内经》系统阐述了中医护理学的各个方面，包括精神修养、个人卫生、环境卫生、饮食护理和禁忌、服药治疗、护理等方面。

汉代，张仲景对患者服药的注意事项、饮食禁忌等做了具体、详细的论述，他认为患者饮食禁忌是护理工作中的重要内容。

唐代，孙思邈对于养生护理尤为擅长，他的著作《备急千金要方》及《千金翼方》中记载了有关按摩、衣着、饮食、幼儿护理等方面丰富的护理经验。如：“生候尚存，形色未改，病未入腠理，针药及时，能将节调理病无不愈”，指出了“将节调理”（护理工作）配合治疗方面的重要作用，并具体地提出了在衣着、饮食、居处上的注意事项，这些护理原则和具体方法至今仍是中医护理的重要内容。

金元时期，李杲在其著作《脾胃论》中的“用药宜禁论”“脾胃将理法”等章节中阐述了许多护理方面的内容，他提出了服药的注意事项，例如：“若服升浮之药，先一日将理，次日腹空，方服。服毕更将理十日，先三日尤甚，不然则反害也”;朱震亨在《格致余论》中,强调“茹淡”,以免“有致病伐命之毒”,其在该书中还记载了一例瘀血痰积的病例,先用情志护理,后用药物治愈,说明护理调治工作的重要意义。

明清医家总结并发展了前人关于护理方面的知识。如汪绮石的《理虚元鉴》对虚劳的预防和护理有较为深刻的论述,详尽地介绍了疗养和饮食调护的重要性及四季防病的知识;喻昌在《医门法律》中强调调节饮食五味,告诫不要过于偏食某一种食物。这些论述,使饮食护理的内容更加深化、具体。叶桂对老年病的护理研究较深,在《临证指南医案》等著作中对老年病的护理做了具体指导,例如饮食应“薄味”,力戒“酒肉厚味”,精神上“务宜怡悦开怀,戒嗔怒”;钱襄有的《侍疾要语》是护理学的专书,从起居、饮食、锻炼及情志等方面指出了“长寿”的途径,是具有我国民族特色的保健专著。

中华人民共和国成立后,各地成立了中医研究机构、中医医院和中医病房,为中医护理学的发展提高创造了良好的条件。全国有不少地区逐步运用中医理论,通过临床实践总结出较好的中医及中西医结合的护理经验,如“破伤风的中药治疗及护理”“中暑的中医护理”等,同时在护理工作中开展了针灸、按摩、火罐、气功等简便而有效的中医治疗方法,初步整理了古代某些医学著作中有关护理的论述,如《伤寒论中的护病学》等。20 世纪 60—70 年代,各地对中西医结合护理工作也相继进行更广泛、深入的探索,总结出“急腹症的辨证施护”“针拨白内障的护理”等比较成功的经验,在护理操作上探索用中医方法改进和提高原有的西医护理操作,如“以针刺止痛、外敷中药预防并消除肌注硬结、静脉炎”等;20 世纪 70 年代末,相继在中医学院设立护士学校,培育具有中医理论和实践经验的白衣天使,为更广泛开展中医护理工作培育新人。

2. 中医急症护理措施　辨证施护是中医护理的主要依据,同一疾病其证候表现不同,护理措施亦应有所区别。如虚证汗出过多,可用煅龙骨粉、煅牡蛎粉等外用止汗;而实热证所致的大汗,则应禁用。中医急症护理遵循“辨证施护”的原则,形成了自己独特的护理措施。

(1)病室和病床的要求:病室陈设要求简单,室内的具体安排除因病而异外,还要尽可能地据证区别对待,如对于以阵发性抽搐、心悸、眩晕为突出表现的一类急症,其室内环境应在力求保持安静的前提下,尽量做到采光柔和,以避免各种不必要的刺激;对于分别辨证为实热与虚寒之证的急症,其病室室温应有利于降温或保温为宜;对于分别辨证为闭、脱之证的急症,应选择能分别垫高头部或脚部的病床,以借头高足低位减缓前者的气血上壅之势,借足高头低位以使后者的气血得以上荣等。

(2)情志护理:中医学认为喜、怒、忧、思、悲、恐、惊等情志变化过于激烈、过于持久是重要的致病因素。不少急症的发作或瞬间加剧常常是因为精神刺激所致,而神志清醒的急症患者的精神状态又几乎多带有紧张或恐惧感,所以对这些患者必须注重情志护理。例如,因失血、过敏、感染等原因造成的厥脱证,患者早期的意识是清楚的,对突然的病情变化通常产生恐惧心理,护士要选择适当的语言安慰患者,耐心解释有关病情变化,以稳定患者情绪,减轻患者痛苦;护士在实施抢救中讲话要细声而谨慎,举止要轻柔而文雅,使其镇定并增强信心;若患者病情突然发生变化,则应保持冷静,忙而不乱,避免对患者造成不良刺激。

(3) 饮食调理:饮食和疾病的治疗有密切关系,中医学注意饮食调理,急症尤其如此。疾病有阴阳、表里、寒热、虚实之分,食物也有寒热温凉补泻的不同性质,根据病情而辨证配餐。例如寒性患者忌生冷瓜果和寒凉食物,宜温热性食物,如姜、羊肉等;温热患者则恰恰与之相反,可选用莲子、葛粉、豆腐等;肝阳上亢和中风患者忌食辣椒、花椒等辛辣刺激和公鸡等助火、动风的食物;发斑发疹患者禁鱼、虾腥荤之类而宜清淡的饮食;夹痰湿者可选用冬瓜、丝瓜等食物;夹瘀血者可选用桃仁、红花制成的糕点或果脯;中毒者可频频进食绿豆汤。《卫生宝鉴》曰:"食物无贪于多,贵在有节",急症患者食量宜适中,不宜过饥过饱,特殊情况下患者要暂禁食。

有些食物对治疗有所裨益,可按病情适量配食。如西瓜解暑热、生姜止呕恶、甲鱼滋肾阴、莲子益心气等;某些食物与一定药物有所禁忌,应在服药期间慎食,如人参忌萝卜、鳖甲忌韭菜、薄荷忌甲鱼、蜂蜜忌生葱等。

(4) 方药煎服方法:为了迅速救治急症,很多时候需要医护人员代为煎药或指导患者家属煎药,这就要求护理人员掌握不同的煎药方法,如先煎、后下、包煎、烊化等。呕吐、哮喘、关格的患者药物宜少量频服;昏迷患者宜鼻饲给药。一般煎剂,可温服,热证可冷服,寒证宜热服。

(5) 病情观察:急危重症患者病情变化迅速,要求护士应具有高度的责任心,必须及时准确地观察病情的细微变化,尤其是要注意神志、面色、形态、呼吸、出汗、皮肤、舌苔脉象等与中医辨证有关的症状变化,同时不能忽视微小变化,防变于未然,为抢救治疗提供可靠的依据。

中医学一向十分重视四季气候、外界环境对疾病的影响。《灵枢·顺气一日分为四时》曰:"夫百病者,多以旦慧、昼安、夕加、夜甚。"一年四季、一天之内的不同时辰,病情随之有轻重不同。例如,早晨是阳气升发之时,人体的阳气随之上升而邪气渐衰,症状减轻;中午阳气大盛,人体的阳气旺盛而能敌病邪,因此病情稳定;日落则阳气降,阳气衰则邪气盛,所以病情易变;夜半则更甚,不少急危重症患者的病情常在深夜恶化,在护理中应加强夜班对患者的巡视,及时采取有效措施以挽救患者生命。

另外，急危重症患者在临终前常可出现一种特异的现象——“回光返照”，如患者原来精神颓靡不堪、意识不清而突然精神转佳。

3. 中医特色疗法在急症护理中的应用　除了上述的内容外，中医急症护理还有其独特的护理措施，如刮痧、针法、灸法、中药外敷、手法按摩等，可以在临床中起到止痛、散热、祛瘀等作用，而且方法简单，操作简便，能随时随地使用，成为急症护理必不可少的手段之一。

二、急诊护理学

急诊护理学是与急诊医学同步成长的一门新学科，主要是处理和研究各种急性病、慢性病急性发作、急性创伤、急性中毒、小儿急诊、意外事故及急性器官功能衰竭的抢救护理。

1. 急诊护理学的发展　急诊护理学的起源可追溯到 19 世纪佛罗伦斯·南丁格尔（Florence Nightingale）的年代。1854~1856 年，英、俄、土耳其在克里米亚交战时，前线战伤的英国士兵死亡率高达 42% 以上，南丁格尔率领 38 名护士前往前线医院进行救护，使前线伤员死亡率下降到 2.2%。

分析战伤死亡率下降的原因，发现有效的抢救系统及急救护理技术，对抢救成批出现的伤（病）员是必需的，亦能在平时急救和转运患者方面起到关键作用。20 世纪 50 年代初期，北欧发生了脊髓前角灰白质炎大流行，许多患者伴有呼吸肌麻痹，由此出现了世界上最早的用于监护呼吸衰竭患者的监护病房。20 世纪 60 年代由于电子仪器的蓬勃发展，急诊护理技术进入了有抢救设备配合的新阶段。心电示波装置、电除颤器、人工呼吸机、血液透析机的应用，使医学理论与实践逐渐深化，急诊护理理论与实践也得到了发展。

我国的急诊护理学也经历了从简单逐步到完善形成学科的过程。20 世纪 50 年代，我国医院各病房就普遍将危重患者集中在危重病房，靠近护士站，便于护士密切观察病情及护理。20 世纪 80 年代，北京、上海、重庆等地成立急救中心，各综合性医院先后成立急诊科。

急诊护理学是急诊医学的重要组成部分。国家教育委员会已将急诊护理学定为护理专业主干课之一，以提高护士的急救意识及急救技术。

2. 急诊护理工作的特点　急诊作为急救医疗体系中的重要环节，其护理工作与其他专科护理工作相比，自有其独特性。

（1）时效性：急诊患者病情紧急，瞬息万变，急诊护理工作强调的是速度，要求能快速、准确地识别患者的危急状况并迅速、果断地实施相应的急救措施。在急诊实践中，大量引入了“时间窗”的概念，急诊护理在很大程度上必须遵循时效性的原则，在时间窗内实行目标治疗和护理。

（2）复杂性：急诊患者的疾病谱种类广、病情复杂，护理难度大。因而要求护士具备多学科的护理知识、病情观察能力、对急危重症患者的分级管理能力以及抢救配合能力，熟练掌握各种急救技术和监护技术，严格做好各种抢救设备的维护，保证各种抢救药品与物品处于应急备用状态。

（3）风险性：急诊工作随机性强，可控性小，是各种矛盾、纠纷高发的科室，护理工作强度大；另外，众多的急诊患者中可能有诊断尚不明确或传染病潜伏期者，容易造成交叉感染。因此，急诊护理工作存在着较高风险，护士应加强职业防护。

（4）不可预知性：急诊工作具有不可预知性，患者数量、病情等无规律可言，需要在工作中逐步提高应急应变能力，分清轻重缓急，合理安排急危重症患者的诊治秩序，做好各种沟通与协调工作，与相关科室、部门建立良好的合作关系。

三、中西医结合急诊护理

1. 中西医结合护理　1956年，毛泽东主席首先提出的“把中医中药的知识和西医西药的知识结合起来，创造中国统一的新医学、新药学”，逐渐演化和概括出“中西医结合”的概念。从此，数以千计的西学中人员在中国医学史上创造性地开展了中西医结合研究，在部分研究领域涌现出一批西学中的知名学者及成功案例。与此同时，许多从西医院校毕业的护理人员，凭借着西医护理理论知识和技术操作的丰厚功底，学习中医护理之长，不断探索、实践和总结中西医结合急诊护理方法，最大限度地发挥了中医、西医护理手段的优势。

中西医结合护理是取中医护理、西医护理以及新兴边缘学科的护理研究之长，运用现代科学知识（包括现代医学、现代护理学），结合中医理论知识和方法，探讨人类增进健康和保持健康的护理过程。

2. 中西医结合急诊护理　中医学和西医学无论在理论和技术手段上尽管都有其优势，但护理对象是人，单纯中医护理和单纯的西医护理不能满足人们对护理的要求。近年来，随着急诊医学、中医急诊医学、中西医结合急诊医学的不断发展，中西医结合急诊护理学已逐步形成并趋于成熟。

西医护理以现代护理技术为发展方向，在急危重症护理方面更是具有优势。如能在西医治疗的基础上，配合中医护理手段，来缩短病程或缓解西医治疗的副作用；用中医护理的优势来丰富西医护理的内涵，充实西医护理的技术，将有助于护理质量的提高。

第二章

中西医结合医院急诊科管理

第一节　急诊科的区域管理

急诊科是医院急症诊疗的首诊场所，也是社会医疗服务体系的重要组成部分。随着社会的不断进步，人们生活水平的提高和疾病谱的改变，急诊医疗服务的需求越来越大，急诊医学由此得到了迅速的发展和不断的完善。急诊医疗护理水平和服务质量直接关系到患者的生命安危，也是一个医院和一个地区的医疗水平、医院管理水平和卫生服务水平高低的直接反映。急诊科 24 小时开放，按病情的轻重缓急提供快速高效的紧急救治服务，以简洁方便的程序为急诊患者提供紧急医疗救援，为患者及时获得后续的专科诊疗提供坚实的保障。

为了加强对急诊科建设和管理的指导，2009 年 5 月 25 日，卫生部下发了《急诊科建设与管理指南（试行）》。2010 年 9 月，国家中医药管理局印发了《中医医院急诊科建设与管理指南（试行）》。

根据原卫生部要求，500 张床位以上的医院应设立急诊科，500 张床位以下的医院应设立急诊室。在急诊科的设置地理位置选点上，应该在医院内便于患者迅速到达的区域，周边拥有便利的交通和明显的标识，夜间要利用灯光标识指引院内和医院附近的患者能够迅速到达急诊科。

急诊科的内部按区域主要划分为三大部分。一是急诊医疗区，包括入科通道、接诊分诊区、候诊大厅、各科诊室、抢救室、清创室、观察室、急诊病房、输液室、处置室、发热门诊、肠道门诊、传染病隔离室、安全隔离室和中医治疗室等，三级综合医院和有条件的二级综合医院应当设立急诊手术室和急诊重症监护病房；二是急诊功能支持区，包括急诊药房、急诊收费处、急诊检验室、急诊出入院处、急诊放射科、急诊 B 超室、医生护士办公室、谈话室、交班室等；三是生活区，包括就餐室、示教室、行政办公室、值班室、茶水间、洗漱室等。另外，急诊科应当临近手术室、重症监护病房（intensive care unit，ICU）、介入室等与急诊密切相关的急救科室。各区域之间力求合理布局，缩短急诊检查和抢救半径，且有醒目的路线指引和标识，可采用灯箱或常用区域的颜色线条和箭头指引，有条件的医院应该设立导诊或问询处，以便患者就诊。另外，有条件的三级医院和区域性医疗中心还应该预设突发灾难事件处理时所需的检伤分类区、洗消区。

1. 入科通道　入科通道处要求具有明显的急诊科标识，宽敞通畅，设有无障碍通道，方便轮椅、车床出入，雨天应有相应防水防滑措施。此外，还要设立救护车出入通道；有条件的医院可以将救护车出入通道和普通患者出入通道分开设立。对于有直升机停机坪的医院，还需要设立专门通道便于患者转运。

2. 接诊分诊区　急诊患者就诊的第一站，应该设立在急诊科大厅处最明显的位置，标识醒目，出入方便，通风明亮，视线开阔，有足够的工作空间，以避免各种原因造成的拥挤。

分诊登记实行计算机信息网络化管理，根据工作需要配置血压计、体温计、血氧饱和度监测仪等诊疗用品和闭路电视监控系统、呼叫系统、警示装置等，有条件者配备导诊文员、保安等辅助工种。

3. 候诊大厅　宽敞明亮，通风良好，布局和设施符合医院感染管理要求和满足观察病情的需求。小儿候诊区应该单独设立，且布局设施符合儿童特点。同时，候诊大厅应按照病情或专科进行红、黄、绿颜色分区，并设立书报阅读点、茶水间、卫生间等。

4. 各科诊室　一般性综合医院应设立内科、外科、儿科、妇产科、眼科、耳鼻喉科、口腔科等诊室或诊区。室内（区内）除备有必要的诊查用具与设施外，还需要按各专科特点配备急诊所需的器械和药品，并做到定期清洁消毒和检查。有条件的医院还应设立神经科、皮肤科、烧伤科等专科诊室及双通道出入。

5. 抢救室　抢救室是急诊科重要区域之一，一般设在靠近急诊分诊处，以便急危重症患者进入急诊后能够以最短的距离、最快的速度获得最及时的救治。各医院根据工作需要设置抢救床位数，每个抢救单元的净使用面积不得少于 $12m^2$。抢救单元最好能够按照环形设计的理念进行设置，四周均有空间供仪器和人员流动。

6. 清创室　一般靠近外（骨）科诊室，能满足创伤患者的常规处置需求。没有急诊手术室的医院，清创室要求在必要时能够承担急诊外科手术和创伤患者紧急救治功能。

7. 观察室　视医院规模和急诊门诊量设置留观病床数量，参照住院病房的设置与管理，同时又符合急诊科工作特点：留观病床床号固定，分设男女病房，预留有独立房间以供抢救和隔离使用。留观区的办公室应该同时兼有住院与门诊信息系统，以满足对留观患者的管理需求；常规设置治疗室、处置间、中医综合治疗室等。急诊患者留观时间原则上不超过72小时。

8. 急诊病房　急诊病房参照住院病房的设置与管理，能够弥补医院某些专科设置的空缺，便于多专科、突发性、季节性疾病患者的收治，促进患者分流，有利于急危重症患者的进一步诊疗与护理。

9. 输液室　输液室空间宽敞，环境清洁，通风良好，布局合理，标识醒目，工作流程合理；使用急诊静脉输液系统进行管理，严格执行核对制度和消毒隔离制度。根据患者输液量设置适量的治疗椅（床），灵活、弹性地安排护理人力资源。

10. 发热门诊和肠道门诊　发热门诊、肠道门诊与普通门诊应做到完全分隔，设立患者通道和医护人员通道，并在出入口有明显标识。污染区、半污染区和清洁区区域划分明显。主要功能区域包括：单独的预检分诊、挂号、诊查室、缴费、取药、检查、治疗室、隔离室和厕所等区域。

11. 隔离室

（1）传染病隔离室：收治疑似传染病的急诊患者，房间内设置独立通风系统，以及规范的消毒隔离设施。

（2）安全隔离室：针对一些精神异常的患者、醉酒人员等，为了防止其伤人或自伤，有条件的医院应该设立安全隔离室。室内设施尽可能简单，原则上除了特殊处理的床（防止患者撞伤）外没有其他物品，墙壁要求加软垫防撞击，门和室内灯光均从外控制开关，室内光线应柔和，门上应设有瞭望窗。必要时配备约束器具。

12. 中医治疗室　中医医院急诊科设立中医治疗室，由急诊医生或护士执行中医特色疗法如手法整复、针灸、刮痧、拔罐等。

13. 急诊重症监护病房　三级综合医院急诊科应设立急诊重症监护病房（emergency intensive care unit，EICU），其中应该设立1~2个独立的隔离间。

第二节　急诊科护理人员管理

相对于医院其他的护理单元，急诊科护理人员较多且年轻化，其承担的工作任务重，风险大，因此对护士的综合素质要求高，在培训管理方面更要做到系统分层、严格到位。

一、人员配备

（一）急诊科护理人员配置和资质要求

根据医院的规模、急诊门诊量和岗位设置配备护理人员，且固定护士不少于在岗护士的75%。

二级综合医院急诊科护士长应当由具备护师以上任职资格和有丰富的急诊临床护理工作经验的护士担任；三级综合医院急诊科护士长应当由具备主管护师以上任职资格和有丰富的急诊临床护理工作经验的护士担任。

急诊护士应当具有3年以上临床护理工作经验，经规范化培训合格，掌握急、危、重症患者的急救技能，常见急救操作技术的配合及急诊护理工作内涵与流程，并定期接受急救技能的再培训，再培训间隔时间原则上不超过2年。

（二）各个岗位的人员配置和资质要求

1. 院前急救　每辆救护车每天至少配备3人。任职资格：通过院前急救规范化培训考核，同时具备3年以上工作经验或2年以上急诊工作经验，已经接受急诊抢救室轮训者。

2. 分诊台　3~4人。任职资格：护理师以上职称，具备5年以上工作经验或3年以上急诊工作经验者。

3. 抢救室　抢救床与护士的比例最低为1∶(2~3)。任职资格：具备5年以上工作经验或3年以上急诊工作经验者。

4. 诊疗配合护士　任职资格：具备护士执业资格者。

5. 留观区和急诊病房　床位与护士（师）的比例最低为1∶0.43。任职资格：具备护士执业资格者。

6. EICU　监护床与护士（师）的比例为1∶(2~2.5)。任职资格：具备护士执业资格和1年以上临床工作经验者。

7. 发热门诊和肠道门诊　每天至少配备3人。任职资格：具备护士执业资格，熟练掌握传染病护理和工作规范，熟悉相关法律法规。

二、各级护理人员职责

根据各医院的实际情况，制订急诊科护士长、各区域护士长、护理组长、院前急救护士、分诊护士、抢救室护士、留观/急诊病房护士、EICU护士、发热/肠道门诊护士、中医治疗室护士等岗位职责。

三、急诊科护理人员分层管理和培训

（一）急诊护士分层进阶体系

以护士业务能力及技术水平为主要指标，结合护士相应职称体系，同时参考护龄、学历等因素将临床护理岗位分为N0~N5六个技术层级，具体如下。

1. N0级（培训护士）　全日制护理专业毕业，未取得或已取得护士执业证书但仍处于试用期的护理人员。在上级护士指导下能完成本岗位护理工作。

进阶考核要求如下。

（1）继续教育年度考核总学分达 90 分及以上且单项分不低于 85%。

（2）晋级 N1 级专科核心能力考核达标。

2. N1 级（责任护士）　完成 N0 级岗位培训并考核合格的注册护士，能独立完成病情较轻患者的护理工作，能熟练执行各项基础护理工作。

进阶考核要求如下。

（1）继续教育年度考核总学分达 90 分及以上且单项分不低于 85%。

（2）晋级 N2 级专科核心能力考核达标。

3. N2 级（责任护士或主管护士）　完成 N1 级岗位培训并考核合格，获得护师及以上专业技术职称的注册护士，能完成病情较重患者的护理。

进阶考核要求如下。

（1）继续教育年度考核总学分达 90 分及以上且单项分不低于 85%。

（2）晋级 N3 级专科核心能力考核达标。

4. N3 级（主管护士或专科护士）　完成 N2 级岗位培训并考核合格，获得主管护师及以上专业技术职称的注册护士，能承担组织危重患者抢救、临床带教、临床科研、专科护理指导及病房管理等工作。专科护士原则上由 N3 及以上层级担任。

进阶考核要求如下。

（1）继续教育年度考核总学分达 90 分及以上且单项分不低于 85%。

（2）晋级 N4 级专科核心能力考核达标。

5. N4 级（主管护士或专科护士）　完成 N3 级岗位培训并考核合格，获得副主任护师及以上职称的注册护士，能完成疑难、危重患者专科护理，开设专科护理门诊与咨询服务，承担护理咨询、全院护理会诊、专科指导及护理研究等工作。

进阶考核要求如下。

（1）继续教育年度考核总学分达 90 分及以上且单项分不低于 85%。

（2）晋级 N5 级专科核心能力考核达标。

6. N5 级（专科护士）　完成 N4 级岗位培训并考核合格，通过省级或以上的急诊急救专科护士考试，获得主任护师职称的注册护士，能完成组织专科护理查房及会诊、专科指导、护理专家门诊、咨询、护理教学、护理质量管理和持续改进、护理研究指导、评审等工作。

（二）急诊护士培训

根据以上分层进阶体系，在专业基础能力、专科技术能力、应急处理与抢救能力、教育与培训能力、综合管理能力等方面，对不同层级的护士进行培训。

四、急诊科护理人员准入制度

（一）夜班护士准入制度

1. 未取得执业证书的新毕业护士，在上级护士指导下可参加夜班，责任由带教护士承担。

2. 急诊护士独立值夜班前，必须在高级责任护士指导下参加夜班。

3. 急诊护士独立值夜班前，熟练掌握急救理论知识和操作技能，具有独立完成急危重症抢救配合工作的能力，具有病情观察与应急处理能力，具有规范、准确、及时、客观书写护理文书的能力。

4. 急诊护士独立值夜班前，由护士长、护理组长和带教老师组成考评小组，对拟从事夜班的护士进行夜班岗位职责、急救理论和技能操作考核，并对其相关的临床能力（协调能力、沟通能力、应急处理能力等）进行总体评估。合格者，方可独立从事急诊夜班工作。

（二）院前急救护士准入制度

1. 具备良好的身体素质和心理素质。

2. 具备 3 年以上临床护理工作经验且具有 2 年以上急诊工作经验，具有扎实的急救理论知识和急救技能。

3. 参加 120 急救医疗指挥中心举办的院前急救规范化培训，并获得院前急救规范化培训合格证书。

4. 有一定的沟通协调和应急应变能力，反应敏捷，沉着果断。

5. 熟悉车班岗位职责和相关法律法规，熟练掌握院前常见急危重症的急救护理常规、车载设备的使用、特殊事件的处理和上报流程等，做到现场有效急救、途中安全转运和准确交接。

6. 经过科室考评小组考核合格后方可上岗。

（三）分诊护士准入制度

1. 在急诊专科工作 5 年以上，护理师以上职称。

2. 具有扎实的急救专科理论和娴熟的急救技能，熟练掌握急诊分诊标准、分诊流程、分诊岗位职责等。

3. 掌握急诊患者心理护理要点和沟通技巧，具备较强的应急应变能力和协调解决问题能力。

4. 掌握突发事件和群体伤的急诊急救配合、协调和管理。

5. 掌握医院感染预防与控制原则。

6. 曾在院前急救、急诊门诊、留观区或 EICU 轮转。

7. 经过科室考评小组考核合格后方可上岗。

（四）抢救室护士准入制度

1. 在急诊专科工作 1 年以上，具有扎实的急救专科理论和急救技能。

2. 具有较强的团队协作精神，能与相关工作人员配合完成抢救室急救护理工作。

3. 掌握抢救室工作制度，抢救室护士工作职责；掌握常见急危重症的急救护理常规。

4. 能够采用相应的评估工具对危重患者进行评估，并采取相应的干预措施。

5. 熟练掌握急救药品与物品的放置、正确使用和维护方法；熟悉各抢救仪器的工作原理、性能、作用、正确的操作方法，使用后的消毒、保养，以及使用抢救仪器的注意事项等。

6. 经过科室考评小组考核合格后方可上岗。

（五）EICU 护士准入制度

1. 接受 3~6 个月 ICU 专科培训，成绩合格，并有 1 年以上临床护理工作经验。

2. 掌握常见专科相应的医学基础理论知识、病理生理学知识及多专科护理知识和实践经验，具有一定的病情综合分析能力。

3. 熟练掌握心肺脑复苏、血流动力学监测、人工气道的应用及管理、常用急救与监护仪器的使用和管理：包括除颤仪、呼吸机、心电监护仪、冰毯机、血气分析仪、各种微量输液泵等。

4. 掌握常见急危重症患者的抢救与护理、休克患者的观察及护理、器官移植术后监护、危重患者的营养支持。

5. 掌握急诊危重症患者的监护技术和急救护理操作技术。

6. 经过科室考评小组考核合格后方可上岗。

第三节　急救设备和药品管理

一、常见急救设备

（一）仪器设备

1. 气道相关　氧源（中心供氧、转运用氧瓶），各种型号的氧管、普通吸氧面罩、储氧面罩、文丘里（Venturi）面罩等，各种型号口（鼻）咽管、负压（中心负压、电动便携式）吸引器，吸痰用物，呼吸囊面罩、呼吸机（无创、有创），气管插管用物，气管切开包，环甲膜穿刺包，其他困难气道管理用物（喉罩、气管食管联合导管、可视喉镜、纤维支气管镜等）等。

2. 复苏相关 除颤仪,自动体外除颤器(automated external defibrillator, AED),临时起搏器,心肺复苏仪等。

3. 急救设备相关 洗胃机,胸腔穿刺包及闭式引流装置,静脉切开包,腰椎穿刺包,后穹隆穿刺包,脑室穿刺包,心电监护仪,恒速泵等。

4. 床旁快速检测相关 心电图机,床旁血气分析仪,床旁生化检测仪,微量血糖仪,B 超机,X 线机等。

5. 其他 针法、灸法、拔罐等操作用物。

(二)急救器械

转运工具、急救器械及各种手术器械等。

二、常见急救药品

心脏复苏药物,呼吸兴奋药,血管活性药,利尿及脱水药,抗心律失常药,镇静药,解热、镇痛药,常见中毒的解毒药,平喘药,纠正水电解质酸碱失衡类药,各种静脉补液液体,局部麻醉药,激素类药等。

三、急救车物品药品配备

1. 各种急救用药 包括复苏药、中枢兴奋药、升压药、强心药、抗心律失常药、纠正酸碱和电解质失衡药、止血药、镇静镇痛药、解毒药、激素类药、脱水剂、急救中成药等。

2. 无菌物品 深静脉插管包、各种注射器、各种型号针头、橡胶手套、刀、剪、各种型号的导管、无菌敷料、无菌治疗巾等。

3. 其他用物 消毒皮肤用物,治疗盘、血压计、听诊器、开口器、压舌板、舌钳、手电筒、气管钳、止血带、胶布、玻璃接头、吸痰管、中心静脉压测量尺、多功能电插板等。

四、急救设备和物品管理制度

1. 严格执行设备及物品的“五定制度”,即定数量、品种,定点放置,定专人管理,定期消毒灭菌,定期检查、维修,并有明显标记,不准任意挪用或外借,所有急救设备及物品应处于应急状态。

2. 抢救室护士应能熟练掌握各种设备、仪器的使用、操作方法,并能排除简单故障;熟悉各种急救物品的放置。

3. 各种急救物品应有专人负责保管及维护。

4. 各种物品放置位置应固定,抢救室应设专用登记本,登记内容包括检查时间、物品名称、数量、质量(有无过期、潮湿、霉变、破损等),抢救室护士每班检查后应签名确认。对消耗性物品应及时补充、更换,不可擅自移换位置,以免紧急状况发生时不能迅速取用。

5. 急救设备应设专人负责，应定期检查其性能，定期保养和消毒，及时维修，确保其性能完好并能供应急时使用。

6. 急救车应有物品放置示意图，备有抢救记录登记本，各种标识清楚。

五、急救药品管理制度

1. 建立急救药品基数及质量检查制度，按确定基数准备药物，并在各药柜上注明，做到先进先出，任何人不得以任何理由，将急救药品挪作他用或转借他人。

2. 急救药品必须置于急救车和专用急救药柜指定位置存放。

3. 设置急救药品负责人，至少每周对科室的急救药物进行清查 1 次，清查内容包括基数、有效期、药物是否混放，若有效期在半年之内的药物应有明显的标识（用红笔做好标记），记录清查结果。

4. 急救药品按其作用分类定位放置，标签和安瓿上的药品含量必须醒目，高危药物按规定贴有高危警示标志。

5. 抢救车的急救药物由抢救室护士每日清点，并做好记录。在记录本上详细记录每种药品的有效期、失效期，有效期在半年之内的药物应及时取出，更换新批号。

6. 抢救结束后，应及时清点、补齐急救药品，保证处于应急、随时可用状态。

7. 贵重药品和麻醉药品（按麻醉药品相关规定处理）应另行清点交班。

第四节　急救绿色通道

急救绿色通道，是指医院为急危重症患者提供快速高效服务的系统，使急危重症患者迅速获得紧急救治，然后再补办手续的优先措施和优先通道。

根据急救绿色通道相关管理文件、指南等要求，明确规定医疗机构应为短时间内发病，所患疾病可能在短时间内（<6 小时），危及患者生命的急危重症开通绿色通道，包括急性创伤、急性心肌梗死、急性心力衰竭、急性脑卒中、急性颅脑损伤、急性呼吸衰竭等六大急诊重点病种；随着以胸痛中心、卒中中心、创伤中心、高危孕产妇救治中心、危重儿童和新生儿救治中心“五大中心”为核心的新型医疗急救体系逐步建立，急救绿色通道开通范围包括但不限于以下 5 个病症群：①严重创伤救治通道；②急性脑血管意外救治通道；③急性心血管疾病救治通道；④孕产妇急症救治通道；⑤其他急危重症救治通道，包括急性呼吸衰竭、消化道大出血、重症酮症酸中毒、急性中毒等。

院内的急救绿色通道组长一般由业务院长任领导，成员包括急诊科主任、护士长和相关科室负责人等，有相应的规章制度和工作流程。

一、急救绿色通道的硬件要求

1. 方便有效的通讯设备　设立急救绿色通道专线，随时接收院内外急救信息。一般配备有移动电话、固定电话、对讲机、传呼机等通讯设施。

2. 清晰明确的指引和标识　在急诊科醒目的位置张贴简单明了的急救绿色通道流程图及主要相关规定，方便患者及家属快速进入急救绿色通道的各个环节。位置相邻的区域可采用颜色箭头或指引线进行标示。

3. 急救绿色通道的医疗设备　应配备便于移动和运输，带有蓄电池或移动电源的转运医疗设备，如可控式转运车床、多功能监护仪、呼吸机、氧气、负压吸痰机、除颤仪等。

二、急救绿色通道的人员要求

1. 急救绿色通道小组设立一名指挥人员，一般由急诊科高年资医生担任，必要时可由急诊科主任或护士长担任。

2. 小组的临床人员由 2 年以上专科工作经验、能够独立胜任各环节工作的人员组成；各环节成员应熟悉各自职责并胜任相关工作。

3. 小组各环节 24 小时安排值班，各组员处于随时待命状态；院内会诊 10 分钟内到位。

4. 定期组织演练、总结更新，通过持续质量改进不断完善急救绿色通道运作中出现的问题，确保急救绿色通道畅通无阻。

三、急救绿色通道的相应制度

1. 启动制度　由急诊科首诊医护人员根据患者病情决定是否开启急救绿色通道，向上级汇报，由上级通知各环节相关人员。

2. 记录和标记制度　对纳入急救绿色通道的患者，要详细记录其一般信息、病情特点、启动原因及涉及范围。在相关处方、检查（检验）单、入院卡等单张上做好明显的“绿色通道”标记，以保证在各环节得到尽快的处理。在患者接受紧急救治后合适的时候，请家属或陪同人员补办相关手续。

3. 转运制度　纳入急救绿色通道的患者，在转运前必须要通知接收环节的相关人员做好准备，确定转运团队人员，准备转运仪器和药品，转运和接收双方要做好交接班。

4. 备用药品物品管理制度　急诊科应备有常见的抢救药品、物品，并按照相关制度进行管理。启动急救绿色通道后，所有药品、物品均可取用，用后及时清点补充。

四、急救绿色通道中西医结合临床护理路径

急诊患者流动性大，起病急骤且病情复杂多变，涉及的病种广、专科多，因此护理工作量大、风险高，亟需一种标准的护理流程，将急救护理过程规范化，使护理行为精细化、标准化，并有序、高效地进行。临床路径（clinical pathways，CP）是一种包含了质量保证、整体护理、医疗成本控制的有效方法，作为一种设计好的医疗和护理计划，在临床实践中起着重要的指导作用。

绿色通道和临床路径作为医学领域的管理方法，都需要多学科协作，都关注诊疗护理的时序性，前者以小时甚至是分秒来计算，后者多以天数为单位管理；在管理内容上，前者多体现在“保障”上，后者除了管理还有完整的技术部分、可预见性等。由于急诊专科绿色通道的适用范围、执行内容和管理时限相对比较固定，和临床路径没有本质区别，可看作临床路径的一部分或临床路径的表现形式。

护理领域引入临床路径管理模式，是路径在医疗行业中的最早应用，并为护理领域带来了积极的影响。在绿色通道的急救护理中，引入临床路径，构建标准化中西医结合急救临床护理路径（clinical nursing pathway，CNP），以时间为横轴，中西医结合护理措施为纵轴，如患者接诊、病情评估、分诊、基于指南规范要求的紧急处置、快速检查、药物处理、情志护理、中医特色疗法干预等，制成一个时序计划表；进入绿色通道的患者，按照预先设计好的、规范标准化的护理计划进行紧急救治；CNP 有严格的时间要求，护士遵循路径流程工作，各环节无缝衔接，争分夺秒，尽最大可能减少在检查、转运、治疗等环节的时间浪费。

1. 中西医结合急诊 CNP 的构建

（1）构建方法：对纳入绿色通道管理的急危重症患者实施的急救护理措施和管理内容的确定及其时序化是 CNP 构建的重点。参照最新医学指南、护理常规、专家共识等基础上，通过文献研究、病例回顾、临床调研及专家共识等方法，对急救护理经验进行总结归纳，结合现代医学前沿技术及中医护理技术优势，广泛征求行业内同领域医疗与护理专家的意见和建议，分步骤形成相对优选的、时序化的护理措施和管理内容。

（2）制订临床护理路径文本：针对绿色通道病种患者的病情特点，在进入通道后不同的时间节点给予相对应的护理措施。对临床护理路径应用的具体方式、方法及其关注点作详细说明，形成相关的路径文本，能对路径实施人员起到指导和规范作用。急救临床护理路径文本一般包括：护理路径表单、护理路径流程图、变异记录单等。

（3）专家论证：组织相关专科医疗、护理专家对临床护理路径的方案、表单进行论证，根据专家意见和建议进行完善、修订，形成试用版，在临床试运行

以检测其可行性。

2. 中西医结合急诊 CNP 的实施

（1）组建团队

核心小组：由护理部主任、医院护理质量管理委员会、大科护士长、科室护士长等成员组成，邀请科主任、高年资医生 1~2 人参加，对 CNP 实施全程监控、督促、指导。

实施小组：以担任路径表单中护理项目执行者的急诊科护士为主体，包括具体实施过程中可能涉及的相关科室及人员组成。

（2）组织培训与考核：在 CNP 制订完成后，应组织实施小组成员进行培训，培训内容包括 CNP 的基础理论、管理方法、每个路径实施方法、路径表单的填写、变异的处理、护理措施及其时限等，培训后由管理小组成员对实施小组成员进行考核，考核方式包括理论知识考核和情景模拟演练，确保所有实施小组成员掌握每个病种的绿色通道处理措施及各自职责，确保护士执行路径的同质化。

（3）质量监控

1）评估患者是否符合纳入标准，确定符合入选标准者及时进入 CNP 流程。

2）按照路径走向实施计划，完成各项护理措施，并做好记录，尤其是变异记录；实施过程中应采用适当方法对实施过程进行质控。

（4）评价指标

1）绿色通道停留时间：通过持续改进，不断缩短同一病种的绿色通道急诊平均停留时间。

2）急诊费用：绿色通道病种急诊费用，分别为治疗费、检查费、药费、护理费等。

3）医疗效果类指标：如症状指标、机体功能指标等。

4）患者满意度：患者满意度多与路径项目的执行效率、对路径患者的关注度相关。

3. 急救绿色通道中西医结合临床护理路径的成效

（1）有效缩短绿色通道急诊平均停留时间：通过构建中西医结合急救 CNP 标准化体系，使急危重症患者的紧急救治，按照标准化、规范化的护理计划进行；护士遵循路径流程，明确分工，各司其职，无缝衔接，进一步促进绿色通道的畅通。

（2）充分发挥中医特色和优势：根据不同病种的病情特点，将中医特色技术融入临床护理路径中，针对某一环节、某一症状或某一阶段施以中医特色疗法，充分发挥其操作方便、适用范围广、见效快等特点，与现代急救措施一起促进患者症状缓解。例如，急性心肌梗死患者，在紧急救治（床旁快速检查、建立静脉通道等）的同时，通过穴位敷贴技术、耳穴贴压法缓解患者胸痛、紧张焦虑等症状。

（3）有利于急诊护士临床思维的培养：CNP 将急救护理工作标准化、条理化，每一项急救护理项目都清晰明了，护理工作更加规范、快速、高效，在纷繁复杂中有章可循、有据可依；护士在更熟练掌握急救技能的同时，对整个疾病的急性期护理有总体的把握以及前瞻性的预见，工作思维更缜密，变被动护理为主动干预，个人能力和知识积累得到提升。

（4）有效地保障了绿色通道护理质量：CNP 对护理项目做到定时、定量、定质，培养同质化的行为方式，减少了因护士的知识水平、能力个体差异对急救护理质量的影响以及工作细节的疏漏；同时，减少了护理行为的随意性，有效地提高了急救效率，有效地保障了绿色通道护理质量。

第五节　突发公共卫生事件管理

一、突发事件

1. 概念　突发事件（emergency）是指突然发生，造成或者可能造成严重社会危害，必须采取非常规方法予以应对的事件。

2. 突发事件的分类

（1）自然灾害：主要包括洪涝，地震，火灾，台风等。

（2）事故灾害：主要包括各类安全事故，交通运输事故，公共设施和设备事故，环境污染和生态破坏事件等。

（3）公共卫生事件：主要包括重大传染病疫情，群体性不明原因疾病，食品安全和职业危害，重大动物疫情，以及其他严重影响公众健康和生命安全的事件。

（4）社会安全事件：主要包括重大群体事件（公共场所滋事事件、重大群体上访事件、民族宗教群体事件等）、重大刑事案件（暴力事件、恐怖袭击事件等）、经济安全事件和涉外突发群体事件等。

3. 突发事件的分级　各类突发事件根据其性质、严重程度、可控性和影响范围等因素分为四级。

（1）Ⅰ级（特别重大）：突然发生，事态非常复杂，对公共安全、社会秩序等带来严重危害或威胁，已经或可能造成特别重大人员伤亡、特别重大财产损失或重大生态环境破坏，需要政府统一组织协调，调度各方面资源和力量进行应急处理的紧急事件。用红色表示。

（2）Ⅱ级（重大）：突然发生，事态复杂，对一定区域内的公共安全、社会秩序等造成严重危害或威胁,已经或可能造成重大人员伤亡、重大财产损失或严重生态环境破坏,需要调度多个部门和相关单位的力量进行联合处置的紧急事件。用橙色表示。

(3) Ⅲ级(较大):事态较为复杂,对一定区域内的公共安全、社会秩序等造成一定危害或威胁,已经或可能造成较大人员伤亡、较大财产损失或生态环境破坏,需要调度个别部门和资源进行处置的紧急事件。用黄色表示。

(4) Ⅳ级(一般):突然发生,事态比较简单,仅对较小范围内的公共安全、社会秩序等造成严重危害或威胁,已经或可能造成人员伤亡和财产损失,只需要调度个别部门的力量和资源即能够处置的事件。用蓝色表示。

4. 突发事件致伤的特点

(1) 伤情严重,需要紧急救治。

(2) 伤病员多,伤情程度不一。

(3) 救治要点有别。

(4) 需要后续救治。

二、对突发事件的管理

(一) 建立急诊科护理应急预案

1. 基本概念　应急预案是针对可能发生的重大事件或灾难,为保证迅速、有效、有序地开展应急与救援行动,降低事故的损失而预先制订的一整套关于应对和从应急事件中恢复的计划或方案。

护理应急预案是在医院层面整体应对突发事件预案的基础上,针对护理工作的专业性、特殊性所造成的风险而制订的有效措施和处理流程。

急诊科处在医学服务的最前沿,在突发事件中发挥重要作用。建立护理应急预案,在很大程度上规范了护士在遇到紧急情况时应采取的措施,将安全风险降到最低、最小;在有效规避风险的同时,不断提高护士的应急应变能力。

2. 专项应急预案　针对具体的事件类别、危险源和应急保障而制订的计划或方案。

(1) 患者发生紧急情况的应急预案:例如,输液(血)反应、过敏性休克、晕厥、猝死、坠床、烫伤、误吸、自杀等紧急情况的应急预案。

(2) 仪器设备发生故障的应急预案:例如,中心吸氧、负压吸引、心电监护仪、注射泵、输液泵、呼吸机、血液透析机等急救仪器设备发生故障时的应急预案。

(3) 突发意外事件的应急预案:例如,给排水突发事故(故障)、供配电突发事故(故障)、火灾、恶性案件、地震、炸弹威胁、台风、电梯困人等突发意外事件的应急预案。

3. 现场处置方案　在应对突发事件预案基础上，针对其特殊性所造成的风险而制订的有效措施和处理流程，具有具体、简单、针对性强的特点。

例如，编撰《常见院前急救应急预案》，针对颅脑损伤、胸部损伤、腹部损伤、四肢损伤、烧伤、呼吸心搏骤停、休克、急性心肌梗死、急性左心衰竭、呼吸衰竭、糖尿病酮症酸中毒、脑出血、食物中毒等常见病种制订预案。预案内容包括以下方面。

（1）评估：病（伤）情、环境、程度、病因、临床表现等。

（2）处置：急救原则、体位、建立及维持静脉通路、吸氧、监护、搬运、途中的护理等。

（二）加强应急技能培训，不断提高应急应变能力

按照《急诊科建设与管理指南（试行）》中的规定，在急诊科工作的护士资质是：具有 3 年以上临床护理工作经验，经规范化培训合格，掌握急诊、危重症患者的急救护理技能、常见急救操作技术的配合及急诊护理工作的内涵与流程，并定期接受急救技能的再培训，再培训间隔时间原则上不超过 2 年。

为了不断提高急诊科护士的急救技能和应急应变能力，应根据对突发事件的风险评估及危险性控制措施制订培训方案，使之对突发事件的应急预案应知应会，熟练掌握，并通过应急演练，做到迅速反应、正确处置。

培训内容包括以下 3 个方面。

1. 法律法规　《突发公共卫生事件应急条例》《突发公共卫生事件应急处理流程》《中华人民共和国传染病防治法》等。

2. 急救技能　基础生命支持、气道管理、止血包扎、固定搬运、可疑颈椎损伤人员的处理、妇产科急症的处理、急救仪器设备（如呼吸机、除颤仪、洗胃机等）的使用、重症监护技术、中毒处理、群体伤害事件和灾害事故紧急救援时的基本应对技能等。

3. 应急演练　根据既往的工作经历，结合自身工作环境的特点，对突发事件进行跨部门、跨专科的定期急救技能培训和模拟演练，使医护人员熟悉相关应对预案和流程，当突发事件真正来临时能确保应急预案快速启动，不断提高急救队伍的应急应变和实战能力。

演练内容包括接收伤病员的区域划分、物资摆放、人员分工，伤员到达后的接诊、安置、抢救、转运等；为了更好地应对伤病员众多的突发事件，应组织跨专科演练，参加者还应包括其他相关专科的人员。

三、突发事件应对要点

（一）突发事件的救治原则和一般流程

突发事件的救治应遵循“先救命，后救伤；先救重，后救轻”的原则，采用标准的现场或院内处理程序，有助于救治工作有条不紊地进行。

1. 统一领导，职责分明　突发事件发生后，应急预案立即启动。以医院领导为指挥核心、相关部门负责人为组员的应急指挥小组开始工作。

2. 保证急救安全　必须考虑到现场的各种安全问题，避免造成二次甚至更多的伤害。

3. 急救支持　对于需要急救医疗的突发事件，以急诊科为主力，院内多个专科协作配合完成救治；护理人力资源调配方面通过组建护理应急小组，完成工作。

（1）分诊小组负责检伤分类，安排伤病员的编号、信息登记与统计工作，注意标识醒目，突出优先救治原则。

（2）生命支持小组负责第一优先区，危重伤病员的抢救工作。

（3）观察治疗小组负责第二优先区，较重伤病员的治疗与观察工作。

（4）普通处理小组负责第三优先区，轻症的处置与观察工作。

（5）协调分流小组负责伤病员的分流工作。

（6）运送小组负责伤病员的转运工作。

各小组组长由护士长或护理组长担任，每个小组有相应的应急护士和后备护士（2~3 人），应急护士可设定为急诊科每个区域每天固定班次的护士。同时，还要及时提供急救物品、药品、仪器设备、通讯等后勤保障；设立联络员，负责各类人员的联系：院内联系（如医教处、护理部、总务处、设备处等），院外联系（如公安局、疾控中心、媒体等）。

4. 快速分诊、分级处理　院前急救人员到达突发事件现场，或伤病员被送到急诊科时，应立即对所有伤病员进行检伤分类，根据病情严重程度和存活的可能性对伤病员进行排序。

（1）在急救现场，可采用标签法、分类法、颜色标注法、符号法等。依据病情对伤病员分轻、中、重、死亡 4 级，分别以绿、黄、红、黑颜色卡片标识于伤病员的显要位置，便于有序抢救和治疗。

（2）当伤病员送到急诊科时，接诊小组的护士对其进行快速分诊，根据伤病员的轻重缓急，分别安置到第一优先区（红区）、第二优先区（黄区）、第三优先区（绿区）接受对症处理。

5. 疏散和转送

（1）在现场，伤病员多且环境差，检伤分类后的伤病员经院前急救后应尽快转送。搬运和转送伤病员时，注意受伤部位不被挤压，避免因搬动不当加重伤情或引起新的损伤，将伤病员搬上担架后，妥善固定，转运途中须密切观察病情变化，对症处理。

（2）在院内，伤病员经过初步处理后，应迅速分流到抢救室、EICU、留观室、临时观察室、手术室或病房等，实施进一步救治。

6. 反馈与汇报

发现是由同一种或一种以上致伤因素造成3人以上的伤员事件，应向120急救医疗指挥中心报告现场发生群体性伤害事件。

急诊科接到准备接收伤病员的通知时，应马上向主任、护士长报告，由科室负责人再向医教处、护理部、医院办公室（总值班）汇报，启动不同级别的应急预案，并通知相关科室做好准备。

（二）人力资源安排

在突发事件中，根据伤病员数量和病情，合理安排人力资源。

1. 伤员人数3~5人或危重人数≤2人，属于Ⅳ级，为一般事件。急诊科值班主任应到场指挥，急诊科医护人员参与抢救。

2. 伤员人数6~8人或危重人数3~4人，属于Ⅲ级，为较大事件。急诊科主任应到场指挥，急诊科护士长、医护人员及备班护士参与抢救。

3. 伤员人数8~15人或危重人数4~5人，属于Ⅱ级，为重大事件。急诊科主任、医院总值班应到场指挥，急诊科护士长、医护人员及所有备班人员及参与抢救。

4. 伤员人数≥15人或危重人数≥5人，属于Ⅰ级，为特大卫生公共事件。急诊科主任及相关领导应到场指挥，启动院级突发事件应急预案。

第六节　急诊科医院感染管理与控制

医院感染是指住院患者在医院内获得的感染，包括在住院期间发生的感染和在院内获得出院后发生的感染，但不包括入院前已开始或者入院时已处于潜伏期的感染。医院工作人员在医院内获得的感染也属医院感染。

急诊科是医院感染管理重点监控科室之一。作为医院收治和抢救急危重症患者的窗口，救治时间紧、诊断不明、病种复杂、部分潜伏性的传染性疾病不易显现，各种先进的监测诊疗技术的应用使侵入性有创伤口日益增加，开放性损伤、血液污染等多种危险因素共存，使急诊科患者被感染概率高于普通门诊和住院患者。同时急诊科医护人员也可能因为长时间处于高度紧张工作的环境中，极易成为院内被感染的高危人群。

一、健全急诊科医院感染控制制度

（一）建立完善的管理与监督体系

定期进行监督与检查，严格执行医院三级质控管理制度。

1. 一级管理　践行“人人都是感控实践者”的理念，科室每周组织全科人员学习相关法律法规、医院感染管理制度及医院感染的基本知识，定期进行医院感染知识培训和考核。定人对科室环境、物品进行管理。

2. 二级管理　科室感控医生与护士协助科主任和护士长做好疾病预防及感染控制的工作，检查医院感染重点项目感染控制措施执行情况；督促本科室医生严格执行合理使用抗生素的规定；及时完成感染病例的诊断及上报。感控护士负责监控督导全科医护人员的手卫生、标准预防措施落实情况；负责对外来工作人员入科时的医院感染知识宣教；每季度进行空气、物体表面和手培养监测。

3. 三级管理　科室主任及护士长监督各项感染控制措施的落实情况，定期召开质控会议，对实际工作中尚存的问题以及潜在的隐患进行总结，制订整改方案，及时采取有效的干预措施。

（二）传染病预检分诊制度

1. 医院感染管理部门负责对急诊患者传染病预检、分诊工作进行组织管理。

2. 发热门诊、肠道门诊必须标识明显，相对独立，通风良好，三区两通道设置合理，工作流程明确。

3. 具有消毒隔离条件和必要的防护用品，实施标准防护措施，按照规范严格消毒和处理医疗废物。

4. 根据传染病的流行季节、周期和流行趋势做好特定传染病的预检、分诊工作。

5. 凡有发热（≥37.3℃）并有呼吸道症状者，指引其至发热门诊就诊。

6. 对呼吸道等特殊传染病患者或者疑似患者，必须依法采取隔离或者控制传播措施，并按照规定对患者的陪同人员和其他密切接触人员采取医学观察和必要的预防措施。

（三）救护车消毒管理制度

救护车是医院急救系统中最重要的设备之一，是院前紧急救助转运患者的工具。由于伤病者病种繁杂，有可能接触传染病的外伤或病重患者，救护车车厢的空气及物体表面极易受到污染，成为微生物生长繁殖的场所。救护车上携带有大量的医疗器械和物品，重复使用的器械及仪器是否严格消毒灭菌，也是院内感染容易忽视的环节。因此，根据《医院感染管理办法》《医疗机构消毒技术规范》等文件规定，有针对性地做好救护车的清洁、消毒工作。

1. 转运疑似或确诊传染病患者

（1）根据感染性疾病传播途径及可能发生的感染风险，选择合适的个人防护用品，保证车上防护及消毒用品充足，并在有效期内。

（2）救护车在运载SARS等乙类传染病按照甲类管理且属于空气传播的

疑似病例或确诊病例时，需用负压救护车；出诊人员按防护级别穿戴好防护用品。

（3）负压救护车车厢必须保持负压，并定期检查负压系统，确保滤芯使用时限 <50 小时，滤网阻值 <60%。负压车转运传染病患者时，驾驶舱与医疗舱之间的玻璃窗保持常闭状态。

（4）疑似或确诊患者离车后，用紫外线消毒驾驶舱及医疗舱，每次 1 小时。

（5）消毒人员进行救护车消毒操作时应进行二级防护：戴口罩、帽子、护目镜、乳胶手套，穿工作服、防护服和长筒鞋套 / 胶鞋等，做好个人防护。

（6）紫外线消毒后，先用有效氯含量为 1 000mg/L 的含氯消毒液擦拭消毒车上担架、推车、车厢、地板以及门把手等物品，后用 75% 酒精擦拭仪器设备表面 1 次，再开门窗通风 30 分钟后方可再次使用或备用。

（7）使用后的防护服、口罩、帽子、手套、鞋套等物品应放于双层黄色医疗废物袋内并及时处置。

2. 常规消毒　备用时，每次用紫外线消毒 30~60 分钟，消毒后开窗通风；驾驶舱和医疗舱，用有效氯含量为 500mg/L 的消毒液擦拭。用后随即消毒。

（四）医疗废物管理制度

严格按照《医疗废物管理条例》执行，对各类医疗废物进行分类，分开放置，并确保定时收集、专车、专线运输，由医院统一回收，统一管理。

二、人员管理

（一）重视手卫生

1. 医院感染管理部门及科室经常组织医护人员进行手卫生知识培训并不定期抽查。

2. 每季度定期或不定期对医护人员进行手卫生学监测。

3. 抢救室每张病床床头桌上放置手套和快速手消毒液。

4. 每台治疗车和救护车均放置快速手消毒液。

5. 洗手池旁边配置洗手液和擦手纸，并张贴七步洗手法流程图。

（二）严格执行无菌技术操作规程

医护人员行深静脉、胸腔、腹腔穿刺及导尿等侵入性操作时必须严格执行无菌技术操作规范。

（三）医务人员的防护

根据诊疗操作中感染风险的不同，采取不同的防护措施。

1. 一级防护　适用于发热门（急）诊、发热诊室、收治疑似呼吸道传染病患者区域的医务人员。

（1）严格遵守标准预防的原则。

（2）严格遵守消毒隔离的各项规章制度。

（3）穿工作服、隔离衣、戴工作帽和医用外科口罩，必要时戴乳胶手套。

（4）认真执行手卫生制度。

2. 二级防护　适用于进入呼吸道传染病留观病房、隔离病房的医务人员。例如，进入严重急性呼吸综合征患者的留观室、隔离病房的医护人员；处理其分泌物和排泄物、使用过的物品和处理死亡患者尸体的工作人员；转运疑似或确诊患者的医务人员和司机。

（1）严格遵守标准预防的原则。

（2）严格遵守消毒、隔离的各项规章制度。

（3）进入呼吸道传染病留观病房、隔离病房的医务人员必须戴医用防护口罩，穿工作服、防护服、护目镜或防护面罩、鞋套、戴手套、工作帽。严格按照区域管理要求，正确穿戴和脱摘各种防护用品。

3. 三级防护　适用于为疑似或确诊患者进行产生气溶胶操作，包括雾化治疗、咽拭子或痰液检测、气管插管、支气管镜、鼻咽或呼吸道分泌物抽吸、气管切开护理、有创或无创通气操作、复苏操作、死亡后肺组织活检等操作。防护方法：在二级防护的基础上加全面型呼吸防护器或正压式头套。

（四）医务人员的健康管理

1. 医务人员在接诊、救治和护理呼吸道传染病疑似病例或确诊病例时，应做好个人防护。

2. 在发热门诊、呼吸道传染病留观（隔离）病房工作的医务人员要每日接受体温监测和流感样症状排查。

3. 医务人员出现发热或流感样症状时，要及时报告科主任、护士长及感染管理部门，安排其休息或隔离治疗。

4. 科主任、护士长合理安排医务人员的工作，避免过度劳累。

三、环境及物品管理

急诊科布局合理，建立预检分诊制度。急诊手术室、清创室、治疗室须严格限制人员进入；室内温湿度要适宜，一般室温保持在20~22℃，相对湿度40%~60%，同时做好清洁消毒工作。每日早晚及术后处置后用含氯消毒液拖地和抹拭台面，保持室内物品摆放整齐、清洁、无尘、无血迹。

（一）环境、物体表面的消毒

1. 开窗通风，加强空气流通，各诊室、治疗室和留观病房进行紫外线空气消毒1次/d，每次1小时。

2. 室内门把手、电脑台、桌椅、转运车床、病床等用有效氯含量为500~1 000mg/L的含氯消毒液擦拭2次/d。

3. 地面按规范用有效氯含量为500~1 000mg/L的含氯消毒液拖地2次/d。如呕吐物、排泄物、分泌物等污染物直接污染地面，可用1 000~2 000mg/L的含氯消毒湿巾直接覆盖包裹污染物，作用30分钟，再用1 000~2 000mg/L的含氯消毒液的擦（拖）布擦（拖）拭可能接触到呕吐物的物体表面及其周围（消毒范围为呕吐物周围2米，擦拭2遍）。

（二）加强抢救医疗器械的管理

抢救室准备最少2套备用的抢救物品。被污染的抢救器械、物品一律要严格消毒后再应用于下一例抢救患者。尽量使用一次性医疗物品，减少医院感染。

（三）急诊手术室的管理

1. 工作人员应衣帽整洁，操作时必须戴口罩和手套。

2. 清洁区与污染区明确，标识清晰。

3. 严格执行手卫生制度和无菌操作规程。

4. 特殊感染伤口中（厌氧菌、铜绿假单胞菌、气性坏疽）所用的器械和物品，使用后应双层封闭包装并注明感染性疾病名称，由消毒供应中心（central sterile supply department，CSSD）单独回收处理。将所用过的敷料使用双层黄色垃圾袋密闭封装运送至医疗废物暂存点交由医疗废物处置中心集中处理。

5. 非一次性的换药碗或器械用后，科室进行简单的预处理，做好保湿放入封闭的容器中，由CSSD集中回收处理。

6. 无灭菌功能的敷料罐、无菌包、器械盒开启后注明开启时间，并在24小时内更换。换药车每周要彻底清洁消毒1次。

7. 物体表面每日进行清洁擦拭，地面清洁擦拭每日2次，遇有污染时用500~1 000mg/L的含氯消毒液进行擦拭消毒。

（四）治疗室、清创室的管理

1. 非工作人员不得入内。

2. 工作人员在室内进行无菌操作时必须戴口罩、帽子。

3. 每次操作前后必须洗手。

4. 各类物品定位存放，标识清楚，用后物归原处，无菌物品与非无菌物品应分别放置。无菌包外有物品标识、化学指示胶带、有效日期及签名。

5. 非一次性治疗用品使用后，交由CSSD集中处理。

6. 保持清洁，每日进行紫外线空气消毒，每次60分钟。每季度按要求进行环境卫生学监测（物体表面、空气细菌含量），并有检验报告单及完整记录。

四、合理使用抗生素

健全抗生素合理使用制度，成立抗生素使用监督小组，定期开展抗生素知识培训，尽量依据病原学诊断及药敏结果科学使用抗生素，并定期检查科室抗生素使用情况。

五、传染病患者各种隔离方式

加强对传染病患者和疑似传染病患者的管理。疑似传染病患者应安置于单间隔离病房，无条件时相同病原体感染的患者可同室安置，不同病原体感染的患者应分开安置；减少患者的活动范围，减少转运，必须转运时，医护人员应注意防护，患者应佩戴医用外科口罩；患者之间、患者与探视者之间相隔 1m 以上；进行可能产生喷溅的诊疗护理操作时，必须戴防护面罩、护目镜并穿隔离衣；当接触患者及其血液、体液、分泌物、排泄物等物质时，必须戴手套。

（一）接触传播的隔离预防

患者确诊或可疑感染了经接触传播的疾病，如肠道感染、多重耐药性细菌感染、皮肤感染等，在标准预防的基础上，还应采取接触传播的隔离与预防。病室悬挂蓝色接触传播隔离标志。

1. 患者的隔离　患者安置在单人隔离房，无条件时可将同种病原体感染的患者安置于一室；限制患者的活动范围；减少转运，如必须转运时，尽量减少对其他患者和环境表面的污染。

2. 医务人员的防护　进入隔离病房接触患者，包括接触患者的血液、体液、分泌物、排泄物等物质时，必须戴手套，若手上有伤口时应戴双层手套；离开隔离病房前，接触污染物品后应摘除手套，洗手和/或进行手消毒。进入隔离病房，从事可能污染工作服的操作时，必须穿隔离衣；离开病房前，应脱下隔离衣，按要求悬挂，每天更换、清洗与消毒；或使用一次性隔离衣，用后按医疗废物管理要求进行处置。

（二）空气传播的隔离预防

患者疑似或确诊感染了经空气传播的疾病，如肺结核、水痘、麻疹等，在标准预防的基础上，还应采取空气传播的隔离与预防。病室悬挂黄色空气传播隔离标志。

1. 患者的隔离　患者应单间安置，加强通风，并注意风向；无条件时，相同病原微生物感染患者可同住一室；尽快转送有收治条件的传染病医院，并注意转运过程中医务人员的防护。患者病情容许时，应戴医用外科口罩，限制患者的活动范围；做好空气消毒。

2. 医务人员的防护　医务人员进入确诊或可疑传染病患者房间时，必须戴帽子、医用防护口罩或 N95 口罩；进行可能产生喷溅的诊疗护理操作时，必须戴防护面罩、护目镜和穿防护服；当接触患者及其血液、体液、分泌物、排泄物等物质时必须戴手套。

（三）飞沫传播的隔离预防

患者确诊或可疑感染了经飞沫传播的疾病，如百日咳、病毒性腮腺炎、流行性脑脊髓膜炎等疾病，在标准预防的基础上还应采用飞沫传播的隔离预防，病室悬挂粉色飞沫传播隔离标志。

1. 患者的隔离　患者安排在单间隔离病房，无条件时相同病原体感染的患者可同室安置，不同病原体感染的患者应分开安置；减少患者的活动范围，减少转运，当必须转运时，医务人员注意防护，患者病情容许时，应戴医用外科口罩。患者之间、患者与探视者之间相隔空间在 1m 以上，探视者应戴医用外科口罩。

2. 医务人员的防护　与患者近距离（1m 以内）接触，需戴帽子与医用防护口罩；进行可能产生喷溅的诊疗护理操作时，必须戴防护面罩、护目镜和穿防护服；当接触患者及其血液、体液、分泌物、排泄物等物质时必须戴手套。

第七节　院前急救护理

院前急救是指急、危、重症患者进入医院以前的医疗急救，包括现场急救和途中急救监护。院前急救护理是院前急救工作中不可缺少的重要部分，也是急诊护理的重要分支之一，通过临床实践过程中的不断积累，已形成了自己独有的工作特点，日益受到重视。患者到达医院之前的事故现场、家中及救护车上，护理人员对各种急、危、重症患者实施急救护理，对减少死亡、减低伤残、改善预后起着重要作用。

一、院前急救的模式

目前国内院前急救工作模式主要有“独立型”（北京模式）、“依托型”（重庆模式）、“指挥型”（广州模式）、“院前型”（上海、杭州模式）、“附属消防型”（香港模式）5 种模式。大致的工作流程主要是患者发出呼救，调度人员受理、下达任务指令，院前急救人员接受指令并在规定时间内出发，赶赴现场对患者实施救治，根据病情和转运原则将患者送达医院完成交接班，对车载物资进行整理补充，反馈本次任务执行情况，等待下一次急救任务。

二、院前急救的特点

院前急救具有病况紧急、病情复杂、病因多样，受环境、设备、人力的限制，体力消耗强度大、工作主动性强等特点，具有不同于综合医院和专科医院内急救工作的特点。

1. 时间性　院前急救医护人员接到呼救电话，马上出车，刻不容缓。“时间就是生命”是院前急救的真实写照，也是院前急救医护人员永远牢记的核心理念。

2. 独立性　除重大灾害事故的现场抢救工作外，院前急救工作都是由一名医生和一名护士在既无外援、又无依赖的情况下进行，要求护士在医生进行诊断的同时，能以最快的速度、娴熟的技术独立完成抢救中的各项护理工作。

3. 工作环境差　由于气候多变、环境恶劣、路途遥远等原因，现场急救存在极大的风险和挑战。

4. 社会性与随机性　院前急救活动涉及各个方面，患者及相关人员角色的多样性使之跨越了纯粹的医学领域；患者何时呼救、突发事件何时发生都不得而知。由此，要求院前急救医护人员具备良好的心理素质和灵活的应急、应变能力。

三、院前急救护理管理

1. 制度管理　严格的组织管理是院前急救成功的前提。结合院前急救护理工作特点建立并完善相应的规章制度，例如“120”出车制度、转诊制度、现场查对制度、物品检查制度、交接班制度、登记制度、各类人员的岗位责任制度等。

2. 人员管理　“急救技能”“应急能力”“反应水准”的高低是决定急救成败的关键。由于院前急救护理不同于病房工作，要求院前急救护士应从事急诊护理工作2年以上，具有良好的身体素质、较强的工作能力、较高的职业素质、灵活的应急应变能力。

（1）业务培训：院前急救既不是单纯的内科疾病诊治，也不是单一的外科处理。院前急救护士有别于普通病房的护士，要求护士有高度的责任心和过硬且全面的抢救技术。对院前急救护士的培训，既要抓好护理基本理论和操作的学习，又要重点加强急救知识及技能的系统培训，重视对急救技术如徒手心肺复苏术、创伤救护、吸痰、洗胃等，各种抢救仪器设备的使用和各种突发事件的应急处理等培训、演练及考核；要注意多学科知识培训，从而不断提高院前急救护士的综合素质。

（2）心理素质：保持良好心态，处事冷静是做好各项护理工作的前提。院前急救护士对抢救现场的应对能力，决定着院前急救质量。根据调查，院前急救护士都存在不同程度的心理问题，尤其以躯体不适、人际沟通障碍、恐惧、强迫、焦虑、抑郁等情况为明显。在选拔和培养院前急救护理人员时应结合其特点，接受心理健康知识的教育和培训，注重培养其沉着、稳重的心理素质，并运用心理学知识科学地自我调整。

（3）法律意识：随着医学科学知识和法治观念的普及，患者的法律意识不断增强，一旦发生医（护）患纠纷，处理结果涉及的就是法律责任和赔偿问题。

尤其是院前急救所进行的是遭受危及生命的急症、创伤、中毒、灾难事故等患者进入医院前的救护，对象均为急、危、重症患者，或各类灾害事故的成批伤员，可造成紧张甚至恐怖的现场抢救环境，酗酒、吸毒、自杀、他杀等现场抢救时本身带有的法律纠纷。

因此，需增强医护人员的法律观念，树立自我保护意识。定期组织护理人员学习相关的法律、法规知识，如《护士管理办法》《民事诉讼法》《中华人民共和国民法典》等，并能用法律武器保护患者和自身的合法权益。遇到涉及法律问题的患者如自杀、他杀、交通事故、殴斗致伤及其他涉及法律问题的患者以及精神病患者、“三无”人员等能正确处理，积极救治，如实完善护理记录，并通知相关部门。

3. 急救仪器、药品的管理　参见本章第三节相关内容。

4. 护理文件书写管理　护士在急救中常常忙于完成抢救工作，无暇顾及急救护理记录，容易记录不全面。因此，要使每一位护士认识到，院前护理记录作为病历的一部分，不仅保护患者，也是保护护士的证据，在法律上也有其不容忽视的重要性。书写要求准确、客观、真实，记录内容包括接听急救电话时间、出诊时间、到达现场时间、患者的生命体征、简要病情、急救护理措施、转运途中情况、回院时间和交接情况等。

5. 院前急救知识宣教　目前广大民众的急救意识淡薄，缺乏基本的急救知识和技能，因此，要大力进行急救知识普及培训，提高广大群众急救意识和使之具备基本急救技能。

四、院前急救护理措施

根据调查，我国各大城市急救中心院前急救疾病谱中排名前三位的疾病分别是心血管疾病、脑血管疾病和外伤，其次是各种中毒和意外、呼吸与消化系统疾病、肿瘤、妇产科和儿科急症等。

因此，应根据各地区的实际情况，制订常见急危重症的抢救和护理措施，达到护理工作的标准化，对急诊护理人员进行有针对性的理论与操作强化培训和复训，以全面提高院前急救的抢救和护理能力。

1. 对症处理措施　到达现场后，对患者进行简单、快速的评估，包括意识、气道、呼吸、循环等方面，合理摆放体位，测量生命体征，给予吸氧、心电监护、建立静脉通路、止血、包扎、固定、止痛等对症处理措施。

2. 常见急危重症的院前急救措施（见第六章）。

五、转运

经过现场处理后，病情相对稳定的患者转运回院。

1. 转运前要求　充分评估转运的利弊和风险,确定转运目的、距离、路线和运输的方式,根据可行性和患者病情合理选择转运工具、转运团队和转运设备,确保转运安全。

2. 转运技术

(1) 上担架(车床)法

1) 有扶持法、双人座椅式搬抬法、抱持法、背负法等协助普通伤病员上担架(车床)。

2) 侧翻搬抬法:对于一些局部受伤或患有心血管急症不适宜增加心脏耗氧量的伤病员,可使用铲式担架。使伤病员侧卧,将担架正面紧贴伤员背部,由 2 人同时将伤病员连同担架侧翻,使伤病员置入担架;或使其侧卧后,拿被单或毯子,卷起半边放在背后,采用为卧床患者更换床单的方法,使伤病员躺在被单上,利用被单的 4 个角,便可以将其平放在担架(车床)上。

3) 多人搬抬法:特殊的伤病员,例如怀疑颈椎损伤、脊柱损伤者等,有条件者使用专用的脊柱固定板进行搬运(见第三章第四节)。如果没有,也可以至少 3~4 人同时操作。每人将双手平放分别插入到伤病员的头、胸、臀和下肢下面,使脊柱保持在同一水平线上。一人负责头颈部固定,一人负责抬胸背部,一人负责腰和骨盆,一人负责下肢搬抬。4 人中负责头颈部固定人员担任动作指挥,确认搬运人员准备就绪,统一口令,同时搬起伤病员,轻稳地放到担架上。

(2) 担架运送法:目前常用的担架有帆布担架、楼梯担架、铲式担架、脊柱固定板等。使用担架时,应该保持伤病员平躺在担架上,系好安全带,行走时应保持伤病员足在前,头在后;下楼梯时,前面抬担架者应举高担架,使之保持平衡。使用上楼担架时,应把担架椅调节到合适的角度。

(3) 上救护车法:救护车内有轨道滑行装置时,担架上车时应保持伤病员头在前,足在后;如救护车内无滑行轨道,救护人员应合力将担架抬起,保持伤病员头部稍高位抬入车内。

(4) 下救护车法:担架下车时要控制好滑行(搬抬)速度,保持担架平稳,确保伤病员安全。

3. 途中护理　车厢内的仪器设备、担架应固定好,患者、随车人员应系好安全带,防止急刹车时造成人员受伤、仪器毁坏。转运途中护士应为患者采取安全、舒适的体位,如怀疑颈椎损伤,应用颈托固定其颈椎;对于脊柱损伤者,要确保脊柱固定板的正确固定;对于四肢骨折者,应在其夹板临时固定基础上加外固定;对于神志不清、呕吐者,应使其头偏向一侧以防误吸。途中要加强对患者的病情进行观察和监护,保持各种管道通畅。

第八节　急诊预检分诊

急诊预检分诊是指通过对患者的病情进行简短的临床评估，依据其病情的轻重缓急安排诊疗的优先次序，合理分配医疗资源，为公众提供更加优质的急诊医疗服务的一种方法；是急救医疗服务体系的重要环节和抢救危急重症患者的关键步骤之一。

分诊的外文单词“triage”源于法语，有挑选、选择、分类的意思，也称为预检、检（拣）伤分类、伤员鉴别分类或治疗优先分类，最早用于指导在战场上伤兵的现场处置，其理念在第一次世界大战期间被丰富，根据伤病员需要得到医疗救援的紧迫性和救治成功的可能性等因素，在战场上决定哪些人优先得到治疗，后来逐步发展并形成了大型灾难现场和医院急诊患者的病情评估。

1963 年，美国耶鲁 - 纽黑文医院（Yale-New Haven Hospital）最早成立急诊检伤分类制度，由医师评估患者并将其分为危急（emergent）、紧急（urgent）和非紧急（non-urgent）3 类。此后不同国家和地区有不同的分诊方法。

一、国外的现状

1. 澳大利亚预检分诊标准　澳大利亚预检分诊标准（Australasian Triage Scale，ATS）于 1993 年由澳大利亚急诊医学院牵头制订，其分诊标准是根据患者可等待医疗救治的时间将其分为立即（需复苏）、危急（10 分钟）、紧急（30 分钟）、亚紧急（1 小时）和不紧急（2 小时）5 个级别。作为国际上第一个 5 级分诊标准，ATS 对后来其他国家如加拿大、英国、美国等分诊标准的制订产生了很大影响。目前，ATS 在澳大利亚和新西兰得到广泛应用并获得政府认可。

2. 加拿大预检分诊标准　加拿大预检分诊标准（Canadian Triage and Acuity Scale，CTAS）是 1999 年由加拿大急诊医学委员会组织编写，适用于院前、急诊患者“分类”的一种方法，并先后进行了 3 次补充和修订。分诊人员根据患者主诉和症状（包括高危病史因素、生理参数、及时检测结果等），视病情轻重将其分为 5 个不同等级：1 级需要立即复苏治疗，2 级要求候诊时间在 15 分钟内，3 级要求候诊时间在 30 分钟内，4 级要求候诊时间在 60 分钟内，5 级要求候诊时间在 120 分钟内；在此基础上近年来还发展制订了适用于儿童的分诊标准。CTAS 作为北美地区应用最广泛的分诊工具之一，是一种精准、高效的 5 级分诊标准。

3. 英国曼彻斯特分诊系统　英国曼彻斯特分诊系统（Manchester Triage System，MTS）具有独特的分诊方法，包括 52 个固定流程图，每个流程图均描述了“危及生命、疼痛、出血、起病时间、意识水平和体温”6 个关键鉴别点，根据患者的主诉、症状选择并套用在相应的流程图中，按照流程图指示最终分为5级，以5种颜色表示优先顺序及在限定时间内予以救治：红（最危重，0分钟，即刻抢救）、橙（非常紧急，10分钟）、黄（紧急，60分钟）、绿（一般情况，2小时）、蓝（非紧急，4小时之内）。MTS是国际公认的、较成熟的分诊方法，除了英国以外，还被引入荷兰、瑞典、葡萄牙等欧洲国家使用。

4. 美国急诊严重指数　美国急诊严重指数（Emergency Severity Index，ESI）是由美国急诊科医生Richard Wuerz、David Eitel等于1998年牵头制定的，先后更新至第4版。它是5级预检分诊工具，患者的严重程度从1级到5级依次递减，其特点是用特殊的分诊流程将患者病情的轻重缓急和医疗资源需求结合在一起。ESI手册详细介绍了如何从4个决策点出发对急诊患者进行分诊。ESI需要分诊护士快速检查患者，对每个关键点的问题做出判断并准确评估患者可能用到的急诊医疗资源，因此ESI对分诊护士的要求较高。目前，美国、欧洲、亚洲的部分国家使用ESI。我国对ESI的应用研究仅见于儿科急诊。

国际主流的急诊预检分诊标准，其目标在于实现“四个正确”：正确的时间，正确的地点，对正确的患者给予正确的医疗护理措施。上述的急诊预检分诊标准都是当今较为成熟的5级急诊分诊标准，这些急诊分诊标准准确度高、可靠性强、便于操作，可预测和统计急诊资源的消耗、患者预后、入院率、急诊就诊时间和死亡率等。

二、国内的现状

1. 我国内地传统的分诊模式　我国内地传统的分诊模式是安排有经验的高年资护士进行分诊，主要依据患者主诉和生命体征指标，决定患者是否需要紧急救治或一般救治。

（1）对需要紧急救治的急危重症患者，多按照“先抢救后挂号，先抢救后付费”的“绿色通道”管理制度进行处理。分诊护士对于病情危急、濒临死亡或需要立即救治的患者“边问、边查、边抢救、边护送”至抢救室；待与抢救室医生、护士交班后返回分诊台进行挂号、报告急诊科主任及呼叫相关人员到位；协助患者联系家属或单位等。分诊护士的主要作用是：判断患者的病情，进行早期抢救，以及组织、协调抢救工作的顺利进行。

（2）对需要一般救治的患者，分诊护士通过“一看、二问、三查、四分诊”对患者的病情及所属专科进行初步的判断，为患者挂号并指引其到各科诊室接受诊治。

传统分诊模式存在的问题是没有明确的、可依据的分诊标准，护士主要根据自己的经验进行判断，侧重于明确患者的分科所属以及挂号，便于找到相关专科医生为之诊治，而对病情的正确判断受到限制。随着社会的进步及其对急诊医疗资源需求的日益增大，急诊量不断地增加，传统的分诊模式使得急诊拥挤度和滞留度增加；同时，由于护士没有足够的时间获得患者的客观诊断依据，无法从众多的急诊患者中识别出需要紧急救治的急危重症患者，存在较大的安全隐患。

2. 我国香港急诊分诊指南　香港医院管理局在参照 ATS 的基础上，通过研究和临床实践，制定了香港急诊分诊指南（Hong Kong Accident and Emergency Triage Guidelines，HKAETG），所有的公立医院急诊科都统一按照该指南开展分诊工作。该指南将病情分为 5 级，护士按照级别确定其就诊的优先次序，每一级别都规定了候诊时间范围，并合理安排就诊区域。

3. 我国内地急诊分诊模式的改革与发展　随着急诊医学的发展，传统的“分科分诊”模式逐渐被新的模式所替代。我国内地多家三甲医院参照国外及我国港澳台地区先进的急诊分诊标准，结合科室规模、人力、物力、急诊患者数量、危重患者的数量等综合因素，对急诊患者进行分级管理，制订了符合自身实际情况和发展趋势的急诊分诊标准，提高分诊质量与准确度。

（1）分诊模式：华西医院进行了预检分诊流程再造，设立了以流程为中心的新型导向型预检分诊工作，实现了急诊预检分诊的根本转变。上海新华医院将急诊科重新布局为急救绿色通道区和普通急诊区两大部分，前者划分为复苏室、抢救室、胸痛单元、神经危重症单元、创伤单元等，后者划分为重症诊室和轻症诊室，同时采用新的四分类分诊方法，有效保证了患者安全和抢救成功率，患者满意度明显提升。北京朝阳医院急诊科借鉴美国急诊室的模式经验，实施了 A、B、C3 区分诊分区治疗制度，通过监测生命体征、询问病情，做出判断，迅速分区：凡危急者送至 A 区立即抢救；纳入紧急急症者，送到 B 区急救；次急症和非急症患者，生命体征正常，送到 C 区，进行一般处理。

（2）分诊标准：北京协和医院参考美国和加拿大的分诊标准，结合科室自身的实际情况，根据危急、危重、紧急、不紧急 4 类病情制订院内急诊分诊标准。制订此标准后，分诊台同时配备多功能监护仪、体温计、血糖仪、心电图机等仪器设备，分诊台每班安排一主一辅 2 名专职分诊护士，共同执行分诊标准，安排各类患者就诊次序，在原有的询问病史与就诊原因、测量生命体征基础上，增加分诊护士检查的内容，如糖尿病患者需要查快速血糖，有冠心病病史、50 岁以上胸痛与上腹痛患者、急性喘憋患者需做心电图检查等。

2011 年，卫生部颁布的《急诊病人病情分级试点指导原则（征求意见稿）》将分诊级别定为 4 级，首次颁发了 4 级分级标准并对分级、分区流程做了说明，指出急诊科要逐步推行急诊患者病情分级与分区相结合，借此合理分流急诊患者，降低患者候诊期间的安全隐患。2018 年 6 月，由北京协和医院牵头制订的《急诊预检分诊专家共识》发布，从分诊原则、预检分诊分级标准、分级分区管理、分诊人员岗位设置、紧急时限性疾病患者分诊流程等方面进行阐述，为我国急诊预检分诊的发展和完善提供指导意见。

（3）急诊分诊软件系统应用：浙江大学医学院附属第二医院自行研发了急诊分诊软件系统，能自动录入患者信息，从客观指标、综合指标、症状 / 体征三个维度，明确细化每个级别的分诊标准指标，甄别患者的危重等级，科学安排就诊秩序，从而提高工作效率和预检分诊的准确率。目前，国内多家医院已陆续自主研发或者引进了自己的分诊系统软件，这也将成为以后分诊工作发展的一个趋势。

然而，我国内地的急诊分诊模式与国外相比较，仍然存在一定的差距：

1. 分诊台环境嘈杂，配置不足　许多医院的急诊分诊台没有仪器设备配置，周围环境嘈杂，影响分诊护士的工作。

2. 护理人力资源匮乏，分诊护士的素质参差不齐　急诊科往往都面临着护理人员缺编的情况，分诊护士常常要兼顾其他岗位工作；大部分护士没有参加过分诊相关知识的系统培训；年轻护士由于应急应变、综合处理事件的能力不足，容易引起患者和家属不满、投诉或纠纷。

3. 分诊流程和分诊标准不统一　尽管急诊预检分诊专家共识于 2018 年出台，但部分医院急诊科的急诊分诊流程和分诊标准都是根据各自实际情况而制定的，尚未实现全国统一。

三、预检分诊工作的思考与展望

1. 优化分诊环境，完善分诊设施　根据医院的实际情况对分诊台周围环境进行改造、优化，除了常规的血压计、听诊器、体温计等以外，适当增加血氧饱和度监测仪、血糖仪、心电图机、峰流速仪等，并运用不同的评估方法（早期预警评分、疼痛评分、中医“望闻问切”四诊法等），使分诊护士能更加全面地收集患者资料，对患者实施初步紧急干预处理措施，提高急危重症的检出率；加强分诊台的感染控制管理；在分诊台增设腕带，加强对患者的身份识别。

2. 建立分诊护士准入制度　美国急诊护士协会在护理实践标准中提出，综合性的分诊由急诊护士执行。因此，视急诊科规模和急诊门诊量设立专门的分诊护士岗位，建立分诊护士准入制度，挑选符合资质要求的护士上岗。

3. 实施急诊预检分诊标准　任何的预检分诊系统，其目的都在于使急危重症患者在尽可能短的时间内得到优先救治，充分、合理地利用有限的急诊医疗资源与空间。急诊预检分诊标准的规范化实施，使分诊护士工作有章可循，不断提高分诊水平，确保患者安全。

4. 完善急诊分诊质量评价体系　制定相关的评价指标与考核标准，定期进行评价及回顾性分析，总结分诊过程的得与失，不断提高分诊准确率以及分诊工作的有效性。

第九节　急危重症抢救及配合

随着急诊医学的迅速发展，各类因急性发病和创伤意外而就诊患者的诊治要求不断提高，对急诊护士的整体素质也提出了更高的要求，要求护士快、准、早识别危急情况，熟练掌握急救知识和技能，能对急危重症患者及时、准确地实施整体救治和监护，从而提高抢救成功率，降低死亡率。

一、合理设置抢救室

1. 抢救室空间设计参见本章第一节。

2. 抢救仪器物品管理参见本章第五节。

3. 药品管理参见本章第六节。

4. 护理人员配置

（1）专科护士培训：选拔护士参加院内、省内外的急诊专科护士培训或进修。以专科护士为核心，根据急诊科门诊量和疾病谱特点，成立不同的亚专业抢救小组，以小组的形式开展培训，提升低年资护士抢救技能。

（2）抢救流程演练考核：制订常见急危重症的抢救流程，定期组织全科护士进行模拟演练，要求人人掌握，熟练操作，不定期抽查考核。抢救室内设有医护人员抢救定位和急症抢救流程图。

（3）灵活弹性安排人员

1）根据护士资质的高低和患者就诊的动态变化特点，合理安排急诊护理人员，按需安排班次和人数，以确保在不同时间段都有足够的人力。

2）科室成立抢救小组，实行组长负责制，由经验丰富，应急能力、协调能力强的高年资护师以上人员担任组长；小组成员分别为有临床经验、心理素质好、业务能力强的中年资主班护士和低年资治疗班护士。

3）抢救小组熟悉各类急危重症者的抢救流程，各自明确分工和职责，需要抢救时，能迅速到位配合抢救。

二、优化急危重症抢救流程

1. 急诊分诊流程　分诊护士根据患者病情用病情分类法快速筛选疾病的轻重缓急，为重症患者系好腕带，由绿色通道直接送入抢救室实施优先救护，同时通知医生和抢救班护士，与抢救班护士做好病情的交接班。

2. 抢救护理配合流程　在急危重患者的抢救配合中，多采取以老带新、定位定责的抢救管理流程。

（1）护士三人定位法：3 名护士分别在头位、腰位、脚位分工合作，共同救助患者。

1）头位由组长或者高年资护士担任，主要负责呼吸系统，即气道管理如吸痰、吸氧、面罩加压吸氧，配合气管插管或切开，接呼吸机辅助通气；密切观察病情变化，及时采取相应急救措施；协助医生将抢救进展告知家属，负责抢救现场的全程指挥。

2）腰位主要由护师或者中年资护士负责，主要负责循环系统，如胸外心脏按压，快速建立 2 条以上有效的静脉通路，抽血、静脉用药；包扎、止血、固定；配合医生做各种穿刺检查。

3）脚位主要由护士、低年资护士、进修人员或学生负责，导尿，负责生命体征、用药、抢救、输液滴速等护理记录；协助头位与腰位护士的工作。

（2）功能分组法：运用危重患者抢救流程预案，在遇到危重患者，根据当班人员情况，迅速成立护理抢救小组，护士长担任抢救小组组长，要求将现场人员分为操作组、治疗组、观察组、外勤组 4 个保障小组（护士长可以根据实际情况 1 人兼职 2 个组职责等），并对每个组做了明确分工，保证各项抢救措施落到实处。

1）组长职责：组长在做好在场护理人员分工和协调后，重视做好家属的安慰和解释工作，快速清理现场闲杂人员，保障抢救通道畅通及场所的宽敞。

2）操作组职责：1~2 名护理技术过硬者，负责抢救中的各项操作，如建立多条静脉通路、吸氧、吸痰、导尿及各类化验标本的采集等。

3）治疗组职责：1 人负责配制各种治疗用药，并准确、快速给予实施，并向观察组口头传达医嘱执行情况。

4）观察组职责：1 人负责患者的意识、生命体征、心电监护仪、呼吸机等仪器的观察、调节和详细做好各项治疗及护理记录，有异常情况及时向主管抢救医生汇报。

抢救小组护士高中低年资结合，使抢救工作迅速、顺利进行，不断提高低年资护士抢救配合能力，加快抢救速度，提高抢救成功率。

第十节　急诊患者的安全转运

急诊是急危重症患者诊疗的重要平台，在院内诊疗过程中常常需要对急危重症患者进行转运，转运途中由于条件限制可能发生各类风险事件。据文献报道，高达 71% 的转运患者在转运途中或检查过程中发生轻微甚至严重的并发症，转运患者的病死率比平常高 9.6%。因此，急危重患者采用安全、有效的转运方式对降低急危重患者死亡率和伤残率有着重大意义。

一、影响急危重症患者院内安全转运的危险因素

1. 患者自身病情因素　患者病情危重，常见有心率、血压、呼吸、血氧、神志、瞳孔、颅内压、气道通畅等改变，最严重的是心搏骤停等危及生命的情况。

2. 转运团队因素

（1）转运团队成员组成不合理：由临床经验不足的年轻护士、实习医生或实习护士护送，应急能力弱，缺乏预见性思维。

（2）护士对患者病情评估不到位：护士对危重症患者的安全转运未给予高度重视，或对患者病情评估不到位，不能及时准确地发现转运过程中患者病情变化，如患者出现静脉通路堵塞、管道扭曲或脱落、药物外渗等不良事件，未能迅速采取有效的干预措施。

3. 仪器、物品和药品因素

（1）仪器设备故障：转运仪器设备常用的简易呼吸机、除颤器、心电监护仪、微量注射泵、小瓶氧气筒等，容易出现电量不足、性能异常、供氧不足或中断等情况。

（2）抢救物品和药品准备不足。

4. 相关辅助科室配合不够　后勤人员工作缺乏紧迫感，对相关科室位置不熟悉，运送道路不通畅，危重症患者转运没有绿色通道和专用电梯，延长患者转运时间。

二、急诊危重症患者院内标准化分级转运方案

标准化的转运流程，是确保转运操作规范和有效的关键，可大幅度降低转运风险，进一步优化急诊资源，同时也是检查和评价转运效果的标准。根据急诊危重症患者的特点和临床工作实际情况，制订 ACCEPTANCE 标准化分级转运流程，包括评估分级（assessment & classification）、沟通解释（communication & explanation）、充分准备（preparation）、正常转运（transportation）、应对管理标准化（administration & normalization）、总结评价（conclusion & evaluation）6 个方面。

1. 评估分级　评估分级是由转运决策者（抢救室主班及以上医生）负责，从患者病情（包括生命体征、意识、呼吸支持、循环支持、主要临床问题 5 项）和预计转运时间进行评估，确定转运分级。转运分级标准按照转运风险由高到低分为Ⅰ、Ⅱ、Ⅲ级，按照所有评估项目对应的最高风险等级确定分级等级。

2. 沟通解释　根据转运分级等级进行有效沟通。

（1）与患者家属沟通：告知转运风险，获取家属知情同意及配合。

（2）与团队内部沟通：明确职责，相互配合。

（3）与接收部门沟通：详细告知患者病情及预计转运时间，做好相应的准备工作。

3. 充分准备　包括转运人员、转运装备、患者及接收方的准备。

（1）转运人员准备：一是按照转运分级人员配备标准要求选定相应的医护人员；二是做好转运人员分工，明确职责，根据急诊的特殊性，护士群体相对固定，熟悉工作流程及应急方案，由转运护士来承担领队，负责转运过程中的协调管理工作。

（2）转运装备准备：一是按照转运分级装备配备标准要求配备相应的仪器设备和药品；二是转运仪器设备调试并试运行，及时发现问题并解决问题。

（3）患者准备：出发前，按照转运分级再次评估病情，并检查各种管路及引流管固定是否妥当，确保其通畅，尽量在患者病情稳定的情况下进行转运。

（4）接收方准备：告知接收方患者的病情及生命体征、所用仪器设备、用药情况及到达时间，使其做好充分接收患者的准备。

4. 正常转运　正常转运要确保患者及医护人员安全。

（1）为确保患者安全，医护人员必须各司其职，在转运过程中持续监测患者生命体征；患者在床单位间移动过程中要注意各种管路连接的有效性，避免牵拉松脱；保证仪器正常工作，力求在最短的时间内完成转运工作。

（2）为确保医护人员安全，转运仪器需规范放置，防止被仪器砸伤；同时，在转运途中也要特别注意行人，避免不必要的意外事件。

5. 应对管理标准化　主要是指在转运过程中对突发事件的应对与控制。

（1）患者病情加重，根据不同转运级别，按如下原则处理：转运分级为Ⅰ级的患者就地抢救；转运分级为Ⅱ级的患者进行初步处理后如病情稳定可继续转运，否则应尽快返回病室抢救；转运分级为Ⅲ级的患者需尽快返回病室处理。

（2）对于未能检查需要等待的患者，一般处理原则如下：转运分级为Ⅰ级的患者允许等待时间不超过 5 分钟；转运分级为Ⅱ级的患者允许等待时间不超过 10 分钟；转运分级为Ⅲ级的患者允许等待时间不超过 20 分钟。

6. 总结评价　转运完成后，对整体转运工作进行综合评价，为后续完善转运方案及患者治疗决策提供依据。再次评价患者转运的获益与风险，评估病情是否稳定，并对转运人员组成的合理性、计划措施的针对性和预见性、沟通的有效性进行评价。

第十一节　广东省急诊护理质量指标

一、接诊护士分诊准确率

接诊护士分诊准确率统计时间为每月 1 次，原因分析等可以根据需要随时进行（表 2-1）。

表 2-1　接诊护士分诊准确率

指标名称	指标评估工具	指标判断依据	计算公式	备注
接诊护士分诊准确率（%）	1. 2011 年卫生部《急诊病人病情分级试点指导原则（征求意见稿）》 2. 当地卫生行政部门制定的分诊标准 3. 医院的分诊标准	1. 病情分级 2. 疾病隶属专科	接诊护士分诊准确率（%）= 同一单位时间内抽查接诊护士分诊准确的例数 / 单位时间抽查急诊护士接诊分诊的总例数 ×100%	

1. 指标定义　分诊准确是指分诊护士对急诊患者的病情分级或疾病隶属专科的判断准确，使患者在合适的时间到达合适的区域获得恰当的治疗。

2. 指标评估工具

（1）2011 年卫生部《急诊病人病情分级试点指导原则（征求意见稿）》。

（2）当地卫生行政部门的分诊标准。

（3）如当地卫生行政部门未制定分诊标准，则医院应根据 2011 年卫生部《急诊病人病情分级试点指导原则（征求意见稿）》制定自己的分诊标准。

3. 对分诊护士的要求

（1）分诊护士掌握各种常见急危重症的临床表现及病情评估方法。

（2）分诊护士应接受分诊培训，熟悉分诊指引及流程，掌握分诊技巧。

4. 指标评估时机　进行分诊准确率评估时，采取分层随机抽样方法，随机抽取 1~4 级分诊案例，每月评估 1 次。

5. 指标评价数据记录　设置“急诊患者分诊记录表”或电脑分诊数据录入系统，记录内容包括患者姓名、门诊号、年龄、性别等基本资料、生命体征、临床症状及体征、病史及患者分诊级别、主要处理措施和转归等。

6. 指标评价结果和质量改进

（1）接诊分诊准确率应 >90%。

（2）准确率上升，显示分诊质量提高；准确率下降，说明分诊质量下降，要分析分诊系统存在的问题，采取相应措施，提高分诊准确率。

（3）数据统计周期为每月。

二、急性 ST 段抬高型心肌梗死绿色通道平均停留时间

急性 ST 段抬高型心肌梗死绿色通道平均停留时间的统计时间为每月 1 次，原因分析等可以根据需要，随时进行（表 2-2）。

表 2-2 急性 ST 段抬高型心肌梗死绿色通道平均停留时间

指标名称	测量工具	指标判断依据	计算公式	备注
急性 ST 段抬高型心肌梗死绿色通道平均停留时间	1. 中华医学会《急性 ST 段抬高型心肌梗死诊断及治疗指南（2019）》 2. 急性心肌梗死临床路径	患者在就诊后 30 分钟内开始溶栓治疗或 90 分钟内开始直接急诊经皮冠状动脉介入治疗（percutaneous coronary intervention，PCI）	急性 ST 段抬高型心肌梗死绿色通道平均停留时间 = 单位时间内急性 ST 段抬高型心肌梗死进入急诊至获得决定性治疗的时间之和 / 单位时间内急性 ST 段抬高型心肌梗死病例数	此处决定性治疗指的是溶栓或 PCI

1. 指标定义

（1）急性心肌梗死（acute myocardial infarction，AMI）是指由于长时间的缺血导致心肌细胞的死亡。AMI 的诊断标准必须至少具备下列 3 条标准中的 2 条。

1）缺血性胸痛的临床病史。

2）心电图的动态演变。

3）心肌坏死的血清心肌标志物浓度的动态改变。

根据心电图是否有 ST 段抬高，AMI 分为急性 ST 段抬高型心肌梗死（ST-segment elevation myocardial infarction，STEMI）和非 ST 段抬高型心肌梗死（non-ST-segment elevation myocardial infarction，NSTEMI）。

（2）急诊科对可疑 AMI 的患者应争取在 10 分钟内完成临床检查、描记 12 或 18 导联心电图并进行分析，STEMI 患者在就诊后 30 分钟内开始溶栓治疗或 90 分钟内开始直接急诊 PCI。

（3）急性 ST 段抬高型心肌梗死绿色通道平均停留时间是指可疑 AMI 患者进入急诊诊断为急性 ST 段抬高型心肌梗死后，立即开通绿色通道，至患者获得溶栓或 PCI 治疗的平均时间。

2. 指标评估工具　根据中华医学会《急性 ST 段抬高型心肌梗死诊断及

治疗指南(2019)》制订“急性心肌梗死临床路径”表。

3. 对参与抢救的护士的要求

(1) 掌握 STEMI 的临床表现,熟练描记及分析心电图,能够尽早识别 STEMI 患者。

(2) 熟悉绿色通道制度及相关流程。

(3) 准确填写“急性心肌梗死临床路径”表。

4. 指标评估时机　每个 STEMI 患者均应按“急性心肌梗死临床路径”进行救护,及时开通绿色通道,准确填写各项措施及时间点,每个月评估 1 次。

5. 指标评价数据记录　收集“急性心肌梗死临床路径”表,记录每位 STEMI 患者行溶栓治疗或 PCI 的时间,然后再分别算出 2 种治疗方式在急诊绿色通道的平均停留时间。

6. 指标评价结果和质量改进

(1) 绿色通道平均停留时间越短,说明绿色通道管理通畅,患者越早获得决定性治疗措施。

(2) 绿色通道平均停留时间延长,说明绿色通道不够通畅,要积极检讨绿色通道各个环节,查找原因,落实整改措施。

(3) 数据统计周期为每月。

第十二节　广东省急诊专科护理十大安全目标

一、规范院前急救管理,提高院前急救的应急反应能力

1. 建立 120 院前急救工作的管理和运作流程。建立突发公共卫生事件或大型事件现场医疗保障的管理和运作流程。

2. 院前急救护士须取得所在地区院前急救规范化培训资格证书。

3. 救护车的仪器设备、物品及药品、人员要时刻准备,随时待命,保障急救物资 100% 完好备用,能够迅速移动和在不同环境下使用,能够满足院前急救需要。

4. 配置有效的通信工具,能时刻保持与院前急救指挥中心、医院、其他院前急救单元、自身团队队员间、其他必要部门间的有效沟通,为下一步工作做好准备。

5. 要有适当的防护物品,保障现场救援过程中的自身安全,尽可能避免受到现场环境的干扰和人身伤害。

6. 遵守当地卫生主管部门和 120 院前急救指挥中心关于院前急救的相关规定。

二、完善分诊系统，提高分诊准确率

1. 有专门分诊区域和分诊所需的必要物品。

2. 分诊护士要求工作 5 年以上、护师及以上职称，经过分诊岗位培训，核心能力达到 N2 级及以上。

3. 建立分诊标准和分诊工作指引，有分诊管理制度和岗位职责，有分诊运作流程，且保障落实。

4. 做好分级分区的宣教、指引和标识。

5. 合理安排患者的候诊区域和候诊方式，定期巡视评估候诊患者。

6. 定期进行分诊质量的审核，定期进行培训和反馈，不断提高分诊准确率。

7. 加强分诊环节患者的身份核查，能尽早开始身份标识和识别。

三、完善急诊患者身份识别措施，确保准确识别患者身份

1. 制订急诊患者身份核对制度及流程，护士熟悉制度和流程并履行相应职责。

2. 在治疗和操作过程中严格执行查对制度，在抽血、给药或输血时，至少同时使用 2 种患者身份识别方式，如姓名、性别、年龄、病历号、床号等，禁止仅以房间或床号作为识别的唯一依据。

3. 对急诊患者使用“腕带”作为识别患者身份的标识；对传染病、药物过敏等特殊患者有特殊识别标志。

4. 对无法进行患者身份确认的无名患者，有明确的身份标识的方法和核对流程。

5. 对婴幼儿、意识不清、语言交流障碍等原因无法向医务人员陈述自己姓名的患者，由患者陪同人员陈述患者姓名。

6. 严格落实急诊与各科室间对急危重症患者转运与交接身份识别制度，做到转运安全，交接清楚。

四、规范急救仪器设备、物品和药物管理，确保处于完好备用状态

1. 建立健全急救仪器设备、物品及药品管理制度，严格执行和落实“五固定”及“二及时”。五固定：定品种数量、定点放置、定专人保管、定期消毒灭菌、定期检查维修。二及时：及时消毒灭菌，及时检查维修。

2. 急救仪器设备完好率 100%，用后做好维护并记录。物品及药品用后及时补充，保证数量与质量。

3. 设计急救车药品、物品一览表，实行药品及物品失效期预警制度。

4. 加强输液安全管理。注意药物配伍禁忌，严格无菌操作，控制输液滴

速，认真向患者或家属做好健康宣教。

5. 加强对要求重点观察药物、特殊用途药物的管理。依法进行毒、剧、麻醉类药品的管理和登记，核查无误。

6. 规范急救医护人员对急救仪器设备、物品及药品使用，掌握相关知识与技能，确保急救工作的顺利进行。

7. 规范急救车管理。车内标识清晰，摆放合理，车内急救仪器设备、物品及药品完备，能满足院前及院内急救需要。

五、建立并执行抢救情况下医务人员的有效沟通程序，准确执行医嘱

1. 医务人员对模糊不清、有疑问的医嘱，有明确的澄清流程。

2. 有紧急抢救情况下使用口头医嘱的相关制度与流程。

3. 正确执行医嘱，在实施紧急抢救的情况下，必要时可口头下达临时医嘱；护士要对口头临时医嘱完整复述确认，双人核查后方可执行，下达的口头医嘱应及时补记。

4. 接获非书面（电话通知等）的患者"危急值"或其他重要检查（验）结果时，接获者必须规范、完整、准确地记录患者识别信息、检查（验）结果和报告者的信息，并复述确认无误后方可提供医师使用。

5. 在为院外患者进行抢救时，医务人员之间的沟通应注意避免引起家属或围观者的误解。

六、建立有效的急救绿色通道，提高急危重症患者救治时效性

1. 急诊科设置符合《急诊科建设与管理指南（试行）》的基本要求。人力资源、设备、设施配备满足急诊绿色通道要求，实行 7×24 小时服务。

2. 建立急性创伤、急性心肌梗死、急性心力衰竭、急性脑卒中、急性颅脑损伤、急性呼吸衰竭等重点病种的急诊服务流程与规范，制订和完善危重症救治流程和指引。

3. 有紧急会诊和优先入院抢救的相关规定、特殊病种设定急诊服务时限，有效分流非急危重症患者。

4. 加强急诊检诊、分诊，落实首诊负责制及上报制度，急危重症患者实行"先抢救、后付费"，及时救治急危重症患者。

5. 制定院前急救与院内急救的快速衔接流程。

6. 实行急诊分区救治，有为急诊患者提供合理、便捷的入院制度和流程，危重患者先抢救并及时办理入院手续。

7. 定期开展急救技术操作规程的全员培训，配备足够数量，掌握急危重

症抢救技能，具备独立工作能力的医护人员。

8. 根据重大突发事件应急医疗救援预案，制订大规模抢救工作流程，保障绿色通道通畅。

9. 完善急救相关文件的书写记录，及时登记、定期总结分析，并提出整改措施。

七、规范急诊患者的转运与交接，确保患者得到连贯医疗服务

1. 制订《急危重患者转运流程指引》和《急危重患者转运应急预案》。

2. 转运前，提前通知科室或相关医院急诊科做好接收和抢救准备。

3. 转运前，熟练使用《急危重患者安全转运记录单》，准确评估患者病情，根据病情正确选择转运团队、转运工具、转运仪器物品药物和转运路径。

4. 转运过程中，应尽可能保持原有监测治疗措施的连续性。密切观察患者生命体征，预见性发现病情变化，进行及时高效的急救处理，必要时请求支援，并做好记录。

5. 转运结束，严格执行交接班制度，认真做好床边交接班，交班内容包括主诉、初步诊断、生命体征、治疗方案、检查项目、使用药物情况、各种管道是否通畅、伤口情况等。

6. 成立安全转运小组，加强护士安全转运知识和急救技能的培训，提高护士病情观察和应急处理能力。

7. 加强转运质量监控，制订《急危重患者安全转运质量评价标准》，定期检查。

八、加强护士急诊医学基本理论及技能培训，提高救护水平

1. 根据原广东省卫生厅《急诊专科护士核心能力建设指南》建立急诊科护士在职继续教育与考评制度。

2. 制订院前急救、预检分诊、抢救室护士岗位的准入标准，提高救护水平。

3. 定期进行医护急救模拟演练，培养医护之间的协作精神，提高整体应急能力。

4. 有计划开展护士培训工作，每月进行急救理论和技能培训，每季度进行急救技能考核，每年进行急救理论考核。

5. 急诊科医护人员的技能评价与培训间隔时间原则上不超过 2 年，有记录。

九、严格执行“危急值”报告制度及流程，提高对危急值处置的有效性

1. 有临床“危急值”报告制度及流程。

2. 根据医院实际情况确定医技部门“危急值”项目表。

3. 护士知晓“危急值”报告制度及工作流程，并熟悉“危急值”项目、范围及临床意义。

4. 接获“危急值”报告的医护人员完整、准确地记录患者识别信息、“危急值”内容和报告者信息，按流程复核确认无误后，及时向主管或值班医师报告，并做好记录。

5. 对所属“危急值”报告项目实行严格的质量控制，有标本采集、储存、送检、交接的规定，并认真落实。

6. 定期进行“危急值”管理制度的有效性评估，持续改进，保障危急值报告、处置及时、有效。

十、加强职业安全防护，避免意外伤害发生

1. 建立职业安全防护制度与流程。

2. 定期组织职业安全防护教育培训及考核，护理人员知晓有关规定。

3. 配备符合防治职业危害防护设施和个人使用的防护用品。

4. 物品放置做到定品种、定量定位放置，方便临床一线医护人员取用。

5. 认真执行职业安全防护制度，护理工作应穿戴适宜的防护用品，防护措施落实到位。

6. 对职业安全防护落实情况进行检查、评价，持续改进职业安全管理质量。

第十三节　急诊护理中的伦理与法律问题

护理伦理与法律都是以调整护理实践中人们的相互关系为目的的行为规范。两者的共同目的就是在协调人们关系的基础上，使得护理工作能在道德和法律的约束和保护的前提下顺利进行，更好地维护广大人民的健康利益和社会秩序。护理人员要做好护理工作，一方面必须懂得护理伦理知识，另一方面还要懂得法律知识，只有这样才能在护理伦理与法律法规的指导下，更加顺利地完成护理工作。

一、急诊护理中的伦理问题

（一）急诊护理中存在的伦理问题

1. 流程规划和资源利用的问题　急诊流程欠合理，会导致患者折返；布局和设置欠科学，会使患者检查、取药和治疗分多处，使急症患者的就医时间延长、就医体验差。急诊不急，患者和家属自然不满意。

2. 医护人员专业判断与患者自身期望之间的差距问题　急诊患者希望能在最短时间内得到救治，但由于公众医疗知识的相对缺乏，患者或家属与医护人员所界定的急诊范围存在差异。当患者或家属期望就诊时间与实际就诊时间不一致，或差距较大时，会引起患者及家属的不满，严重时甚至认为医生延误了患者的救治，造成医患双方的不信任、焦虑及压力。

3. 患者紧急救治的知情同意问题　被送入急诊科的患者，病情急、危、重，需要马上实施医疗救护；部分患者甚至还处于昏迷状态，在这种情况下，知情同意难以实施。一方面，在紧急状况下，因时间紧迫而无法充分地实施告知，也没有充裕的时间让患者做出决定，征求知情同意所耗费的时间，极可能贻误抢救患者的时机；另一方面，当患者处于昏迷状态时，医护人员既无法获得患者本人的同意，又找不到其家属获得同意。于是，急诊医护人员需要在未获得患者知情同意的前提下对患者实施紧急医疗救护。通常，这种医护人员在没有获得患者同意的情况下，对患者实施他所认为有利于患者的治疗和抢救，称为知情同意的例外。

4. 院前急救中的伦理问题

（1）“不复苏”和“终止复苏”：心肺脑复苏是对濒临死亡的患者采取的一系列的急救措施。对于院前急救人员是否应对每一位临终的患者都施以复苏以及复苏的具体时长仍然存在争议。很多时候，虽然急救人员意识到复苏是没有效果的，但仍然要进行相关操作，并且何时终止复苏仍然是一个棘手的问题，现场的情况可能很复杂，既有医学上的因素，也有社会和心理上的因素。

（2）现场患者的知情权和决定权：在现场，患者常处于害怕和恐惧的状态，表现为束手无策或惊慌失措。此时，急救人员的到来具有很强的精神安慰和心理支撑作用。所以，急救人员到达后除了立即采取相应的急救措施外，还要顾及患者和家属的心理感受，做出恰当的应答。

有时患者会提出一些要求，例如不愿去医院，或者要求转送到他们熟悉的医院。一般情况下，急救人员评估病情后，如果病情稳定，签好转运同意书后可转运到相应的医院，但要向其说明转运时间过长可能造成的意外。如果病情不允许，急救人员也可以拒绝患者的要求而转到就近的医院。

(3) 危重患者转运存在的伦理问题:危重患者转运是院前急救的一项特殊服务,是指将病情危重或生命垂危放弃治疗的患者从一家医疗机构转送至另一家医疗机构或转送回患者家中的行为。转运前,医生和护士必须做好转运风险的评估,权衡转运的利与弊,并充分告知患者或家属,签署转运同意书。

(二) 对策

1. 完善规章制度,优化急诊各项流程　建立和健全急诊科各项规章制度,制订急诊科常见急危重症抢救流程,完善各类突发事件的应急预案,使急诊工作即使在面临重大抢救、大型突发事件时,科室内部及相关科室之间也能有条不紊地开展工作。优化急诊就医流程,减少急诊患者的滞留。制定并严格执行分诊程序及分诊原则,建立急诊绿色通道及危重症患者、三无人员或弃婴的工作制度和处理流程,对急危重症患者按照"先救治,后交费"的原则进行救治,确保急诊救治及时、有效。

2. 尊重患者的权利,做好患者的隐私保护工作　创造良好的就医环境,在给患者进行护理操作前须征得患者的同意并注意保护患者的隐私。对有可能暴露患者隐私的操作,采用屏风遮挡或单间治疗室进行。

3. 做好与患者的沟通、解释及宣教工作　对患者赋予高度的同情心和责任感。了解患者的需求,在心理上给予安慰和鼓励,最终使患者感到放心、安心。在危重症患者抢救与转运过程中,做好与患者家属的沟通工作。有关医疗护理的决策,在法律允许的前提下充分尊重患者和家属的意愿。

4. 开展持续培训,提升急诊护士整体素质　急诊护士要有良好的心理素质、应急能力、协调能力、良好的语言艺术和沟通技巧,要不断学习最新急救护理技术,同时还要学习心理学、社会学、伦理学等相关内容,提高急诊护士的整体水平。

二、急诊护理中的法律问题

在医疗护理工作过程中,存在着许多潜在的法律问题。随着我国法制的逐步健全和卫生法规的逐步完善,医疗护理中的法律问题不仅受到医护界的高度重视,也受到社会各界的关注。因此,作为护理人员应该明确自身的法律责任,懂得如何运用法律保护患者和自己,以及如何处理有关的法律问题。同时,应用法律手段来规范和调整各种护理活动的进行,以满足法制建设和护理专业发展的需要。

(一) 护士执业条件

护理工作必须由具有执业护士资格的人员来承担。获得护士执业资格的人须经护士执业注册后,才成为具有法律意义上的护士。担任院前急救任务的护理人员必须具有相应的资历及达到相应的年限要求。

（二）侵权行为

护理侵权行为是指医疗机构的合法护士在从事诊疗护理等活动中因不法行为或技能的不合理或欠缺而侵害患者合法权利的行为。

1. 侵犯生命健康权　护士在从事护理活动中应当对患者尽到应有的谨慎和注意，以免造成患者受到不应有的损害。如护士在工作中错误使用医疗仪器和违反正确的操作程序或以其他手段给患者身体造成损害，都侵犯了患者生命健康权。

2. 侵犯隐私权　护士在工作中违反保守秘密原则，超出诊疗需要的知情范围刺探患者的隐私；未经患者同意公开其病历等有关资料等都造成对患者隐私权的侵犯。

3. 侵犯自由权　护士在护理过程中以治疗需要的名义非法拘禁、剥夺或限制患者的人身自由，侵犯宗教信仰自由，非法强制患者接受自己的思想观念，都是侵犯患者自由权的表现。

4. 侵犯知情同意权　患者有权了解所患疾病的信息和治疗护理方案，医护人员有义务如实地告知患者。特殊治疗如输血等必须先征得患者及家属的同意，并在同意书上签字。

5. 侵犯财产权　如在抢救意识不清的患者时将其身上佩戴的首饰和财物占为己有；对智力障碍患者使用诱骗手段骗得其财物；对患者财物借而不还等都构成侵犯财产权。

（三）护理文件书写中潜在的法律问题

医疗文件反映了患者治疗的全过程，是临床医疗原始的文件记录，是法律证明文件。护理文书反映了护士在诊疗过程中的执业行为以及护理工作质量具体化的记录。在评价患者在治疗期间的医疗争议时，护理文书有着重要的举证作用。

1. 字迹不清楚或有涂改痕迹　《病历书写基本规范》中规定严禁涂改、伪造病历。护理人员责任心不强导致医院病历文书的真实性、原始性受到质疑，而丧失了作为证据的特性。

2. 病情评估欠真实　表现为记录病情变化、临床表现的性质特点与医生记录的不完全一致，主要原因是缺乏医护沟通或护士对病情观察不够严密，记录不够严谨所致。在特殊情况下，如对危重患者的抢救，医护记录不一致将给可能产生的医疗纠纷处理工作造成难以想象的困难。

3. 客观数据漏记、错记　客观数据书写不正确、不严谨或者漏记、错记，这些疏忽使得医嘱执行的及时性、准确性难以释明，而这些现象都明显存在着法律责任的相关性。

4. 护士执行医嘱不严谨　有的护士擅自执行口头医嘱，病历中医生又无文字记录，护士执行时间与医嘱时间相隔过长，这些都潜伏了一个延误抢救与治疗不及时的法律责任。

5. 抢救记录的书写不完善　急诊经常面临许多急危重症患者，需要马上对患者进行急救，而医嘱与抢救记录要在抢救后 6 小时内补充完整。有的护士会疏忽把时间记错，把药物安瓿丢弃，或者不能详细回忆患者的用药后反应、抢救结果等，导致记录单不完善，容易产生法律纠纷。

（四）执行医嘱的有关法律问题

医嘱通常是护理人员对患者施行诊断和治疗措施的依据。一旦引起纠纷，医护会共同承担法律责任。因此，为了保护患者和自己，护士在执行医嘱时应注意以下几点。

1. 医嘱正确无误，应该及时准确地执行医嘱。

2. 如果患者对医嘱提出质疑，护士应该核实医嘱的准确性。

3. 如果患者病情变化，应及时通知医生，并与医生协商暂停医嘱。

4. 谨慎执行口头医嘱，一般不执行口头医嘱或电话医嘱。在抢救等特殊情况下，必须执行口头医嘱时，护士应向医生重复一遍医嘱，确认无误后方可执行。在执行完医嘱后，应及时记录医嘱的时间、内容、患者当时的情况等，并让医生及时补上书面医嘱。

5. 慎重对待“必要时”等形式的医嘱。

（五）急救仪器物品与麻醉药品管理中的法律问题

抢救设备必须始终保持完好状态，对急救药品、物品要做到完全准确到位。专人检查、专人保管，使用后及时补充。必须高度重视麻醉药品使用和管理，避免发生相关的法律问题。

（六）院前急救相关的法律问题

1. 急救现场准确评估病情，及时处理致命因素，抢救患者的生命，将患者迅速安全地转运。任何的操作失误、言语不当、交流沟通不及时均可能成为纠纷的触发点。

2. 院前急救常会遇见一些无法明确身份的患者，对此类患者医护人员要本着救死扶伤的原则，给予积极的救治，同时报告相关部门查证患者身份，延误抢救和拒收患者都将可能引起医疗纠纷。

3. 准确记录 120 出车信息和患者信息，认真书写院前急救病历和签署转运知情同意书，做到有据可查，保护院前出车人员的合法权益。

第三章

急诊科常见中西医结合护理技术

第一节　成人心肺复苏术

当发生心搏、呼吸骤停和意识丧失时，以迅速而有效的人工呼吸恢复呼吸循环，及胸外按压形成暂时的人工循环，并快速电除颤终止心室颤动，以及尽早使用血管活性药物来重新恢复自主循环的一系列急救过程称为心肺复苏术(cardiopulmonary resuscitation，CPR)，目的是使患者自主循环和自主呼吸恢复，是针对呼吸心跳停止的急症危重患者所采取的抢救关键措施。

基础生命支持((basic life support，BLS)是挽救心搏骤停患者生命的最基本措施，是所有健康从业人员必须掌握的一项急救技能。越来越多的研究表明，由第一目击者实施基础生命支持的患者，其复苏成功率和预后情况都有明显提升和改善，因此如何推广基础生命支持技术在普通民众中的普及，也是近年来心肺复苏学研究的重点内容之一。

成人 BLS 基本内容包括识别突发心搏骤停情况、启动应急反应系统、早期实施高质量的 CPR、对有指征者快速实施电除颤。

【操作步骤】

1. 当目击一成年人突然倒地，或者发现一个无反应的成年人，施救者判断四周环境安全，同时记住开始抢救的时间。

2. 施救者将患者仰卧位放置于地面或坚固的平面上，双上肢放在身体两侧；施救者位于患者一侧，尽量靠近患者身体，双膝跪地，与肩同宽；拍击患者双肩，大声呼叫，判断其意识。

3. 若患者无意识，施救者打开患者上衣，充分暴露其胸壁，快速判断患者有无循环呼吸征象：用食指和中指自颈正中滑向甲状软骨和胸锁乳突肌之间的凹陷处触摸颈动脉搏动；同时看、听、感觉并判断呼吸。判断意识、脉搏和呼吸要在 5~10 秒内完成。

4. 如判断无呼吸、脉搏，施救者立即启动应急反应系统，高声吩咐助手携带 AED、简易呼吸球囊等准备抢救；同时立即开始胸外心脏按压，按压时随时观察患者反应。

5. 在施救者进行胸外按压同时，助手携带 AED、简易呼吸球囊等进入现场并跪于患者头侧，先检查口腔有无异物。如有异物，应马上将患者头转向一侧，用抠挖法清除异物；如无发现异物，需口头报告："口腔无异物"，然后以仰头举颏法开放气道。

开放气道后，用"E-C"手法固定面罩，通气。每次通气 1 秒以上，中间呼气 1 秒；以看到患者胸廓起伏作为通气有效指标。

6. 胸外按压与人工呼吸比例为：成人 30∶2（不论单人法或双人法抢救），即每按压 30 次通气 2 次。心肺复苏从胸外按压开始，故交替比例按压在先、通气在后，最后结束于通气。

7. 检查评估　首轮做 5 个周期的 30∶2，历时约 2 分钟，施救者检查患者，如果仍然没有呼吸、脉搏，准备除颤。

8. 电击除颤　助手跪于患者身体左侧继续徒手胸外按压，施救者迅速操作 AED（操作方法详见第四章第一节）。

9. 施救者及助手互换位置和操作项目，仍以 30∶2 做够 5 个周期，待第 2 个心肺复苏周期完成后，由助手再去检查患者呼吸、脉搏，如果自主呼吸与心跳恢复，心肺复苏成功；否则，按上述方法继续进行。

10. 复苏成功后，准备安全转送患者。

【操作流程】

（一）成人心肺复苏术操作流程

成人心肺复苏术操作流程见图 3-1。

（二）高质量的 CPR

1. 快速按压，100~120 次 /min，按压与放松的时间要保持相等。

2. 成人按压深度 5~6cm。

3. 每次按压后手臂的力量都要松开，保证压力释放，充分放松，让胸壁完全回弹。

4. 尽量减少按压中断，如果不得不暂停胸外按压时，中断时间不能超过 5 秒钟。

5. 避免过度通气。

【注意事项】

1.《2015 年美国心脏协会心肺复苏及心血管急救指南更新》提出，当施救者可以立即取得 AED 时，对于成人心搏骤停患者，应尽快使用除颤器；若不能立刻取得 AED，应该在他人前往获取以及准备 AED 的时候开始心肺复苏，在设备到位后尽快进行除颤。CPR 操作顺序是：D（电击除颤）—C（心脏按压）—A（开通气道）—B（人工呼吸）。

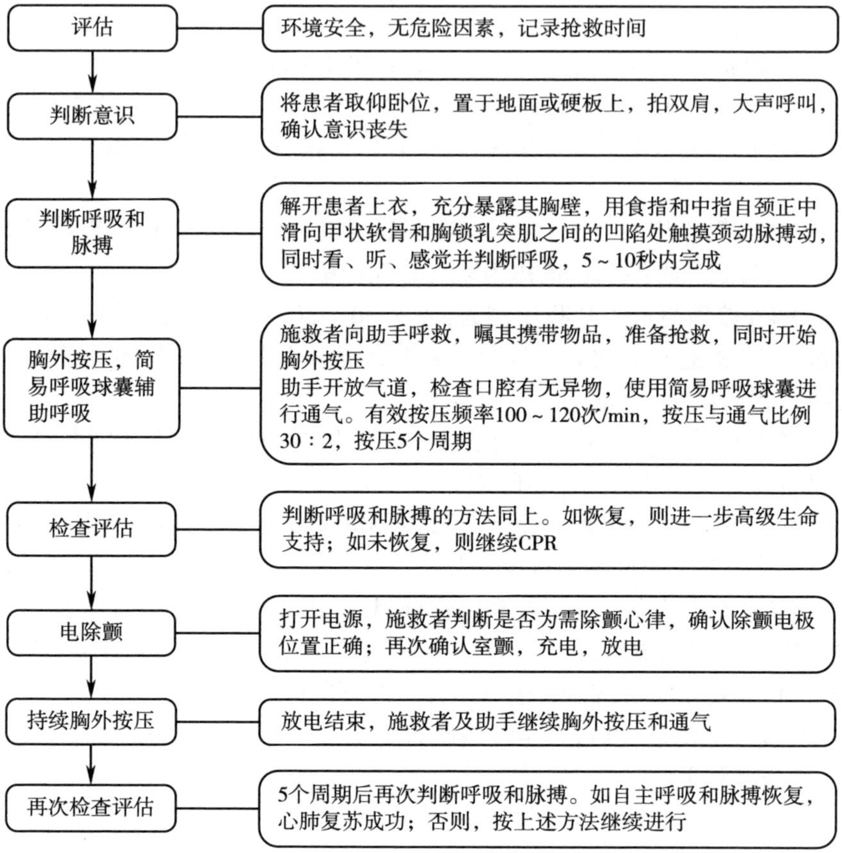

图 3-1　成人心肺复苏术操作流程图

2. 先清除异物再开放气道。

3. 快速定位　两乳头连线的中点，或胸骨正中线的中下 1/2 段交界处。

4. 按压姿势　以髋关节为支点、腰部挺直，用上半身的重量往下压，因此双臂必须绷直，肩、肘、腕三关节呈一条直线（尤其肘关节不得弯曲）；这条直线须与患者胸部形成直角、不得倾斜，以施救者上半身重量垂直向下按压；按压过程要求平稳、有规律，用力均匀。

5. 正确手势　快速定位后，马上抽出右手搭在左手的手背上，双手重叠并十指交叉、相互紧扣；只能用左手的掌根部与患者的胸骨接触，其余 5 个指头必须全部翘抬起来，掌根不得离开胸壁，不可将按压力量作用于患者的两侧肋骨上。

6. “E-C”手法　患者仰头，将面罩狭窄处位于患者鼻梁处，用一只手的拇指和食指放在面罩两边形成“C”形，将面罩边缘压向患者颏唇沟；剩下的手指呈“E”形提起下颌骨，开放气道；另一只手按压球囊通气 2 次。

每通气 2 次后，助手将简易呼吸球囊稍微移开患者面部，但仍然保持患者气道开放。

第二节　气管插管术

气管插管术是指将特制的气管导管，通过口腔或鼻腔插入患者气管内，是保持上呼吸道通畅的最可靠手段，为有效引流及机械通气提供条件。

急危重症患者出现上呼吸道梗阻、气道保护性机制受损、气道分泌物潴留及需要机械通气时，往往需要进行气管插管，因此气管插管技术是急诊科医护人员必须掌握的一项急救技能。

【操作步骤】

1. 摆放体位　患者取平卧位，头部向后仰，施救者双手将患者下颌向前、向上提起，使口腔、咽喉部和气管尽量保持在同一直线上。

2. 预充氧　使用简易呼吸球囊接纯氧给氧 2 次后，交予助手为患者进行辅助通气 2~3 分钟，使血氧饱和度保持在 94% 以上，插管时暂停通气。

3. 准备导管　选择相应规格的气管导管，用注射器检查充气气囊是否漏气，在导管内放入导丝并塑形，导丝尖端不可超出气管导管开口处，一般距离开口处约 1cm 为宜，在气管导管前端和气囊涂上润滑油或生理盐水。

4. 准备喉镜　气管导管准备好后，选择合适形状和大小的喉镜镜片，检查光源后关闭，放置备用。

5. 准备牙垫、固定胶布和听诊器。将吸引器连接吸痰管放置于床旁备用。

6. 暴露声门　打开喉镜，施救者用右手拇、食指拨开患者口唇，左手紧握喉镜柄，把镜片送入患者口腔的右侧向左推开舌体，以避免舌体阻挡视线，切勿把口唇压在镜片与牙齿之间，以免造成损伤；然后，缓慢推进镜片，暴露患者的悬雍垂，将镜片垂直提起前进，直到会厌显露，挑起会厌，暴露声门。

7. 插入气管导管　施救者用右手从患者右口角将气管导管沿着镜片插入口腔，并对准声门送入气管内，导管尖端通过声门后请助手协助将导丝拔除，继续将导管向前送入一定深度。插管时导管尖端距门齿距离通常在 21~23cm。

注意气管导管不可送入过深，以防止进入单侧主支气管造成单侧通气。操作过程中如声门暴露不满意，可请助手使用甲状软骨加压法（backward, upward, rightward pressure, BURP）：从颈部向后轻压喉结，或向后、上、右侧轻推，以取得最佳视野。插入导管后，先放置牙垫，退喉镜，然后再充气判断气管导管的位置。

8. 确认导管位置　给导管气囊充气后，立即请助手用呼吸球囊通气，在通气时观察双侧胸廓有无对称起伏，并用听诊器听诊，可采用三点或五点听诊法，要先听胃部再听肺部，以双肺呼吸音对称与否判断气管导管的位置正确无误。

除此之外，也可采用观察气管导管内壁有无雾气形成、导管口有无气流，胸部 X 线检查确认，呼气末二氧化碳监测等方法确认导管位置是否正确。

9. 固定导管　放置牙垫后将喉镜取出，用胶布以“八字法”将牙垫和气管导管固定于面颊，或采用扁带固定、气管导管固定器等方法进行固定。

【操作流程】

气管插管术操作流程见图 3-2。

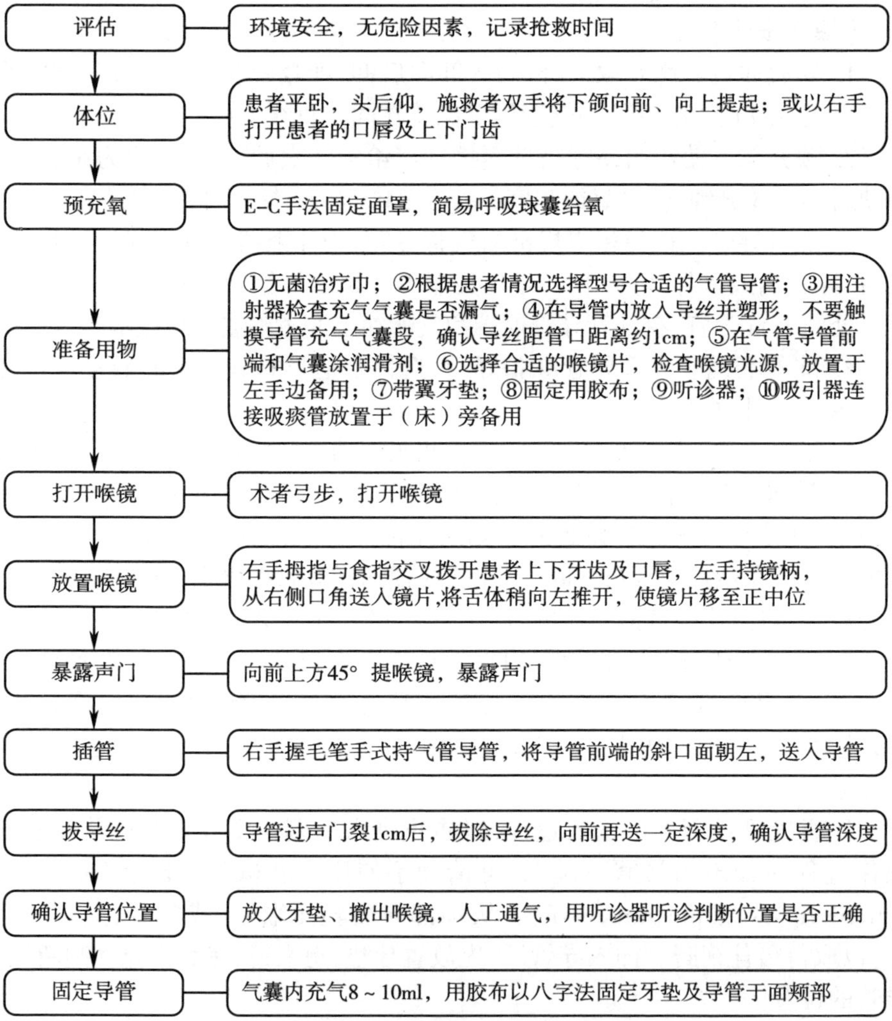

图 3-2　气管插管术操作流程图

【注意事项】

1. 插管前检查用物是否齐全，准备合适型号的导管。

2. 插管前给予简易呼吸球囊通气，操作迅速准确，一次插管不超过 30 秒，插管过程持续监测血氧饱和度。

3. 喉镜的着力点应始终放在喉镜片的顶端，并采用上提喉镜的方法。声门显露困难时，可请助手使用 BURP 手法，可能有助于声门显露；必要时，可施行经鼻腔插管、逆行导管引导插管或纤维支气管镜引导插管。

4. 插管动作要轻柔，防止组织损伤。

5. 插管后吸痰时，必须严格执行无菌操作技术，吸痰持续时间一次不应超过 15 秒。

第三节　创伤急救技术

创伤是指人体受到各种致伤因素作用后，所造成的组织结构破坏和功能障碍。创伤急救技术主要包括：止血术、包扎术、固定术、搬运法。

一、止血术

止血是最基本、最紧急的急救技术，目的在于控制出血，保存有效的血容量，防止出现低血容量性休克。

【止血方法】

（一）直接压迫止血法（敷料加压止血法）

用无菌敷料覆盖伤口，用戴上胶手套的手直接在伤口施压，压迫时间为 10~15 分钟。如现场无条件，可用洁净布料、毛巾、衣物等压迫伤口，迅速将患者转送到医院处理。

（二）指压止血法

用手指在出血伤口的近心端经皮肤向骨面按压供血区的血管，或直接压迫出血部位，以达到控制出血的目的。主要用于事故现场，是动脉出血紧急情况时的常用的应急止血方法。常用指压止血部位如下。

1. 头颈部颞浅动脉、面动脉、颈动脉。
2. 肩部锁骨下动脉、腋动脉、肱动脉。
3. 上肢尺动脉、桡动脉、指动脉。
4. 下肢股动脉、腘动脉、足背动脉。

（三）包扎止血法

包扎止血法是控制四肢、体表出血最简单、有效的方法，用无菌敷料填塞及覆盖伤口，再以三角巾、绷带或弹力绷带加压包扎，以出血停止为度。

（四）填塞止血法

填塞止血法用于伤口较深的肌肉、骨折端等渗血或出血严重时，先以纱块、棉垫等填塞于伤口内，再以三角巾或绷带等加压包扎。严禁填塞腹腔、胸腔。

（五）止血带止血法

止血带止血法是四肢较大动脉性出血，用其他止血方法无效时的紧急抢救手段。

（六）钳夹止血法

开放性骨折等可见动脉出血的伤口，可立即用止血钳止血后再包扎伤口及固定。

【注意事项】

（一）直接压迫止血法（敷料加压止血法）

当伤口同时有骨折或异物时不能使用本法。

（二）包扎止血法

若伤口在四肢，须定时检查手指、脚趾的末梢循环情况。

（三）止血带止血法

1. 上止血带部位应先加衬垫，止血带不能直接扎在皮肤上。
2. 止血带缚扎位置取伤口上方近心端，尽量靠近出血部位。
3. 止血带使用时间最长不超过 4 小时；每小时放松 1 次，每次 2~3 分钟；避免在同一平面反复绑扎。
4. 止血带的压力为：上肢 250~300mmHg，下肢 400~500mmHg；以肢体远端动脉搏动消失，恰能止血为宜。
5. 使用本法的伤病员应有明显标识，详细记录使用时间，优先转运和处理。
6. 放松止血带时应缓慢进行，忌突然完全松开。
7. 不应以绳索、电线等代替止血带，以免勒伤软组织。

（四）钳夹止血法

本法必须在直视下准确施行，同时给予有效固定，避免止血钳松脱或撕裂大血管。

二、包扎术

包扎的目的是保护伤口、减少污染、固定敷料和夹板、减轻疼痛，帮助止血止痛。常用绷带、三角巾、多头带或干净衣物等就便取材进行包扎。

【包扎方法】

（一）绷带包扎法

绷带可根据不同部位使用不同的包扎方法，适用于头面部和四肢的包扎。

1. 环绕法　环绕法为绷带包扎中最基本、最常用的方法。其方法是将绷带做环形重叠缠绕，下周将上周绷带完全遮盖，适用于额、颈、腕等粗细大致相等的部位。

2. 螺旋形包扎法　先按环绕法缠绕数周，然后每圈遮盖前圈的 1/3~2/3 呈螺旋形向上缠绕。用于周径近似一致的部位，如上臂、手指、大腿或躯干。

3. 螺旋折转法　包扎时每圈都将绷带向下反折，盖住前圈的 1/3~2/3。用于肢体粗细不均的部位，包扎时由细处向粗处缠绕。

4. “8”字形法　先用环绕法缠绕肢体关节远端 2~3 圈以固定始端，再继续缠绕数周，斜过关节时再跨越关节一圈向上，一圈向下，做“8”字形来回缠绕。常用于关节部位或截肢残端的包扎。

5. 头部绷带包扎法

（1）单绷带包扎：适用于伤员能配合时。将敷料覆盖伤口，在包扎部先做固定，缠绕额部 2 周，伤员用手拉住一头，然后从中线开始，前后、左右来回反折，每次回到出发点，直至全部被包完为止。

（2）双绷带包扎：适用于伤员不能配合时。两绷带于枕后打结，绕向前额，交叉、一端折向后方，一端绕向后方，于枕后交叉绕向前方，反复至头部被包完为止。

（二）三角巾包扎法

三角巾可叠成多种形状，如燕尾状、双燕尾状或蝴蝶状，应用灵活，包扎面积大，适用于全身各部位，根据受伤部位及包扎范围选择合适方式。

1. 头面部包扎　适用于头顶部、颞部、前额部、枕部、耳部、面颊部、下颌部伤口；主要方法有帽式、风帽式、半帽式、斜帽式、面具式包扎法。

例如，帽式法是将三角巾底边向上翻折两指宽，盖住头部，在眉上、耳上，把两底角和顶角在枕后交叉，回额偏侧打结。

2. 肩部包扎法

（1）单肩包扎法：把三角巾一底角斜放在胸前对侧腋下，将三角巾顶角盖住后肩部，用顶角系带在上臂三角肌处固定，再把另一个底角上翻后拉，在腋下两角打结。

（2）双肩包扎法：把三角巾底边放两肩上，两侧底角向前下方绕腋下至背部打结，顶角系带翻向胸前，在两侧肩前假扣扎紧固定。

3. 手部包扎法　将三角巾一折二，手放在中间，中指对准顶角，把顶角上翻盖住手背，折出手形，两角在手背交叉，围绕腕关节，在手背上打结。

4. 上肢悬吊式包扎　三角巾底边的一端置于健侧肩部，屈伤侧肘 90° 左右，将前臂放在三角巾上，然后将三角巾向上反折，使底边另一端到伤侧肩部，绕至颈后与他端打结，最后折平三角巾顶角用别针固定。

5. 胸背部伤的包扎　将三角巾顶角放在伤侧肩上，使三角巾底边中央位于伤部下侧，将底边两端围绕躯干在背后打结，然后再拉至肩部与顶角系带打结。背部包扎时，将三角巾换至背部即可。

6. 腹部伤的包扎　三角巾底边向上围住腰部，顶角向下盖住下腹部，两底角绕到腰后打结，顶角经两大腿间拉向后面，经一侧臀部上拉，遇底边打结。

7. 臀部伤的包扎

（1）单臀包扎法：折三角巾成燕尾状，夹角朝上对准股骨粗隆，盖伤侧臀部的后片要大于并压住向前的小片，两底边角分别过腰腹部在对侧腰部打结，两燕尾角包绕伤侧大腿，于大腿外侧打结。

（2）双臀包扎法：多用蝴蝶巾式打结包扎。将 2 条三角巾的顶角连接处于腰部正中，底边的各一端绕向前在腹部打结，另一端分别自大腿内侧绕向前，与其底边打纽扣结。

8. 膝部伤的包扎　三角巾顶角朝上盖住膝关节，反折底边并向后拉，左右交叉后再向前、向上拉至关节上方，压住顶角打结；也可将三角巾三折向内，斜放于膝部伤口上，两端于膝后交叉绕至前方，压住上下两边，在膝外侧打结。

【注意事项】

1. 尽量采用无菌或清洁的材料覆盖伤口，避免再次污染。

2. 包扎范围　超出创面边缘 5~10cm，松紧适宜，固定牢靠；避免在伤口处或坐卧受压处打结。

3. 对头颅、腹部外露的组织应先用凹形保护物覆盖后再包扎；肢体骨隆突或凹陷处应垫好衬垫后再包扎；不直接包扎嵌有异物或外露的骨折断端；包扎四肢时，应将指（趾）端外露以便于观察血运。

4. 加压包扎时应从肢体远端向近端实施，以免影响局部血液循环而发生充血、肿胀。

5. 绷带包扎时，为防止滑脱，开始先缠绕数周以固定起点，包扎完毕再缠绕 2 周，以保证固定充分。

6. 三角巾包扎时，边要固定，角要拉紧，中心伸展，敷料贴紧，包扎贴实，要打平结，打结要牢，防止滑脱。

三、固定术

固定术是针对骨折的急救措施，可以防止骨折部位移动、减轻疼痛，同时能有效防止因骨折断端的移动而损伤血管、神经等组织造成严重的并发症，有利于搬运。

常用的有各种规格的木制夹板、充气夹板、脊柱固定板、颈部固定器、托马固定架以及紧急时就地取材的竹棒、木棍、扁担、树枝等；也可将上肢置于胸壁、下肢与对侧健肢固定在一起。

【固定方法】

（一）常用固定方法

1. 锁骨骨折　用毛巾或棉垫垫于两腋前上方，三角巾折成带状，成“8”字形固定。如仅一侧锁骨骨折，可用三角巾把患侧手臂悬挂在胸前，限制上肢活动即可。

2. 肱骨骨折　用长短各一块夹板，长夹板放置于上臂的后外侧，短夹板放置于前内侧，在骨折部位上下两端固定。将肘关节屈曲 90°，再用三角巾将上肢悬吊，固定于胸前，呈功能位。

3. 前臂骨折　协助患者屈肘 90°，拇指向上。取 2 块合适的夹板，其长度超过肘关节和腕关节的长度，分别置于前臂的内外两侧，然后用绷带于两端及中段固定，再用三角巾将上肢悬吊，固定于胸前，呈功能位。

4. 手指骨骨折　利用压舌板、冰棒棍或筷子做小夹板，以胶布做黏合固定。

5. 股骨干骨折　取一长夹板位于伤腿的外侧，长度自足跟至腋下，另用一夹板置于伤腿内侧，长度自踝关节至大腿根部；关节与空隙部位加衬垫，然后用绷带或三角巾分段将夹板固定；足部用“8”字形绷带固定，使脚与小腿成直角。

6. 小腿骨折　取长短相同的 2 块夹板，分别放在伤腿的内、外侧，长度自足跟至大腿根部，然后用绷带或三角巾分段固定。

（二）特殊固定方法

详见本章第四节。

【注意事项】

1. 先复苏再固定；先止血包扎再固定；先固定上端再固定下端。

2. 固定材料不能与皮肤直接接触，须加衬垫，尤其是夹板两端、骨突出部位和悬空处。

3. 外露的骨折端用无菌敷料包裹，不能还纳入伤口内，以免增加污染和加重损伤。

4. 固定时松紧适宜，夹板长宽应超过骨干的上、下 2 个关节；固定四肢时，应露出指（趾）端以便于观察血运。

四、搬运法

在现场对伤病员进行初步急救处理后，通过搬运这个环节，把伤病员送往医院，接受进一步的诊疗与护理。

常用的搬运工具有铲式担架、帆布担架、上楼担架、充气担架、脊柱固定板以及就地取材等，根据伤病员和现场情况采取适当的方法，将伤病员从发病处、现场移送到担架、安全处或救护车上。

【搬运方法】

（一）徒手搬运法

搀扶法、背负法、抱持法、双人搭椅法、拉车式。

（二）器械搬运法

一般情况使用各式担架进行搬运；如遇楼梯狭窄、陡直等特殊场景，可选用上楼担架或椅子、床单、被褥等物件进行搬运。

【操作流程】

创伤急救技术操作流程见图 3-3。

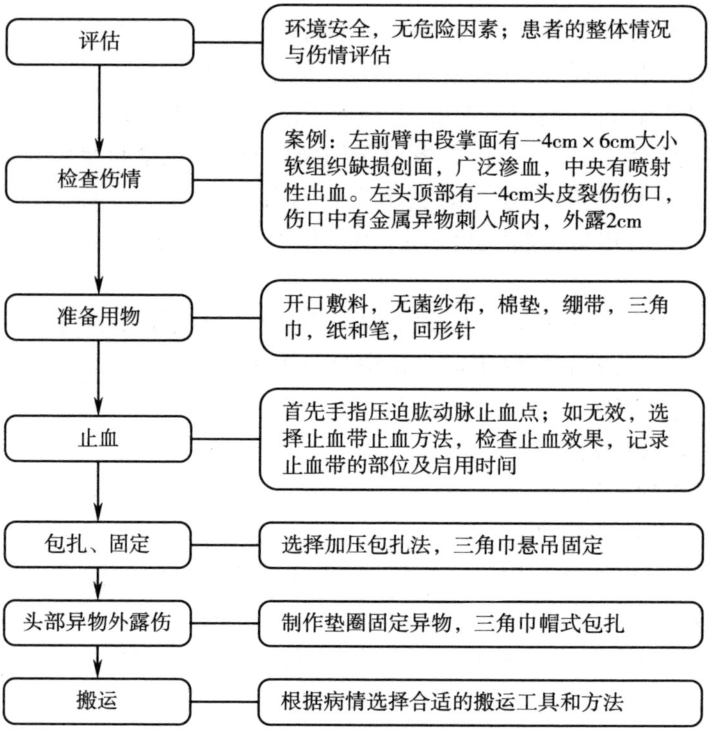

图 3-3　创伤急救技术操作流程图

【注意事项】

1. 先急救后搬运，对急危重伤病员优先搬运。

2. 搬运前去除伤病员身上的障碍物，受伤肢体放置妥当，各种固定松紧适宜。

3. 搬运过程注意观察患者生命体征，注意保暖。

第四节 颈椎损伤的固定与搬运

脊柱损伤是院前创伤患者常见的损伤类型，特别是颈椎损伤，固定和搬运手法的正确实施与否直接关系到患者的预后。疑似颈椎损伤的固定方法，包括颈托固定法和徒手固定法。

【操作方法】

（一）颈托固定法

颈托由高分子泡沫塑料制成，根据人体肩颈的形状设计，四周有透气孔，前后有塑料板加固，可调节高度和大小；主要用于颈椎固定，有稳定、支撑头部、减轻疼痛、限制运动等作用；原则上要选择及佩戴大小适当的颈托，以保持头颈部成自然中线的摆位及固定。

目前临床上常用的颈托有 2 种：一种是可根据颈部的长度进行调节的，可调型颈托；另一种是根据患者的颈围大小，选择大小型号相对合适的固定型颈托。

1. 可调型颈托的使用方法

（1）救护员 A 徒手将患者头颈部固定在自然中线的位置。

（2）救护员 B 用手指测量患者从下巴下方到肩膀的颈部长度。

（3）救护员 B 以该测量的结果将可调型颈托调节到大小适当的位置锁紧（调节时以颈托中间红点到蓝色边为准）。

（4）救护员 A 继续保持患者头颈部的中线位置，救护员 B 将调节好的颈托由患者的颈后往前围，调节松紧合适。

（5）佩戴并固定颈托后，救护员 A 继续徒手将患者头颈部固定成一直线，直到患者由脊柱板等固定装置保护。

2. 固定型颈托的使用方法

（1）救护员 A 徒手将患者头颈部固定在自然中线的位置。

（2）救护员 B 测量患者的颈围和颈高。

（3）救护员 A 继续保持头颈部的中线位置，救护员 B 先将合适的颈托拆开为前后两片，先上颈后再上颈前，调节松紧合适。

（4）佩戴并固定颈托后，救护员 A 继续徒手将患者头颈部固定成一直线，直到患者由脊柱板等固定装置保护。

（二）徒手固定法

1. 头锁　伤者仰卧位，助手双膝跪在伤者头顶位置，与伤者身体成一直线，先固定自己双手肘（放在大腿上或地上），双掌放在伤者头两侧，拇指轻按额，食指和中指固定其面颊，无名指及小指放在耳下，不可盖住耳朵，不超过耳垂。施救者中指指在胸骨正中，以协助助手调整位置。头锁一般用于怀疑颈椎损伤患者的初步固定。

2. 胸背锁　施救者位于伤者身体一侧，一手肘部及前臂放在伤者胸骨之上，拇指及食指分别固定于颧骨；另一手臂放在背部脊柱上，手指锁紧枕骨粗隆上，双手调整好位置后同时用力。手掌不可遮盖伤者口鼻。一般用于立位或坐位患者的颈椎固定及矢状面扇形移动。

3. 头胸锁　伤者仰卧位，施救者跪于伤者头肩位置，一手肘及前臂紧贴伤者胸骨之上，手掌固定伤者颧骨；另一手肘稳定后，手掌固定伤者前额。不可遮盖伤者口鼻。一般用于 2 个手法之间的交换。

4. 斜方肌挤压法　伤者仰卧位，施救者位于伤者头顶部，与伤者身体成一直线。双手在伤者颈部两侧，拇指和四指分开伸展至斜方肌，掌心向上，手指指向脚部，锁紧斜方肌，双手前臂紧贴伤者头部使其固定。一般用于卧位患者平移。

5. 改良斜方肌挤压法　伤者仰卧位，施救者双膝跪于伤者头顶部，与伤者身体成一直线，先稳定自己双手手肘（放在大腿或地上），一手如斜方肌挤压法般锁紧其斜方肌，另一手则像头锁般地固定伤者头部，手掌及前臂须用力将头部固定。一般用于伤者需要轴线翻身时。

【操作原则】

施救者正面面对伤者，告知伤者不要做任何动作，初步判断伤情，简要说明急救目的；先稳定自己，再固定伤者，避免加重颈椎损伤；用上述方法徒手固定后再用颈托固定；统一协调，整体搬运，在移动过程中保持脊柱维持成一条直线。

【操作流程】

脊柱损伤固定搬运操作流程见图 3-4。

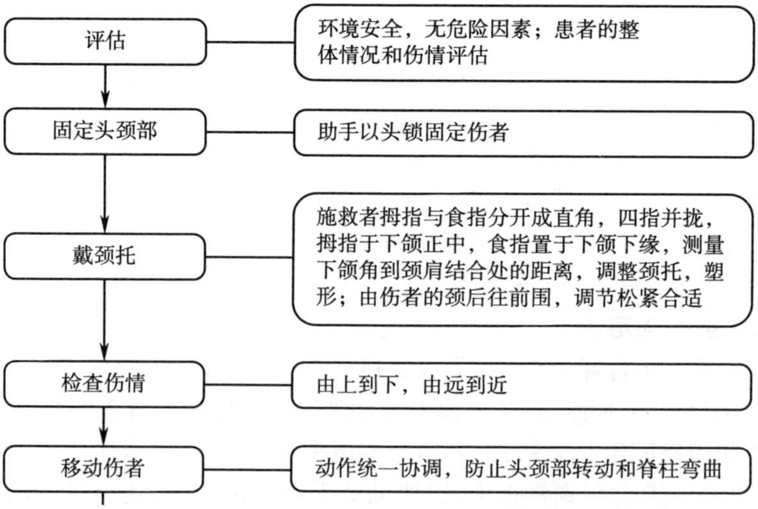

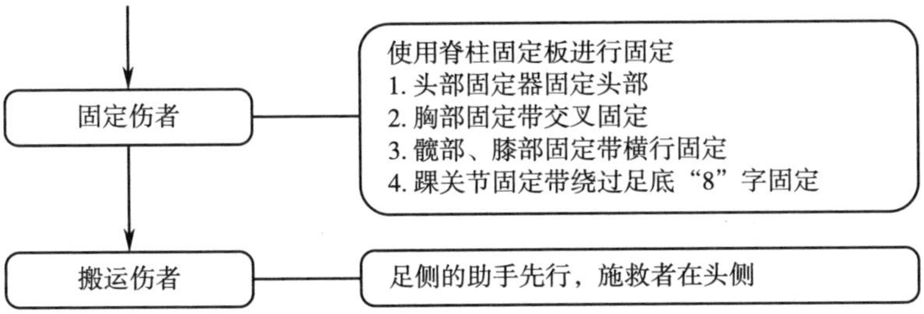

图 3-4　脊柱损伤固定搬运操作流程图

【注意事项】

1. 使用头部固定器时要露出耳朵，用于观察外耳道出血情况。

2. 搬运时，要注意观察伤者的呼吸和面部表情，行走时步调一致，并保持伤者处于水平状态。

第五节　海姆立克手法

海姆立克手法（Heimlich maneuver）是美国医师亨利·海姆立克（Henry J. Heimlich）于1974年发明的一套气管异物的急救方法。其原理是利用冲击腹部-膈肌下软组织，产生向上的压力，压迫两肺下部，使肺部残留空气形成一股带有冲击性、方向性的气流，将堵住气管、喉部的异物驱除，使人获救。

【操作步骤】

患者被异物阻塞气道后，出现用一手掐咽喉部，不能说话，表情痛苦等表现，此即海姆立克（Heimlich）征。此时可以询问患者：“你喉咙卡着了吗？”如患者点头表示“是的”，应立即施行海姆立克手法抢救。若患者出现意识丧失，改为 CPR。

（一）应用于成人（非自救）

1. 抢救者站在患者背后，用两手臂环绕患者的腰部。

2. 一手握拳，将拳头的拇指一侧放在患者腹部正中线，剑突与脐连线的中点。

3. 用另一手抓住拳头，快速向内、向上重击压迫患者的腹部。

4. 重复以上手法直到异物排出。

（二）应用于成人（自救）

可采用上述用于成人 4 个步骤中的第 2~4 个步骤，或稍稍弯下腰去，靠在一固定的水平物体上（如桌子边缘、椅背、扶手栏杆等），以物体边缘压迫上腹部，快速向上冲击，重复之，直至异物排出。

（三）应用于儿童

使患儿平卧，躺在坚硬的地面或床板上，抢救者跪下或立于其足侧，或抢救者取坐位，并使患儿同一方向骑在抢救者的两大腿上。抢救者以两手的中指或食指，放在患儿腹部正中线脐上方两横指处，快速向上重击压迫，但动作要轻柔。重复之，直至异物排出。

（四）应用于婴儿

1. 救护者将婴儿的身体以俯卧位置于一侧的前臂上，头部低于躯干。并使婴儿头部轻度后仰，打开气道。

2. 用手掌根向下、向前叩击婴儿背部两肩胛骨之间最多5次。

3. 两手及前臂将婴儿固定，翻转为仰卧位。

4. 快速冲击性按压婴儿两乳头连线下方水平最多5次。

5. 重复进行背部叩击和胸部冲击，直至异物排出。

（五）应用于无意识的患者

1. 将患者置于仰卧位，手法开放患者气道，抢救者面对患者，骑跨在患者的髋部。

2. 两手掌根重叠，置于患者腹部正中线脐上两横指处，不要触及剑突。

3. 快速冲击压迫患者的腹部，直至异物排出。

4. 患者如无呼吸心跳，立即行CPR。

【注意事项】

1. 如果患者呼吸道部分梗阻，但气体交换良好，应鼓励患者用力咳嗽。

2. 患者呼吸道有异物梗阻时，不要去叩击患者的背部，避免异物深入更细的支气管。

3. 如患者已出现呼吸心跳停止，应立即给予CPR，避免因解除呼吸道异物梗阻而延误抢救时机。

4. 如短时间内无法解除呼吸道梗阻，且患者窒息症状明显，应果断采取环甲膜穿刺或气管切开术以畅通气道。

5. 实施腹部冲击，定位要准；不要把手放在胸骨的剑突下或肋缘下。

6. 腹部冲击要注意有无胃反流导致误吸。

第六节 心脏电复律

心脏电复律（cardioversion）指在严重快速型心律失常时，用外加的高能量脉冲电流通过心脏，使全部或大部分心肌细胞在瞬间同时除极，造成心脏短暂的电活动停止，然后由最高自律性的起搏点（通常为窦房结）重新主导心脏节律的治疗过程。心脏电复律包括非同步电复律和同步电复律。

非同步电复律：对心室颤动和无脉性室性心动过速患者施行电复律治疗被称为心脏电除颤（defibrillation）。同步电复律：是以患者自身的心电信号（R

波）为触发放电，同步瞬间发放高能脉冲电流通过心脏，使某些异位快速心律失常转复为窦性心律；且电流仅在心动周期的绝对不应期中发放，避免诱发心室颤动。

本节主要讨论同步电复律。

【操作步骤】

1. 患者知情 除非患者病情危急，需要立即施行电复律，否则应在电复律术前，向患者及其家属解释电复律的利弊及可能出现的并发症，并签署知情同意书。

2. 患者准备

（1）患者仰卧于硬木板床上，检查并除去义齿、金属及导电物质，松解衣扣，暴露胸部，胸部多毛者应备皮。

（2）持续监测生命体征，做心电图以留作对照。

（3）持续中流量吸氧，建立静脉通路。

（4）按医嘱使用镇静剂。

3. 打开除颤仪，选择监护模式，连接电极，选择 R 波最高的导联。

4. 选择除颤模式，按下同步键（SYNC）启动同步模式。

5. 查看 R 波上指示同步模式的标记。

6. 必要时调节监护仪的振幅，直到每个 R 波均出现同步标记。

7. 电极板均匀涂以导电糊。

8. 放置电极板。

（1）前侧位：即一个电极板放在心尖部，另一个放在胸骨右缘锁骨下方，两电极板之间至少相距 10cm。该部位操作方便，多用于急诊。

（2）前后位：通常使用电极片，即一个电极片放在患者背部左肩胛下区，另一个放在胸骨左缘第 3~4 肋间，此种部位通过心脏的电流较多，电能量需要减少约 1/2，成功率高于前者，并发症亦可减少。

9. 选择合适的电击能量。

10. 警示所有在场人员不要接触患者。

11. 充电 按下除颤仪手柄上的充电键，仪器将有一声持续的蜂鸣音和信号指示灯亮起，表示充电完毕。

12. 再次确认所有在场人员包括施救者自身未接触患者、病床以及其他连在患者身上的任何设备，以免出现意外电击。

13. 放电复律 两电极板紧压患者胸部使电极板与皮肤紧密连接，尽量不要有空隙，用两拇指同时持续按下电极板上的放电键，放电后不要立即移开电极板，稍作停留，以便感应到 R 波后充分放电，提高成功率。

14. 立即观察心电示波活动，听诊心脏，描记心电图并与术前对照，如未能转复可重新调节能量再次进行电复律，但复律前一定再次启动同步模式。

15. 选择监护模式，观察患者的神志、生命体征及心率、心律情况，直至病情稳定，以便早期发现和处理各种电复律后并发症。

16. 用纱布擦净患者皮肤，整理用物。洗手，记录操作过程和仪器使用登记。

【操作流程】

心脏电复律操作流程见图 3-5。

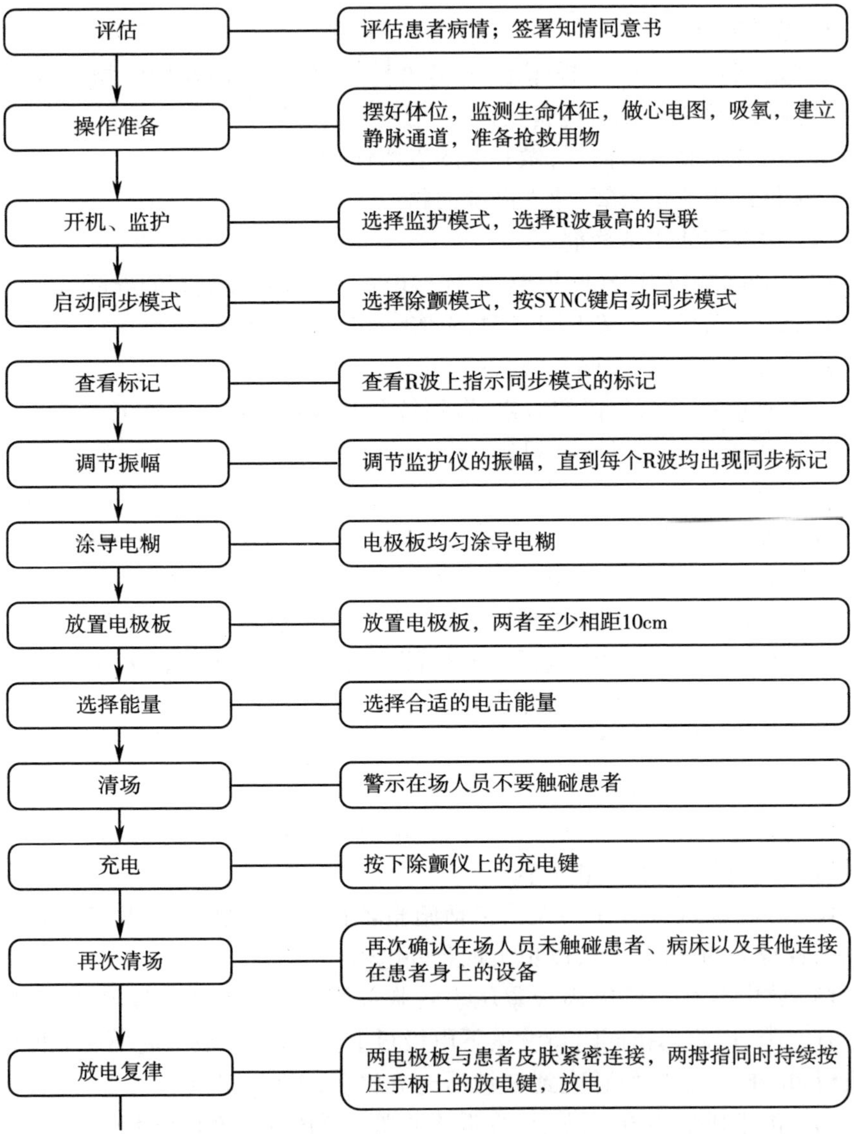
评估
评估患者病情；签署知情同意书
操作准备
摆好体位，监测生命体征，做心电图，吸氧，建立静脉通道，准备抢救用物
开机、监护
选择监护模式，选择R波最高的导联
启动同步模式
选择除颤模式，按SYNC键启动同步模式
查看标记
查看R波上指示同步模式的标记
调节振幅
调节监护仪的振幅，直到每个R波均出现同步标记
涂导电糊
电极板均匀涂导电糊
放置电极板
放置电极板，两者至少相距10cm
选择能量
选择合适的电击能量
清场
警示在场人员不要触碰患者
充电
按下除颤仪上的充电键
再次清场
再次确认在场人员未触碰患者、病床以及其他连接在患者身上的设备
放电复律
两电极板与患者皮肤紧密连接，两拇指同时持续按压手柄上的放电键，放电

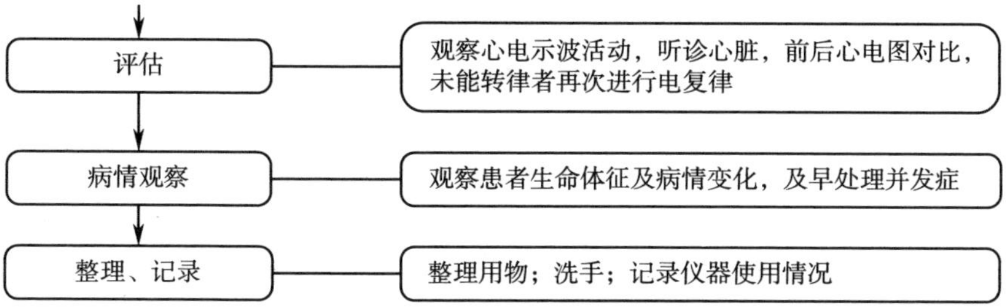

图 3-5　心脏电复律操作流程图

【注意事项】

1. 电复律室应配备复苏设备，如气管插管、呼吸机、吸引器、心电监护仪和心脏临时起搏器、抢救车等。

2. 患者应除去义齿，术前禁食，以免发生呕吐物误吸入呼吸道而引起窒息。除去患者身上所有金属物品，如有植入性起搏器，应注意避开它至少10cm。

3. 纠正电解质及酸碱失衡　酸碱失衡、电解质紊乱可影响电复律效果，有时可导致电复律失败，甚至引起更严重的心律失常。

4. 注意清理操作区域，以防医护人员受到电击。

5. 两电极之间皮肤保持干燥，防止导电糊外溢，以免放电时短路灼伤皮肤，并使穿越心脏电流减少而致复律失败。

6. 复律完毕后，要将电极板上的导电糊擦掉，以免影响下次电复律效果。

[附录] 美国心脏电复律操作指南推荐初始电击参考能量

美国心脏协会（American Heart Association，AHA）/美国心脏病学会（American College of Cardiology，ACC）制定的电击复律操作指南推荐初始电击参考能量如下。

1. 不稳定型心房颤动　单相波电复律给予一次初始能量为 200J 的同步电击；双相波电复律给予一次初始能量为 120~200J 的同步电击。

2. 心房扑动和室上性心动过速的电复律通常所需能量较低，初始能量为50~100J。

3. 有脉搏的不稳定型规则单形性室性心动过速电复律初始能量为 100J。

4. 首次电复律无效，可逐级增加能量。

第七节　临时心脏起搏术

人工心脏起搏术是指通过发放一定形式的脉冲电流刺激心肌，使心肌除极，代替心脏的起搏点，使心脏维持有效泵血功能的治疗方法。心脏起搏器是指用于人工心脏起搏术的医用电子仪器。

人工心脏起搏可分为临时和永久性起搏两大类。临时心脏起搏器用于临时人工心脏起搏，包括起搏电极导线和临时起搏脉冲发生器，脉冲发生器置于体外，起搏电极放置时间一般在 1~2 周，最长不超过 1 个月。临时心脏起搏术主要用于缓慢型心律失常、心房颤动、长 QT 间期综合征的恶性室性心律失常的预防和治疗。

【操作步骤】

1. 评估患者的病情，描记及分析心电图，连接心电监护，建立静脉通路。
2. 向患者解释操作目的及方法，取得患者理解及配合。
3. 用物准备　静脉穿刺包、消毒液、2% 利多卡因或普鲁卡因、无菌手套、临时心脏起搏器、生理盐水。检查起搏器性能。
4. 配合医生行深静脉穿刺置管术。
5. 调节临时起搏器参数。一般设定频率：70~80 次 /min 或大于自身心率 10~20 次 /min；输出电流：调节在阈值的 1.5~2 倍之间，一般 3~5mA；灵敏度：1~3mV。以上参数因人、因病情而异。
6. 连接临时起搏器，妥善固定放置。
7. 记录参数及置管长度，描记心电图，观察起搏器是否有效起搏。
8. 观察患者病情，嘱患者术侧上肢不能举过肩或提拉重物，并做好记录。

【操作流程】

临时心脏起搏术操作流程见图 3-6。

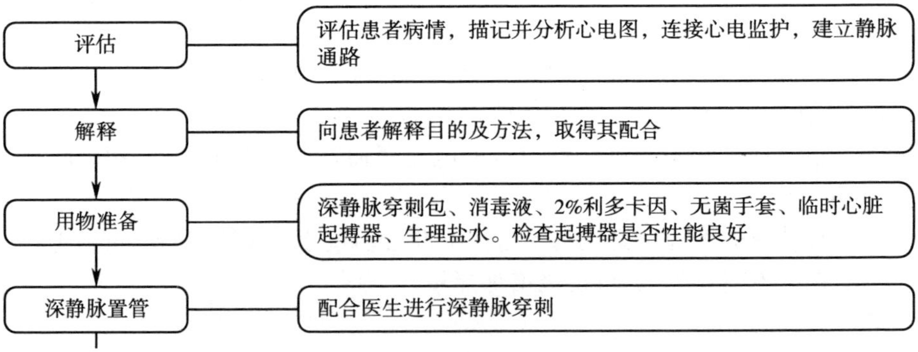

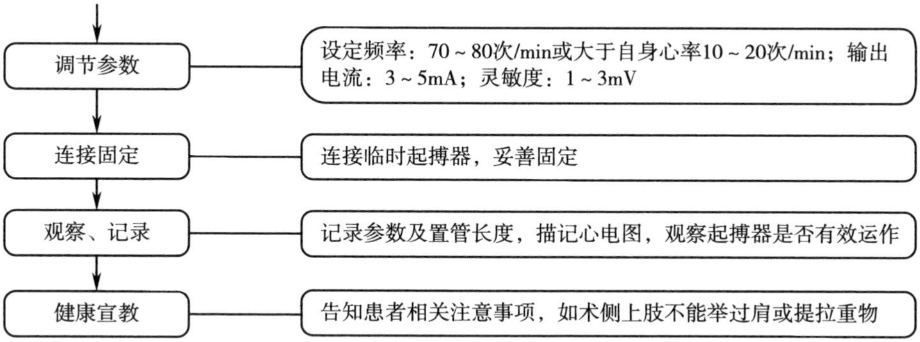

图 3-6　临时心脏起搏术操作流程图

【注意事项】

1. 定时更换伤口敷料,及时更换电量不足的电池。

2. 严密监测起搏信号,若发现无起搏信号或起搏器带动不良,应及时查看患者体位,使患者保持左侧卧位。若仍无改善,则应检查起搏器电池、起搏器工作是否正常,起搏参数设置是否恰当,同时及时报告医生进一步采取措施。

3. 避免临时起搏电极的插头接触任何金属物和液体。

第八节　气管切开术

气管切开术是将颈部气管前壁切开,经切口置入适当大小的套管,患者可以直接经套管呼吸,主要适用于上呼吸道梗阻、下呼吸道分泌物阻塞不能自行咳出者、需要长期机械通气治疗者。

【操作步骤】

1. 评估患者的病史、生命体征、气道以及口腔、鼻腔局部情况。

2. 向患者解释操作目的及方法,取得其理解及配合。

3. 用物准备　气管切开包、消毒液、2% 利多卡因、无菌手套、带管芯的金属气管套管或一次性气管套管。

4. 体位　患者取仰卧位,肩部垫高,头后仰。

5. 消毒与麻醉　自下颌骨下缘至上胸部常规消毒、铺巾,以 2% 利多卡因做颈部前方皮肤与皮下组织浸润麻醉。

6. 切口　多采用纵切口,自甲状软骨下缘至胸骨上窝处,沿颈前正中线切开皮肤和皮下组织,切口长度 4~5cm,暴露两侧颈前带状肌交界的白线。

7. 分离气管前组织　沿白线正中做锐性切开或钝性分离,用拉钩侧牵两侧胸骨舌骨肌、胸骨甲状肌。

8. 切开气管　充分暴露气管前壁,一般于第 2~4 气管环处,用尖刀片自下向上挑开第 2、3 或第 3、4 气管环。

9. 置入气管套管　用气管扩张器或弯止血钳扩开切口,插入大小适宜、带管芯的气管套管,立即取出管芯,用棉絮放置在套管外口,可见棉絮随呼吸进出的气流飘动,证实套管在气管内。

10. 固定套管　用带子将套管束于颈部,松紧适度约一横指,宜打死结,以防松脱。

【操作流程】

气管切开术操作流程见图 3-7。

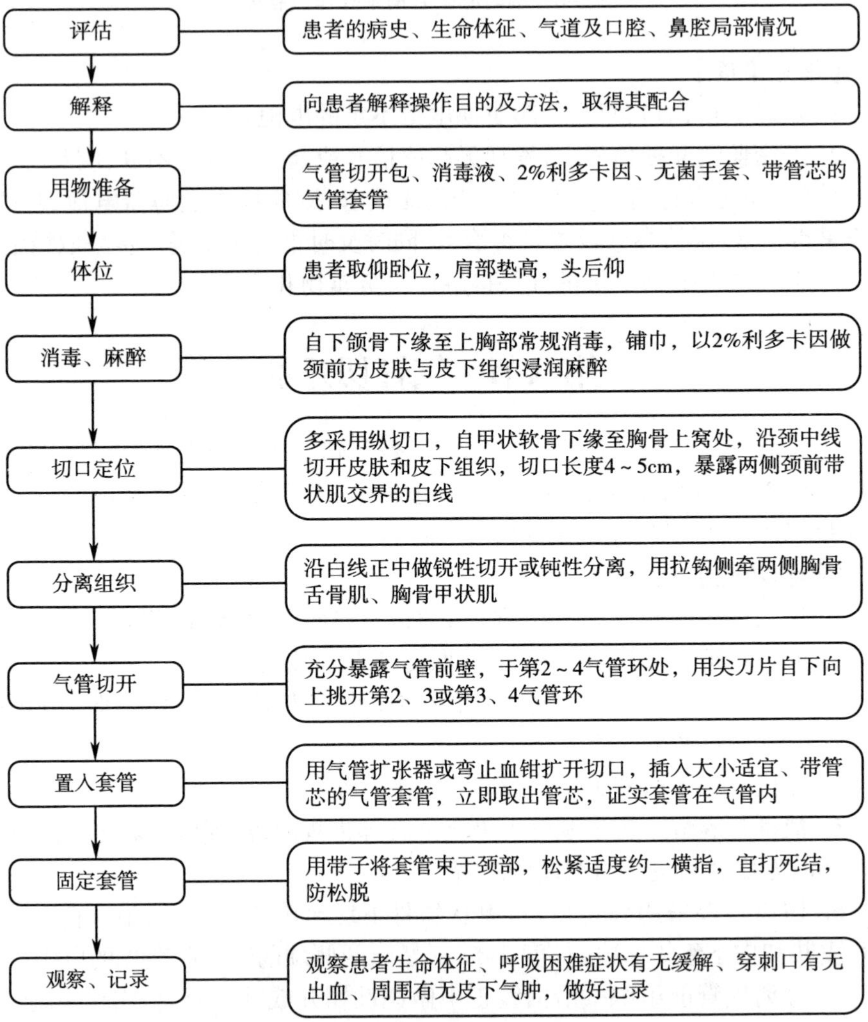

图 3-7　气管切开术操作流程图

【注意事项】

1. 切开气管时尖刀切勿插入过深，以免刺伤气管后壁和食管前壁。

2. 术后护理的关键是保持内套管通畅，定时更换。

3. 操作过程注意观察患者的生命体征，评估呼吸困难症状有无缓解、穿刺口有无出血、周围有无皮下气肿等，做好记录。

第九节　环甲膜穿刺术

环甲膜穿刺术是因各种原因引起呼吸道梗阻而发生严重呼吸困难的临时性抢救措施，是一种简便、快速建立人工气道的有效手段；主要适用于急性上呼吸道梗阻、喉源性呼吸困难（如白喉、喉头水肿等）、头面部严重外伤、气管插管有禁忌或病情紧急而需快速开放气道时。

【操作步骤】

1. 向患者说明施行环甲膜穿刺术的目的及方法，取得其理解和配合。

2. 用物准备　一次性环甲膜穿刺包或 16 号注射针头或用作通气的粗针头、2% 利多卡因、棉签、扁带。

3. 患者平卧或斜坡卧位，垫肩，头后仰。

4. 定位环甲膜穿刺点，常规皮肤消毒。

5. 检查穿刺针是否通畅，穿刺部位局部用 2% 利多卡因麻醉（危急情况下可不用麻醉）。

6. 以左手固定穿刺部位皮肤，右手持穿刺针垂直刺入，注意勿用力过猛，出现落空感即表示针尖已进入喉腔，退出穿刺针，固定好穿刺套管。

7. 观察穿刺点有无出血、周围有无皮下气肿，评估患者的症状有无缓解，做好记录。

【操作流程】

环甲膜穿刺术操作流程见图 3-8。

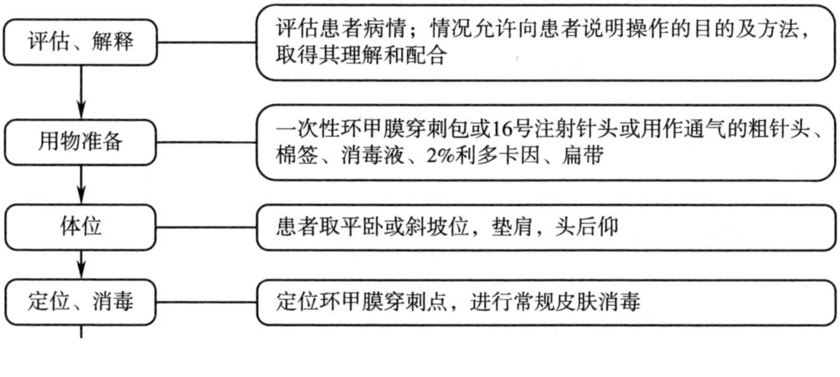

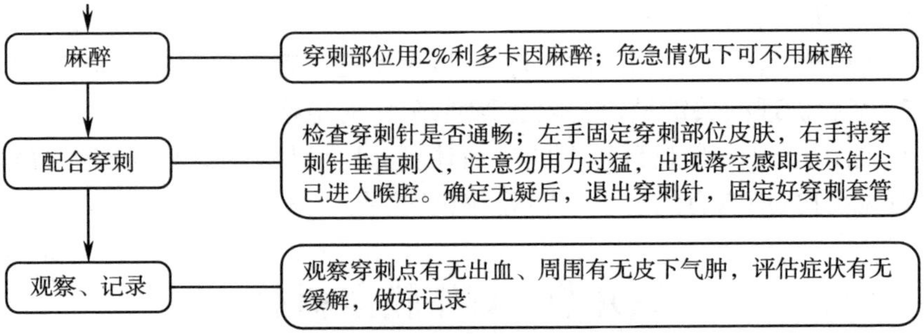

图 3-8　环甲膜穿刺术操作流程图

【注意事项】

1. 环甲膜穿刺术作为一种临时应急措施，留置时间一般不超过 24 小时。
2. 穿刺时进针不要过深，避免损伤喉后壁黏膜。
3. 如穿刺点皮肤出血，干棉球压迫的时间可适当延长，如发生皮下气肿或少量出血予以对症治疗。
4. 术后如患者咳出带血的分泌物，嘱患者勿紧张，一般在 1~2 天内消失。

第十节　吸　痰　术

吸痰术是指经口、鼻腔或人工气道将呼吸道分泌物吸出，以保持呼吸道通畅，预防吸入性肺炎、肺不张、窒息等并发症的急救技术。

吸痰方法可分为经口或鼻腔吸痰法、人工气道吸痰法及使用纤维支气管镜吸痰法。

【操作步骤】

1. 评估患者病情。
2. 用物准备　电动吸引器或中心负压吸引装置、一次性手套、吸痰管、治疗碗 2 个、无菌纱布、弯盘、无菌试管、听诊器、压舌板、洗手液等。
3. 合适体位　患者体位以舒适及方便为目的，头偏向施救者并略向后仰，颌下放置一弯盘。
4. 检查吸痰机，正确吸痰。
5. 吸痰完毕，做好消毒整理，吸痰机备用。

【操作流程】

吸痰术操作流程见图 3-9。

【注意事项】

1. 按需吸痰。
2. 吸痰管的选择应粗细适宜，吸痰管外径不超过人工气道内径的 1/2，防

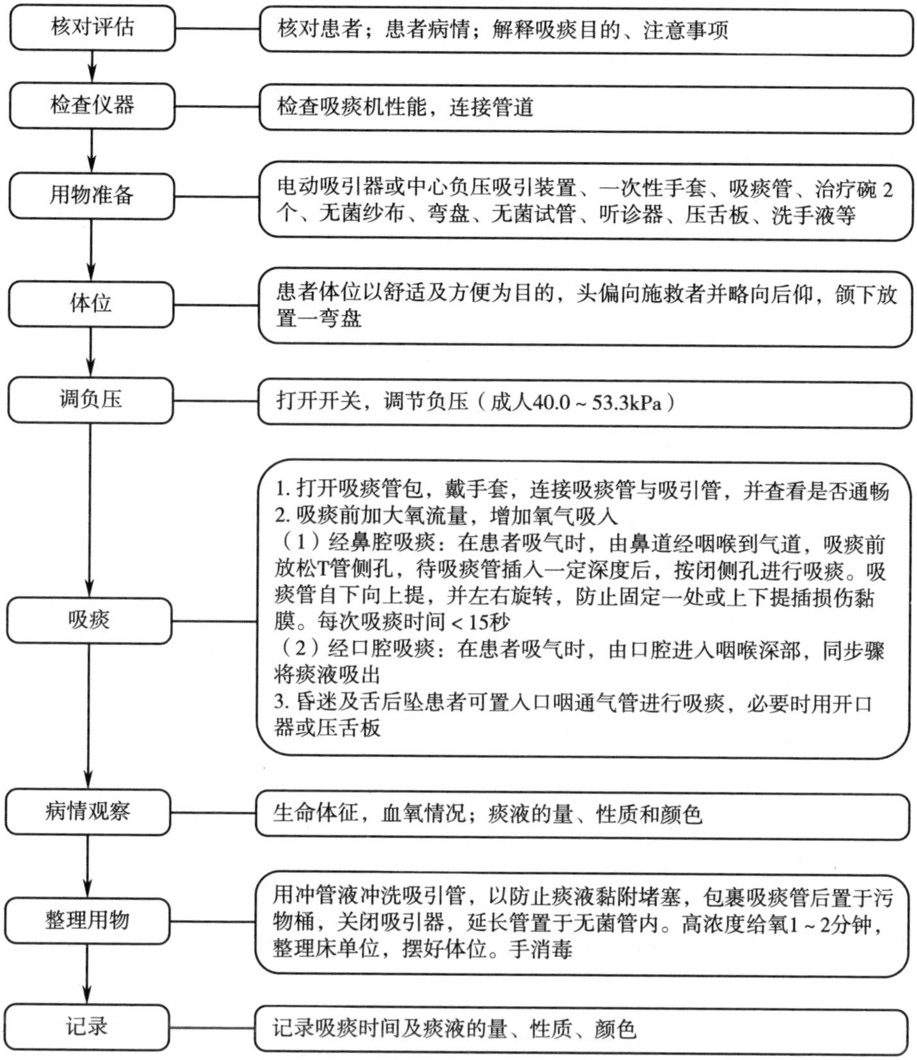

图 3-9　吸痰术操作流程图

止负压过大出现肺泡萎缩。

3. 操作过程中注意无菌操作，动作要轻柔，敏捷，注意吸痰顺序，吸引时，从深至浅，已抽出的吸痰管不能重复插入吸引，吸过口鼻腔的吸痰管不可再吸气管插管。

4. 吸痰前后应当给予高流量吸氧，每次吸痰时间不宜超过 15 秒，如痰液较多，需要再次吸引，应间隔 3~5 分钟，患者耐受后再进行。

5. 观察患者面色、生命体征变化以及痰液性状、颜色、量。

6. 储液瓶内的吸出液应及时倾倒，一般不应超过瓶的 2/3，以免痰液吸入损坏机器。

7. 经气管切开 / 气管插管吸痰操作步骤与经口 / 鼻吸痰操作步骤大致相同，不同点在于吸痰前后均给予纯氧，并且在吸痰时注意人工气道的固定，防止脱出。患者不宜脱机吸痰时可改用密闭式吸痰管进行吸痰。

第十一节　胸腔闭式引流术

胸腔闭式引流术通过引流胸腔内的渗液、血液和空气，重建胸膜腔正常的负压，使肺复张，同时预防及治疗胸膜腔感染；主要适用于气胸、血胸、脓胸的引流及开胸术后。

【操作步骤】

1. 评估患者的病情，根据胸部 X 线检查、超声检查等协助定位。

2. 向患者解释操作目的及方法，取得其理解及配合，签署知情同意书。

3. 用物准备　胸腔穿刺包、消毒液、2% 利多卡因或普鲁卡因、无菌手套、直径合适的一次性引流管、一次性水封瓶、外用生理盐水、胶布等。水封瓶内注入适量外用生理盐水，水封瓶长管浸入水中 3~4cm，连接好管道。

4. 患者取半卧位，气胸引流位置选在第 2~3 肋间锁骨中线，引流液体选在第 7~8 肋间腋中线。

5. 麻醉　用 2% 利多卡因或普鲁卡因进行局部浸润麻醉，包括皮肤、皮下、肌层以及肋骨骨膜，麻醉至壁层胸膜后，再稍进针并行试验性抽吸，待抽出液体或气体后即可确诊。

6. 沿肋间做 2~3cm 的切口，用血管钳逐层分离直达胸腔，然后用血管钳沿长轴夹住引流管前端，顺着撑开的血管钳将引流管送入胸腔，其侧孔应在胸内 3cm 左右。

7. 引流管远端接水封瓶，水封瓶低于胸壁引流口 60~100cm，观察水柱波动是否良好，必要时调整引流管的位置，一般水柱波动在 4~6cm。

8. 缝合皮肤，固定引流管，同时检查各接口是否牢固，避免漏气。

9. 观察患者的生命体征，评估症状有无缓解、穿刺口有无出血、周围有无皮下气肿等，做好记录。

【操作流程】

胸腔闭式引流术操作流程见图 3-10。

【注意事项】

1. 保持伤口处敷料清洁干燥，每天换药；如敷料可见渗血，应及时更换。

2. 术前应检查水封瓶是否完好，各衔接处连接正确牢固，防止漏气滑脱。

3. 留置过程中，水封瓶如有破损，应立即用 2 把长血管钳夹闭引流管，以

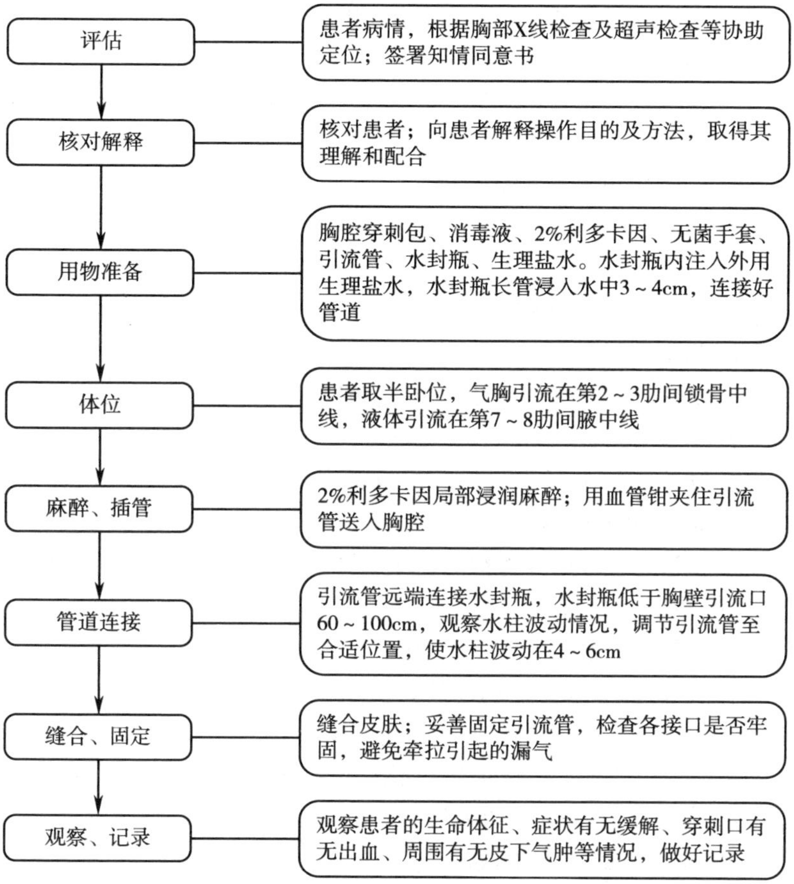

图 3-10　胸腔闭式引流术操作流程图

更换新的水封瓶。

4. 为确保引流通畅，防止引流堵塞，定期以离心方向挤压引流管。

5. 搬运患者前，先用 2 把止血钳双重夹住引流管，将引流瓶放在病床上以利搬运。搬运后，先把引流瓶放于正确位置，再松开止血钳。

第十二节　腹腔穿刺术

腹（膜）腔穿刺术是借助穿刺针直接从前壁刺入腹膜腔的一项诊疗技术。

【操作步骤】

1. 术前准备

（1）向患者解释操作目的及方法，取得患者理解及配合，签署知情同意书。

（2）穿刺前患者须排空膀胱。

（3）测量患者血压、脉搏、腹围及检查患者腹部体征。

（4）用物准备：腹腔穿刺包、无菌手套、纱布、胶布、棉签、2% 利多卡因注射液、碘伏、治疗盘、定位笔、消毒长橡皮管、多头腹带、皮尺、一次性引流袋等。

2. 操作方法

（1）体位：根据患者情况选择体位，如坐位或半卧位，少量腹水可取患侧卧位。

（2）选择适宜的穿刺点

1）脐与左髂前上棘连线的中、外 1/3 交点，此处不易损伤腹壁动脉，为腹穿最常用穿刺点。

2）脐与耻骨联合连线中点上方 1cm、偏左或偏右 1.5cm 处，此处无重要脏器且易愈合。

3）侧卧位可取脐水平线与腋前线或腋中线之延长线相交处，此处穿刺安全，适合少量腹水的诊断性穿刺。

4）少量积液，尤其有包裹性分隔时，须在 B 超引导下定位穿刺。穿刺点可用定位笔在皮肤上做标记。

（3）术者戴口罩及无菌手套，自内向外常规消毒皮肤，覆盖无菌洞巾。

（4）用 2% 利多卡因在穿刺部位自皮肤至腹膜壁层行局部麻醉。

（5）术者左手拇指和食指固定穿刺部皮肤，右手持腹穿针经麻醉处垂直缓缓刺入腹壁，用力均匀，待针尖抵抗感突然消失时，示针尖已穿过腹膜壁层，即可抽取腹水，并留样送检。如为诊断性穿刺，可直接用 20ml 或 50ml 注射器及合适的针头进行；如为大量放液减压，可用 8 号或 9 号针头，并于针座接一橡皮管，助手用消毒血管钳固定针头，并夹持胶管，以输液夹子调整放液速度，将腹水引入容器中计量并送检；如为腹膜腔内注药，待抽到腹水后即可将药液注入腹腔。

（6）放液后拔出穿刺针，覆盖无菌纱布，以手指压迫数分钟，用胶布固定。

（7）整理用物并记录。

【操作流程】

腹腔穿刺术操作流程见图 3-11。

【注意事项】

1. 操作应选择在手术室或治疗室进行，如因病情需要在病床旁进行，需用屏风遮蔽，限制室内人员数量并尽量减少室内人员走动。

2. 严格执行无菌操作技术。

3. 术中注意保暖，密切观察病情变化，如出现头晕、心悸、恶心、气短、脉搏增快及面色苍白等，应立即停止操作，并对症处理。

4. 放液切勿过快、过多，肝硬化患者每次放液量不超过 3 000ml；如为血性

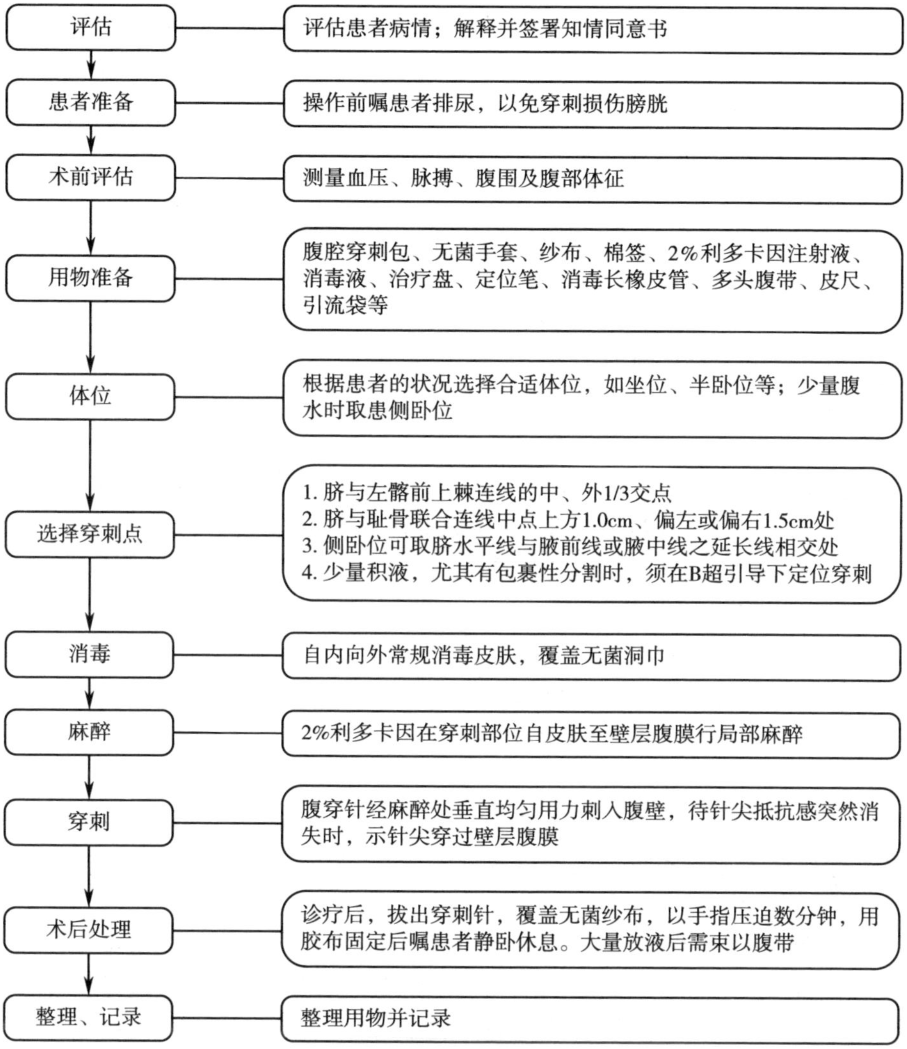

图 3-11　腹腔穿刺术操作流程图

腹水，仅留取标本送检，不宜放液。

5. 术后嘱患者平卧休息至少 12 小时，并使穿刺针孔位于上方以免腹水继续漏出；大量放液后束以多头带防止腹压骤降。

6. 放液前后均应测量腹围、脉搏、血压，检查腹部体征，以观察病情变化。

第十三节　腰椎穿刺术

腰椎穿刺术是用腰穿针经腰椎间隙刺入椎管内的一种诊疗技术。常用于抽取脑脊液检查其性质，对诊断脑炎、脑膜炎、脑血管病变、脑瘤等有重要意义；也可用于鞘内注射药物或注入空气做气脑摄片检查，以及测定颅内压力和了解蛛网膜下腔是否阻塞等。

【操作步骤】

1. 术前准备

（1）详细了解病史，穿刺前检查患者的生命体征、意识、瞳孔及有无视乳头水肿。

（2）向患者解释操作目的及方法，取得其理解及配合，签署知情同意书。

（3）用物准备：腰椎穿刺包、无菌手套、纱布、胶布、棉签、2% 利多卡因注射液、消毒液、治疗盘、定位笔、测压管等。

2. 操作方法

（1）体位：患者侧卧于硬板床，脊柱尽量靠近床边，背部和床面垂直，头颈向前胸屈曲，两手抱膝紧贴腹部，尽量使腰椎后凸，以利进针。

（2）穿刺点定位：双侧髂嵴最高点连线与后正中线的交会处最为适宜，相当于 L_4 棘突或 $L_{3\sim4}$ 棘突间隙，用定位笔做标记。如果在 $L_{3\sim4}$ 棘突间隙穿刺失败，可改在上或下一椎间隙进行。

（3）消毒：对穿刺点部位自内向外进行皮肤消毒，消毒范围直径约 15cm。打开穿刺包，术者戴无菌手套，检查穿刺包内器械，注意穿刺针是否通畅，并铺消毒孔巾。

（4）局部麻醉：抽取利多卡因 5ml，持针（针尖斜面向上）在穿刺点斜刺入皮内，注射利多卡因致形成橘皮样隆起的皮丘，然后用利多卡因自皮肤到椎间韧带做局部麻醉。

（5）腰穿针垂直于脊背平面，缓慢刺入（成人 4~6cm，儿童 2~4cm），针头穿过韧带时有一定的阻力感，当阻力突然降低时，提示针已穿过硬脊膜进入蛛网膜下腔。将针芯慢慢拔出，可见脑脊液流出。

（6）测压：接上测压管测量颅内压力，可见测压管内液面缓缓上升，到一定平面后液平面随呼吸而波动，此读数为脑脊液压力。正常侧卧位脑脊液压力为 70~180mmH_2O。

（7）脑脊液送检：测压后用标本容器收集脑脊液 2~5ml 送检。

（8）穿刺结束：插入针芯拔针，局部按压 1~2 分钟，消毒穿刺点，覆盖无菌纱布，胶布固定。

3. 术后处理

（1）嘱患者去枕平卧 4~6 小时。

（2）标本及时送检，并做详细穿刺记录。

【操作流程】

腰椎穿刺术操作流程见图 3-12。

评估	评估患者病情；解释并签署知情同意书
体位	患者取侧卧位，脊柱靠近床边，背部与床面垂直，头颈向前胸屈曲，两手抱膝紧贴腹部，尽量使腰椎后凸
穿刺点定位	L_4棘突或$L_{3\sim4}$棘突间隙，即双侧髂嵴最高点连线与后正中线的交汇处
消毒、铺巾	穿刺部位由内向外进行皮肤消毒，范围直径约15cm。打开穿刺包，术者戴无菌手套，检查穿刺针是否通畅。铺消毒孔巾
局部麻醉	抽取利多卡因5ml，由穿刺点斜刺入皮内，形成橘皮样隆起的皮丘，然后自皮肤到椎间韧带做局部麻醉
穿刺	腰穿针垂直于脊背平面刺入（成人4～6cm,儿童2～4cm），针头穿过韧带可有阻力感，当阻力突然降低提示穿刺针进入蛛网膜下腔。将针芯拔出，可见脑脊液流出
测颅内压	接测压管测量颅内压，测压管内液面上升到一定水平后随呼吸进行波动，此读数为脑脊液压力
收集标本	标本容器收集脑脊液2～5ml送检
术后处理	插入针芯拔针，局部按压1～2分钟。消毒穿刺点，覆盖无菌纱布，使用胶布固定
观察、记录	术毕嘱患者去枕平卧4～6小时；观察其生命体征变化；标本及时送检并做详细穿刺记录

图 3-12　腰椎穿刺术操作流程图

【注意事项】

1. 严格执行无菌操作技术。

2. 穿刺过程须密切观察病情变化,如有异常应立即停止操作,并进行对症处理。

3. 防止因放液过多、穿刺针过粗脑脊液自穿刺孔处外漏或过早起床引起的低压性头痛。

4. 鞘内注射药物,以生理盐水稀释后缓慢推注。

5. 取脑脊液检查时，第 1 管做细菌学检查，第 2 管做生化检查，第 3 管做常规、细胞学检查，以免因损伤致细胞检查不准确。

第十四节　催吐和导泻

催吐是指采用机械性刺激或服用催吐药物，使患者产生呕吐，促进胃内容物排出的过程。神志清醒的口服中毒患者，可以尽早催吐，以促进排出胃内有毒物质。腐蚀性毒物中毒、惊厥、昏迷、处于休克状态及严重心血管疾病禁催吐，孕妇慎用。

导泻是指服用药物以促进排便，加速肠内容物排出体外的一种方法。口服中毒的患者经导泻，能够排出残留在胃内及肠腔内的毒物，减少毒物在体内的停留。临床上常用的导泻剂有 25% 硫酸镁和 20% 甘露醇。

【操作步骤】

（一）催吐

1. 评估患者服毒的毒物种类、性质与量及服毒时间、病情及合作能力，有无催吐禁忌证。

2. 告知患者催吐的目的与方法，根据患者服毒药物选择催吐液体。

3. 物品准备　留取胃内容物标本的容器、水杯、压舌板、污水桶、催吐液体（常用的有温水、生理盐水、碳酸氢钠溶液等）。

4. 患者取坐位，要有专人陪护，防止患者坠床。

5. 操作方法

（1）机械性刺激催吐：患者先喝温水或温盐水 300~500ml 至有饱胀感，然后用压舌板（或筷子）刺激咽后壁或舌根处，诱发呕吐。

（2）药物催吐：遵医嘱选择药物进行催吐。当患者呕吐的液体为清澈无异味时，可停止催吐。

6. 记录催吐口服量及呕吐的总量和性质，呕吐物颜色、量、气味以及患者的主诉。

（二）导泻

1. 评估患者病情与合作能力，毒物种类及量、服毒时间。

2. 告知患者导泻的目的、方法、不良反应及并发症。

3. 用物准备　导泻剂、温开水（30~35℃）、容器。

4. 患者取舒适体位，抬高床头。根据毒物性质及病情，选择合适的导泻剂。

5. 操作方法　按医嘱口服导泻剂，昏迷者由胃管注入，同时予 500~1 000ml 温开水口服或胃管注入。操作过程中注意观察患者病情、神志、生命体征的变化。

6. 准确记录患者的病情，使用导泻剂的名称及量，关注患者的腹部体征及排便情况。

【操作流程】

（一）催吐

催吐操作流程见图 3-13。

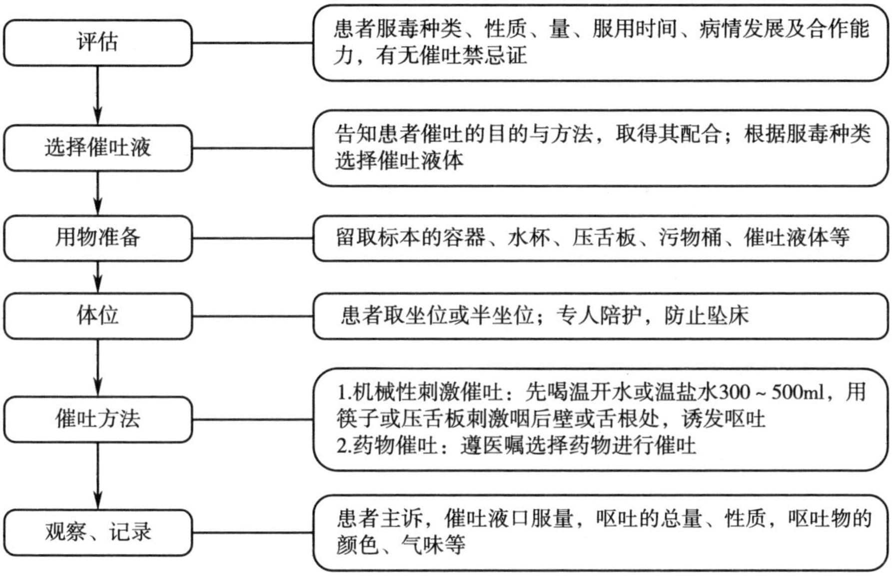

图 3-13　催吐操作流程图

（二）导泻

导泻操作流程见图 3-14。

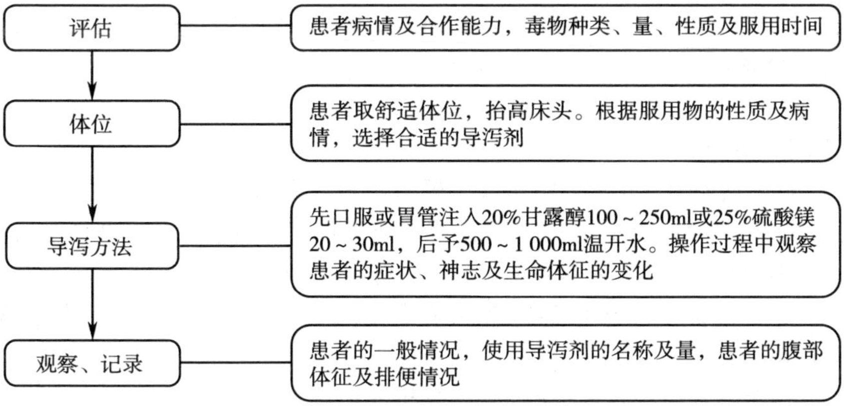

图 3-14　导泻操作流程图

【注意事项】

1. 催吐时压舌板刺激咽后壁注意不能用力过大，以免造成黏膜损伤。

2. 口服中毒患者不配合催吐时，经劝说无效后，予留置胃管洗胃。

3. 催吐过程中注意观察病情、神志变化，防止误吸。

4. 导泻可导致循环血容量减少，引起虚脱、电解质紊乱进一步加重，要监测患者的血容量及电解质情况。

第十五节　洗　胃　术

洗胃术是指将一定成分的液体灌入胃腔内，混合胃内容物后再抽出，如此反复多次。其目的是清除胃内未被吸收的毒物或清洁胃腔，为胃部检查、手术做准备。对于急性中毒如吞服有机磷、无机磷、生物碱、巴比妥类药物等，洗胃术是一项极其重要的抢救措施。洗胃术有催吐洗胃法、胃管洗胃法、胃造口洗胃法。本节重点介绍胃管洗胃方法。

【操作步骤】

1. 评估　服毒种类、时间、性质、患者口鼻腔情况，有无洗胃禁忌证等。

2. 向患者做好解释和核对工作，使其配合。

3. 准备洗胃用物　包括洗胃液、治疗包、治疗巾、胃管、注洗器、压舌板、纱块、液体石蜡、棉签、手电筒、听诊器、胶布等。

4. 洗胃机管道连接和试机，再次确认机器运作正常。

5. 置胃管　取合适体位，量置入长度，插入胃管，判断是否在胃内，抽取内容物送检。

6. 胃管与洗胃机管道连接，洗胃机洗胃。洗胃过程注意洗出液的颜色、量及性质，观察患者的神志和生命体征情况。

7. 洗胃结束后，整理用物，清洁洗胃机；做好记录工作。

【操作流程】

洗胃术操作流程见图 3-15。

【注意事项】

1. 插管时动作要轻快，切勿损伤患者食管及误入气管。

2. 患者中毒物质不明时应用温开水或生理盐水洗胃，及时抽取胃内容物送检；吞服强酸、强碱等腐蚀性毒物者，禁忌洗胃。

3. 洗胃过程中注意观察患者病情变化，如出现腹痛、流出血性灌洗液体等，立即停止洗胃。

4. 昏迷患者在洗胃前，建议先气管插管以保护和畅通气道。

5. 口服毒物时间超过 6 小时者，酌情采用血液透析疗法。

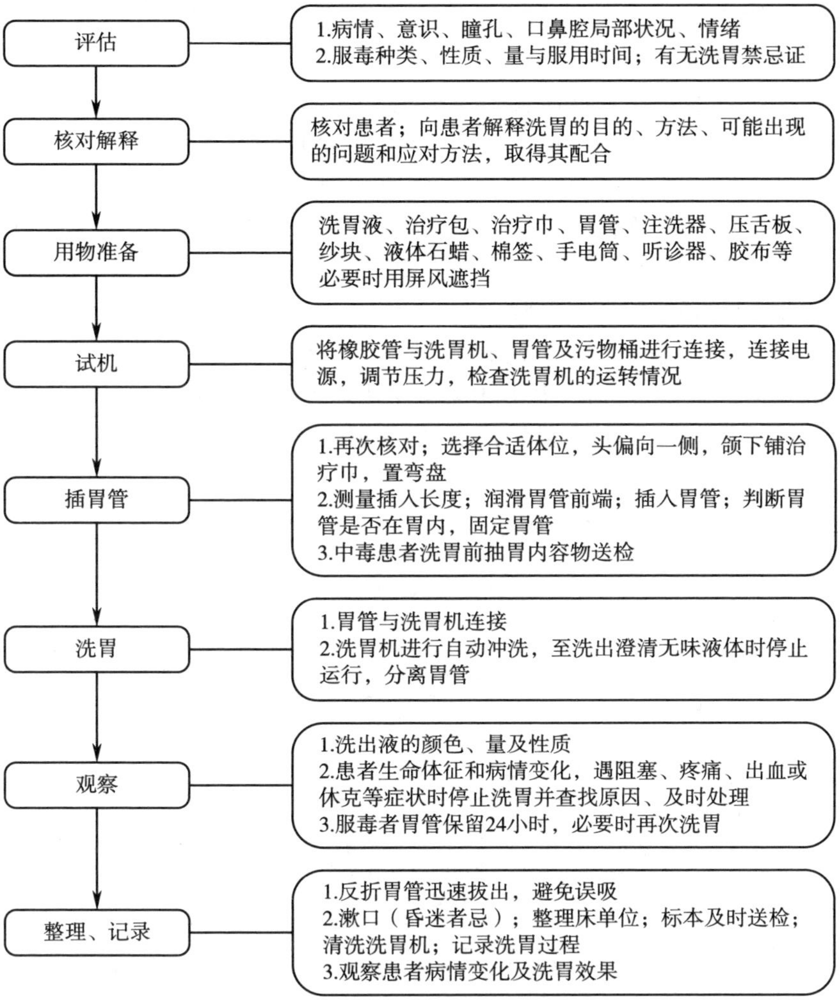

图 3-15　洗胃术操作流程图

第十六节　清　创　术

清创术是指用手术方法处理污染伤口，使开放污染的伤口变为清洁伤口，并修复组织的措施。其目的是在感染形成前充分清除坏死或失活组织及血块、异物等有害物质，控制伤口出血，尽可能地将已被污染的伤口变为清洁伤口，争取为伤口早期愈合创造良好的环境。

【操作步骤】

1. 术前准备　迅速、全面了解患者伤情；采取措施维持生命体征稳定。
2. 向患者解释操作目的及方法，取得其理解及配合。

3. 用物准备　清创包、手套、清洗液(肥皂水、生理盐水、过氧化氢溶液等)、消毒液、棉签、局麻药。

4. 用生理盐水反复冲洗伤口及周围皮肤(必要时使用过氧化氢溶液;油污可用汽油或乙醚),以无菌纱布覆盖伤口;必要时剪去毛发。

5. 拭干皮肤,去掉覆盖创口的纱布,常规消毒皮肤。

6. 根据患者全身情况、受伤部位、损伤程度来选择麻醉方式。受伤范围小或较浅者多采用局部浸润麻醉;范围大而深者可用硬脊膜外腔神经阻滞麻醉、臂丛阻滞麻醉,必要时选用全麻。

7. 铺巾,探查创口、取出异物及清理坏死组织。

8. 根据污染程度、伤口大小和深度等具体情况予以缝合。

9. 术后观察伤口有无渗液、渗血,做好记录。

【操作流程】

清创术操作流程见图 3-16。

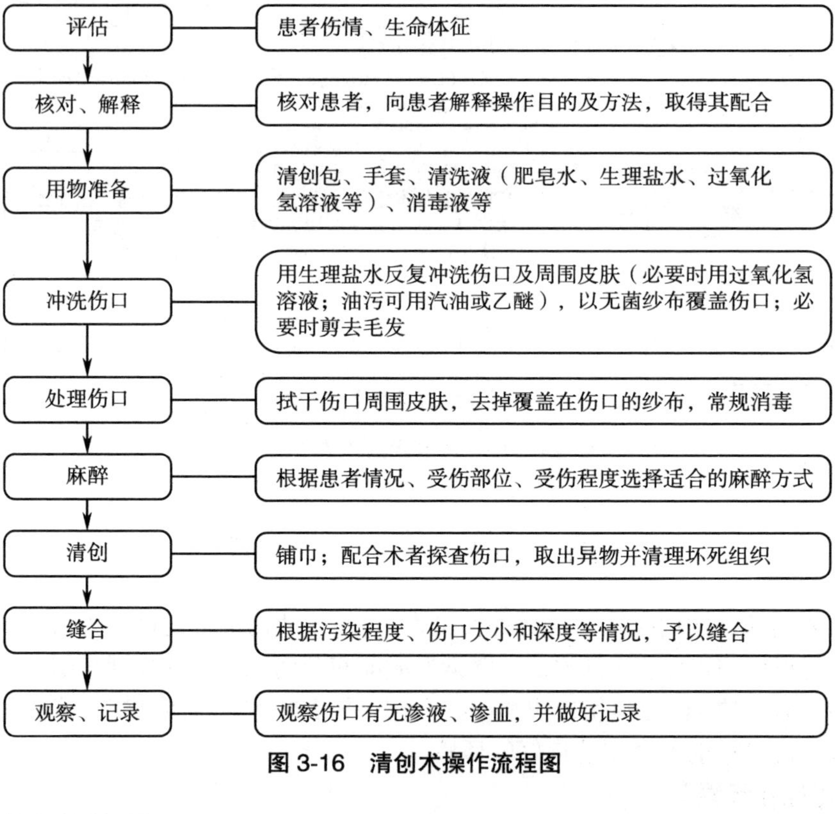

图 3-16　清创术操作流程图

【注意事项】

1. 清创前须对伤情进行全面了解,如有休克,应先抢救,待休克好转后争取时间进行清创。有活动性大出血应先行止血。

2. 清创越早效果越好，应尽可能在受伤后6~8小时内施行。

3. 严格执行无菌操作技术。

4. 缝合时要做到逐层对合缝合，勿残留死腔，组织缝合必须避免张力太大，以免造成缺血或坏死。

第十七节　中药擦拭

中药擦拭，是将中药煎煮后滤渣取汁，或将中药颗粒剂用开水冲泡后，以毛巾蘸取药液来回擦拭相应的局部或某些穴位，以达到疏通经络、行气活血、发汗解表、祛湿逐寒等作用；在急诊科适用于外感发热患者。

【适应证】

外感发热

1. 症状　体温升高（38.5℃以上），初起恶寒、乏力、头痛、脉数等。

2. 方法　用柴胡、青蒿或辨证拟方煎汤后进行擦拭。

【操作流程】

中药擦拭操作流程见图3-17。

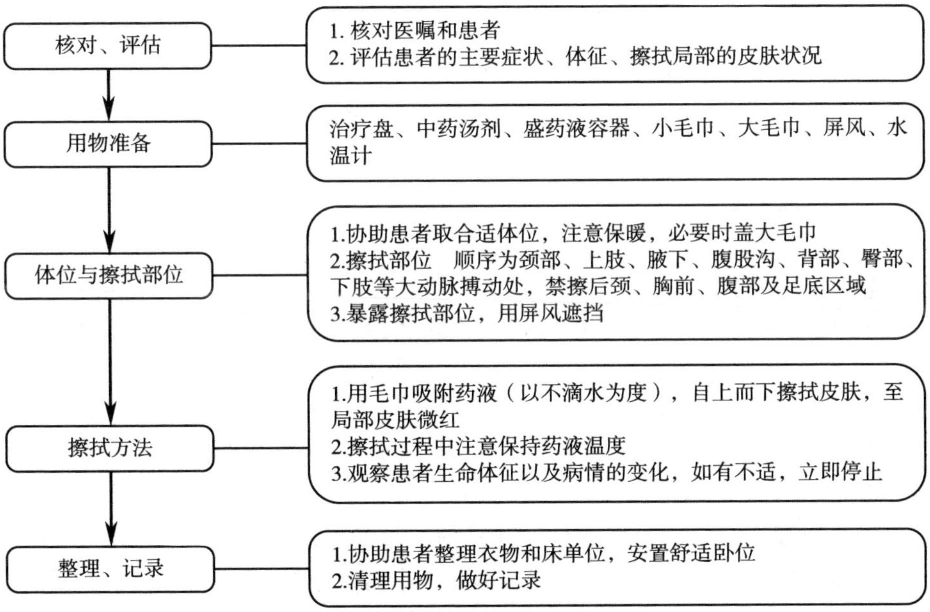

图3-17　中药擦拭操作流程图

【注意事项】

1. 水温不宜过高，以免烫伤，一般以 38~42℃为宜。

2. 擦拭后嘱患者卧床休息，注意保暖。

3. 擦拭后可服温热饮以助发汗，30 分钟复测体温。

4. 妊娠，有已知的严重心、肝、肾、造血系统疾患或恶性肿瘤者及精神障碍者禁用。

第十八节　中药沐足

中药沐足是指选配一定的中草药，经过加工制成药液，局部浸沐的外治方法。借助热力和药力的双重作用，通过热能使毛孔张开、腠理疏通，发汗祛邪，药物有效成分直达病变部位，使脉络调和，气血通畅，促进炎症消散，减少渗出，从而发挥治疗作用。在急诊科，中药沐足适用于外感高热、痹证等。

【适应证】

（一）外感高热

1. 症状　体温升高（38.5℃以上），初起恶寒、口渴、脉数。

2. 方法　用羌活、桂枝、藿香、威灵仙等或辨证拟方煎汤，或中药药粉加热水溶解后，放入沐足桶内，浸泡双足。

（二）痹证

1. 症状　肌肉、筋骨、关节酸痛、麻木、重着、屈伸不利或关节肿大等。

2. 方法　用砂仁、艾叶、当归、吴茱萸等煎汤，或中药药粉加热水溶解后，放入沐足桶内，浸泡双足。

【操作流程】

中药沐足操作流程见图 3-18。

【注意事项】

1. 凡足部有烧伤、烫伤、脓疱疮或皮肤病，空腹、餐后 30 分钟不宜沐足；糖尿病足皮肤破损或感染者，妊娠，有已知的严重心、肝、肾、造血系统疾患或恶性肿瘤及精神障碍者禁用。

2. 水温不宜过高，以免烫伤，一般 38~42℃为宜，糖尿病患者、足部有皲裂者沐足时温度要适当降低。

3. 时间以 30 分钟为宜，也可根据体质、体型而定。

4. 沐足后嘱患者卧床休息，注意保暖；外感发热者 30 分钟后复测体温。

5. 使用后的沐足器具，清洁消毒后备用。

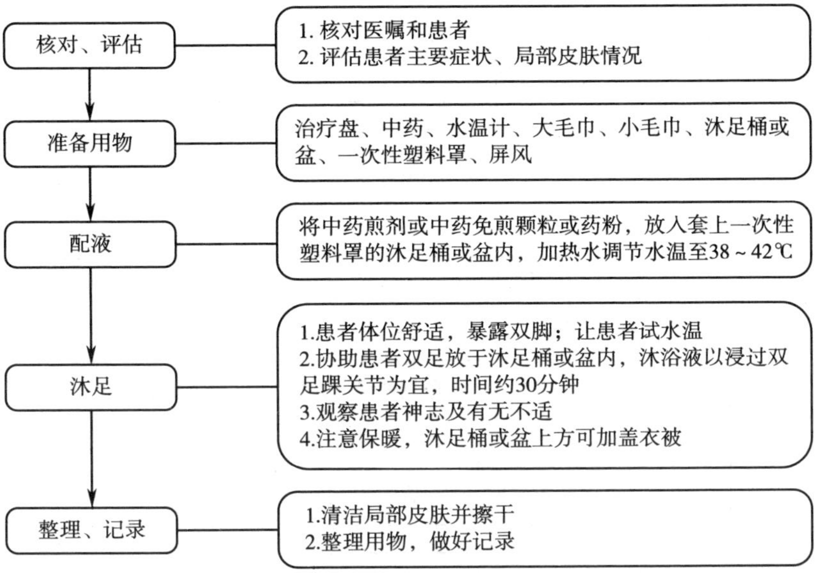

图 3-18　中药沐足操作流程图

第十九节　中药保留灌肠

中药保留灌肠又称肛肠纳药法，是将中药汤剂自肛门灌入，保留在直肠或结肠内，通过肠黏膜吸收治疗疾病的一种方法。在急诊科，中药灌肠适用于外感高热（儿童常用）、结肠炎、急性肠梗阻等。

【适应证】

（一）外感高热

1. 症状　体温升高（38.5℃以上），初起恶寒、口渴、脉数。

2. 方法　生大黄、枳实、芒硝、厚朴、甘草、山药、寒水石煎水取汁保留灌肠，每隔 2~4 小时 1 次。

（二）结肠炎

1. 症状　腹泻、腹痛、黏液便及脓血便、里急后重，甚至大便秘结。

2. 方法　自制结肠洗液（主要成分有大黄、牡蛎等）30ml，原液或稀释 5 倍，保留灌肠。

（三）急性肠梗阻

1. 症状　腹痛、腹胀、呕吐、肛门排便排气停止。

2. 方法　大承气汤（大黄、厚朴、枳实、芒硝等）保留灌肠。

【操作流程】

中药保留灌肠操作流程见图 3-19。

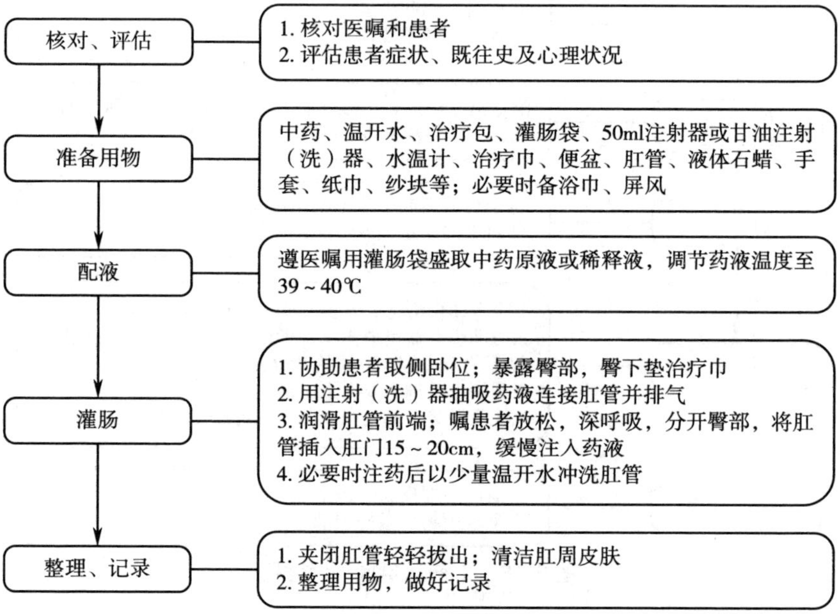

图 3-19　中药保留灌肠操作流程图

【注意事项】

1. 灌肠前做好解释工作，嘱患者排空二便。

2. 灌肠要点

（1）灌肠液温度：39~40℃。

（2）灌肠液量：高热患儿一般每次宜灌入 50~100ml；结肠炎患者每次灌肠药量不超过 200ml。

（3）体位：一般取左侧卧位，抬高臀部 10cm；腰部用大毛巾覆盖保暖；患儿家长配合维持体位。

（4）肛管选择：患儿通常选用 12~16 号吸痰管代替肛管。

（5）插入深度：成人插入肛门 15~20cm；患儿插入肛门 7~10cm。

（6）高度：液面距肛门不得超过 30cm。

3. 注意保暖，用屏风遮挡，必要时关好门窗。

4. 插管动作要轻柔，药液宜缓慢灌入。

5. 灌注过程观察患者的反应及询问有无腹胀、腹痛及便意，如果便意强烈应立即停止灌注并嘱患者深呼吸，必要时置便盆于床上排便。

6. 灌肠后嘱患者卧床休息，尽量保留药液 1 小时以上；高热者排便后 30 分钟后测量体温并记录，必要时可隔 4 小时再灌 1 次。

第二十节 敷贴疗法

敷贴疗法是将药物敷贴于患者体表局部或穴位上，药物直接渗透，通过对经络、气血、脏腑的影响而起治疗作用的一种操作方法。在急诊科，常用敷贴疗法有：穴位敷贴、药散敷贴、药膏敷贴等。

【适应证】

（一）穴位敷贴

1. 发热

（1）症状：体温升高（38.5℃以上），初起恶寒、口渴、乏力、头痛、脉数等。

（2）方法：柴胡、青蒿研成粉末各取 3g，加少量醋调成糊状，敷贴于大椎、双曲池、双肺俞。

2. 咳喘

（1）症状：咳喘，有痰或无痰，呼吸急促，不能平卧。

（2）方法：酒精调大黄粉，敷贴天突、肺俞、神阙等穴。

3. 气虚血瘀型中风

（1）症状：头晕心悸，面黄神疲，气短乏力，半身不遂，舌强语謇，偏身麻木。舌胖淡黯，或有瘀斑，苔薄白或白腻。

（2）方法：肉桂粉 6g，用温水调为糊状敷贴于脾俞、肾俞，并轻按片刻，促进药物吸收。

（二）药散敷贴

适用于关节急性炎症、痛风性关节炎、药物性静脉炎、注射局部硬结等。

（1）症状：肢体关节疼痛，伴关节屈伸不利，局部有冷感，遇寒痛剧，得热痛减，舌淡红，苔薄白，脉弦紧；或静脉治疗后沿静脉走向出现条索状红线，局部组织发红、肿胀、灼热、疼痛，有时伴有畏寒、发热等全身症状；或长时间肌肉注射后局部出现硬结。

（2）方法：自制四黄散温开水加蜂蜜调敷，将调配好的药敷贴于患处。

（三）药膏敷贴

适用于外伤后骨折筋伤、关节扭伤。

（1）症状：局部肿胀、疼痛，伴关节屈伸不利。

（2）方法：自制消肿止痛膏（油膏剂）或驳骨油纱布敷贴于患处。

【操作流程】

药散敷贴操作流程（以四黄水蜜为例）见图 3-20。

【注意事项】

1. 敷药的药物摊制厚薄要均匀，固定松紧适宜，摊药面积应大于治疗部

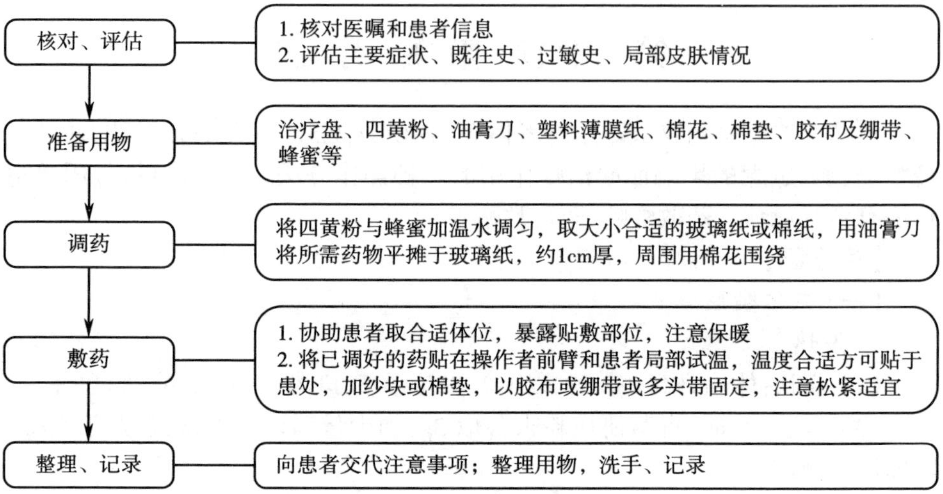

图 3-20　药散敷贴操作流程图

位；药物需现调现用，搁置时间不宜过长；注意掌握药物的干湿程度，以既不至于流淌又不至于脱落为宜。

2. 敷药前操作者与患者试温，防止烫伤。

3. 敷药时间不宜过长，一般每次为 4~6 小时。部分患者根据病情需要可增加敷药次数或延长敷药时间。

4. 关节部位包扎时应保持关节功能位，松紧度适宜。

5. 操作时避免不必要的暴露，注意保暖。

6. 观察敷药后局部及全身情况。若敷药后出现红疹、瘙痒、水疱等过敏现象，应停止使用，去除药物并清洁皮肤，并报告医师处理。

第二十一节　灸　　法

灸法是以艾绒为主要原料，制成艾条或艾炷，点燃后在人体某穴位或患处熏灸，利用其热力和药物作用达到治疗疾病目的的一种技术操作。灸法分为直接灸和间接灸；直接灸包括艾条灸和艾炷灸，间接灸包括隔姜灸、隔蒜灸和隔盐灸等。

急诊科常用的是艾条灸，适用于眩晕、胃脘痛、呕吐、癃闭、崩漏、痛经等。

【适应证】

（一）眩晕

1. 症状　患者自觉视物旋转，或自身旋转不定，如坐舟车、站立不稳等。

2. 方法　艾灸百会、足三里、风池、关元、三阴交等穴。

（二）胃脘痛

1. 症状　胃脘隐痛，口淡，喜温喜按，神疲乏力。

2. 方法　艾灸神阙、中脘、关元、气海、胃俞、脾俞等穴。

（三）呕吐

1. 症状　恶心，呕吐时作时止，口干不欲饮，胃寒纳呆。

2. 方法　艾灸中脘、胃俞、脾俞、足三里等穴。

（四）癃闭

1. 症状　小便滴沥不畅，畏寒肢冷，腰膝酸软或肢体浮肿，时欲小便，胀坠或欲解不出，或者量少不爽利等。

2. 方法　艾灸肾俞、关元、气海、膀胱俞、三阴交、足三里等穴。

（五）崩漏

1. 症状　妇女非周期性子宫出血，其发病急骤，暴下如注，大量出血者为“崩”；病势缓，出血量少，淋漓不绝者为“漏”。

2. 方法　艾灸百会、中脘、气海、中极、三阴交、大敦等穴。

（六）痛经

1. 症状　经前或经行下腹疼痛，得热或按之痛减，肢体畏寒，面色苍白，脉弦。

2. 方法　艾灸神阙、气海、关元、三阴交、足三里等穴。

【操作流程】

艾灸操作流程见图 3-21。

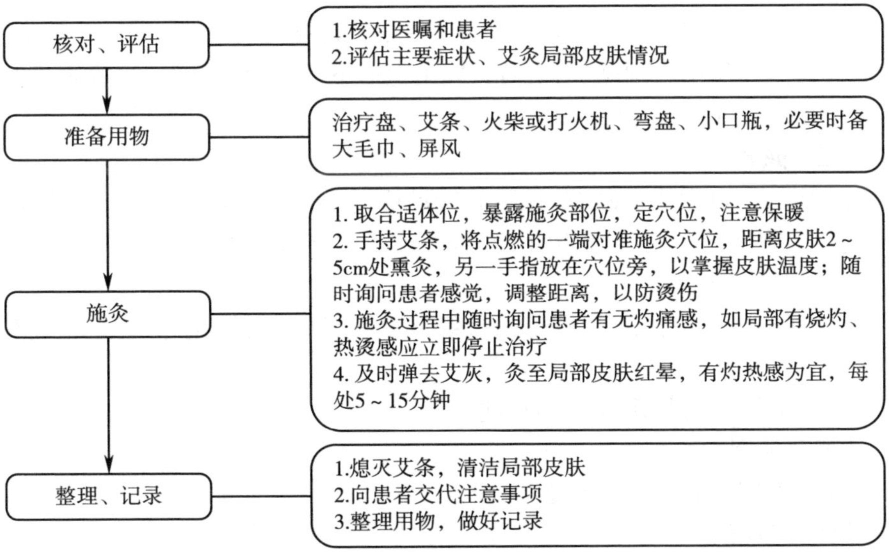

图 3-21　艾灸操作流程图

【注意事项】

1. 熄灭后的艾条，装入小口瓶内，以防复燃。

2. 艾灸后局部皮肤出现微红灼热，属于正常现象。如出现小水疱，无需处理可自行吸收；出现大水疱，可常规消毒后用无菌注射器抽去疱内液体，覆盖无菌纱布，保持干燥，防止感染。

3. 凡实证、热证，阴虚发热以及大血管处禁用，孕妇的腹部和腰骶部也不宜施灸。

4. 施灸的顺序一般为先上部，后下部；先头项、胸背部，后腹部、四肢。

第二十二节　刮　　痧

刮痧是用边缘钝滑的器具，如硬币、刮板、瓷器片、小汤匙等，蘸取植物油或清水，在患者体表一定部位反复刮动，使局部皮下出现细小的出血斑点，状如砂粒，从而达到全身气血流畅，邪气外透于表为目的的一种方法。在急诊科，刮痧法适用于中暑、外感发热、眩晕等。

【适应证】

（一）中暑

1. 症状　胸闷，欲吐不吐，四肢厥冷，脉象细数。

2. 方法　在眉心处用拧痧法，或在胸、腹、颈、背及四肢弯曲处，从上到下，从内到外反复刮动，以出现紫红色斑点或斑块为度。

（二）外感发热

1. 症状　体温升高（38.5℃以上），初起恶寒、口渴、脉数。

2. 方法　从第 7 颈椎起，沿着督脉由上而下刮至第 5 腰椎，然后从第 1 胸椎旁开沿肋间向外侧斜刮。

（三）眩晕

1. 症状　自觉头晕眼花、视物旋转动摇，轻者发作短暂，平卧闭目片刻即安，重者如乘坐舟车，旋转起伏不定，以致难于站立，恶心呕吐。

2. 方法

（1）百会穴：可使用刮板薄面边缘或刮板角部刮拭，刮至头皮有发热感为宜。

（2）风池穴：可用刮板角部刮拭。

【操作流程】

刮痧操作流程图见图 3-22。

【注意事项】

1. 使患者体位舒适，刮痧过程中可随意更改体位，注意保暖。

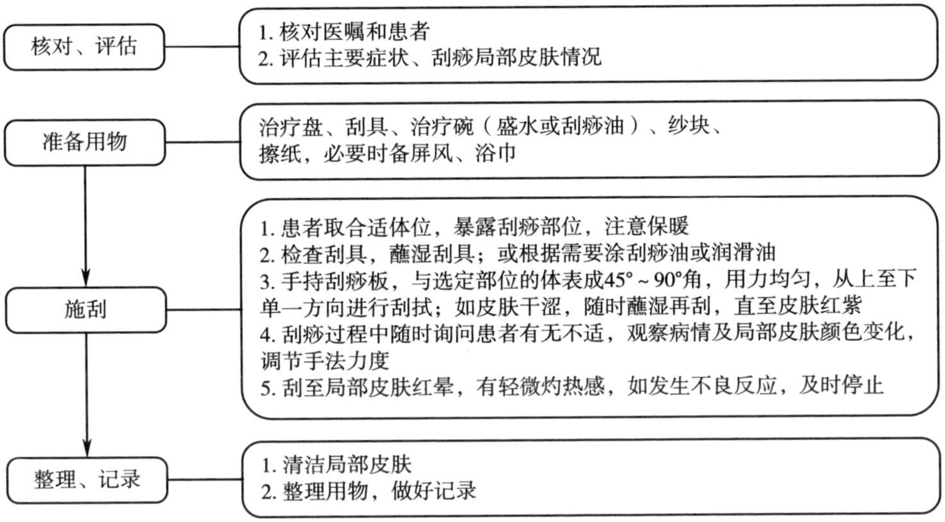

图 3-22　刮痧操作流程图

2. 刮痧过程密切观察病情变化，如出现不适，应停止刮痧，并做对症处理。

3. 刮痧时用力以患者耐受为度，勿刮损皮肤。要掌握手法轻重，力量柔和均匀，应用腕力，由上而下、沿同一方向顺刮，忌来回刮；并时时蘸植物油或水保持润滑，以免刮伤皮肤。

4. 刮痧后宜卧床静养，保持情绪稳定，30 分钟内不要冷水洗澡，刮痧部位忌直接吹风；两次刮痧间隔以痧退为标准。

5. 刮痧后适当饮温开水或淡盐（糖）水，饮食宜清淡，忌生冷油腻之品。

6. 使用过的刮具，清洁消毒后备用。

7. 局部皮肤有溃烂、损伤、炎症，接触性传染病，全身重度浮肿者，心、肺、肾功能衰竭等危重患者，急性创伤、有出血倾向者禁忌刮痧；小儿囟门未闭合的头部、孕妇的腰骶和腹部、七窍、乳头等部位禁忌刮痧。

第二十三节　拔　罐

拔罐法是以罐（竹罐、陶罐、玻璃罐）为工具，借助热力排除其中的空气，产生负压，使之吸附于腧穴或应拔部位的体表，发生温热刺激，使局部皮肤充血、瘀血，从而达到防治疾病目的的方法。在急诊科，拔罐法适用于痛症、痛痹、风寒感冒等。

【适应证】

（一）痛症

1. 症状　劳损引起的局部疼痛。

2. 方法　取腰背部、颈肩部、大关节局部等，留罐 10~15 分钟。

（二）痛痹

1. 症状　风寒湿痹而致的肢体关节疼痛，痛有定处，关节屈伸不利，苔白，脉弦紧。

2. 方法　取肾俞、关元、大椎或局部等留罐 10~15 分钟。

（三）风寒感冒

1. 症状　恶寒、头痛、鼻塞、时流清涕、咳嗽，舌苔薄白，脉浮。

2. 方法　取肺俞（双）、大椎，留罐 10~15 分钟。

【操作流程】

拔罐操作流程见图 3-23。

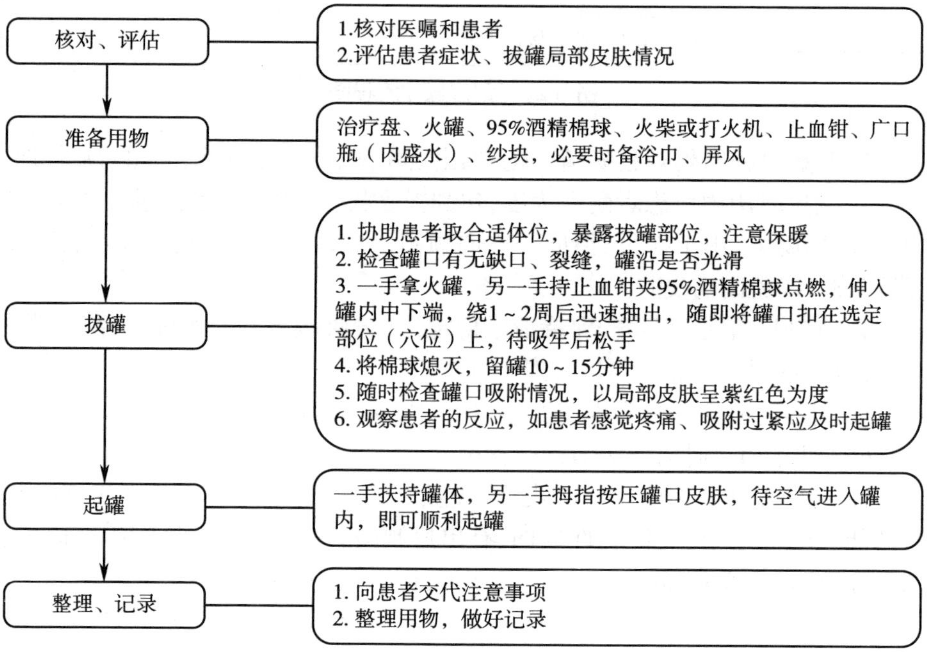

图 3-23　拔罐操作流程图

【注意事项】

1. 高热抽搐、凝血机制障碍、皮肤溃疡、水肿及大血管处禁忌拔罐；孕妇腹部、腰骶部以及骨骼凹凸不平和毛发较多处不宜拔罐。

2. 根据局部情况选择大小适宜的火罐。

3. 注意用火安全，拔罐时动作要快、准、稳，起罐时切勿强拉；95% 酒精棉球干湿度适宜。

4. 起罐后，局部可出现与罐口大小相当的紫色瘀斑，数日后可自行消退。

5. 起罐后，如果局部出现小水疱，不必处理，会自行吸收；如果出现水疱较大，常规消毒后用无菌注射器吸出液体，覆盖无菌纱布。

6. 使用过的火罐，清洁消毒后备用。

第二十四节　中药热熨疗法

中药热熨疗法是用一些中草药或其他传热的物体，加热后用布包好，放在人体一定的部位上，做来回往返或旋转移动而进行治疗的一种方法。中药热熨疗法利用蒸气的渗透作用，使药物蒸气透过肌表，内传经络脏腑，起到治病的作用。急诊科常用的中药热熨疗法有中药药枕、中药药包等，适用于关格、肠结、腹胀、痛症、眩晕等。

【适应证】

（一）关格、肠结、腹胀

1. 症状　腹痛、腹胀、呕吐、肛门排便排气停止。

2. 方法　将中药药包（自拟方中药加粗盐）微波炉加热后顺时针旋转熨烫腹部。根据患者情况可选用吴茱萸药包或莱菔子药包。

（二）痛症

1. 症状　劳损引起的肢体、关节局部疼痛。

2. 方法　将自拟四子散中药药包微波炉加热后，先上下左右揉熨5~10分钟，然后外敷患处15分钟。根据患者情况先涂擦自制酸痛油再行药熨，效果更佳。

（三）眩晕

1. 症状　自觉头晕眼花、视物旋转动摇，轻者发作短暂，平卧闭目片刻即安，重者如乘坐舟车，旋转起伏不定，以至难于站立，恶心呕吐。

2. 方法　中药药枕（将自拟方包括当归、川芎、桂枝、细辛、白芷、丹参、防风等药研为粗末，装入布袋中，制成枕芯）微波炉加热后，置于患者颈下，保持热度，每次30~60分钟。

【操作流程】

中药热熨疗法操作流程见图3-24。

【注意事项】

1. 热熨温度不宜超过70℃，年老、婴幼儿不宜超过50℃；药包温度一般保持在45℃，注意防止局部烫伤。

2. 热熨每次15~30分钟；热熨后患者可在室内散步，半小时内不要外出，防止着凉。

3. 中药药枕与药包一般可连续使用3~5天，以药味消失为标准；药物冷

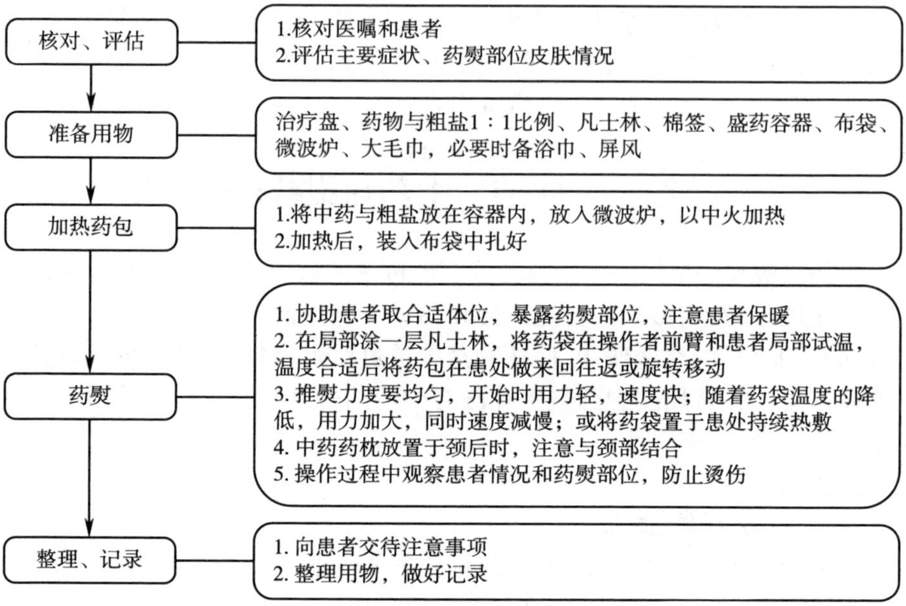

图 3-24　中药热熨疗法操作流程图

却后需重新加热。

4. 热性病，高热、神昏、谵语，精神分裂症，出血性疾病，局部皮肤有破损、溃疡、水疱、感觉障碍，腹部有性质不明包块者以及身体大血管处禁用本法。

第二十五节　常用急救穴位的应用

穴位，其学名为腧穴，指人体经络线上特殊的点区部位，中医可以通过针灸、推拿、点按、艾灸刺激相应的经络点治疗疾病。急诊常用的急救穴位有：人中、足三里、合谷、内关、太阳穴、十宣等。

【适应证】

（一）外感高热

1. 症状　体温升高（38.5℃以上），初起恶寒、口渴、头痛、脉数。

2. 方法　十宣放血法，直刺十宣穴 0.1~0.2 寸，或用三棱针点刺出血。

（二）晕厥

1. 症状　中暑、中风、虚脱时，患者突然昏倒，不省人事，面色苍白，大汗淋漓。

2. 方法　指压合谷穴或人中（又名水沟）穴，持续 2~3 分钟。

（三）休克

1. 症状　当中风、中暑、中毒、过敏患者突然出现昏迷、呼吸停止、血压下降甚至休克等情况。

2. 方法　指压人中穴。

（四）肾绞痛

1. 症状　从患侧腰部开始，突然发作剧烈疼痛，持续几分钟或数十分钟，甚至数小时不等，发作时常伴有恶心呕吐、大汗淋漓、面色苍白、辗转不安等症状，严重者可导致休克。

2. 方法　指按揉三阴交穴，反复 3~5 分钟。

（五）头痛

1. 症状　头胀痛。

2. 方法　可用双手食指分别按压头部双侧太阳穴，压至有胀痛感并按顺时针方向旋转 1 分钟。

（六）心绞痛

1. 症状　突然发作的胸骨下部后方或心前区压榨性、闷胀性或窒息性疼痛。

2. 方法　可用中指压内关穴、膻中穴。

（七）呃逆

1. 症状　呕吐，上腹部特殊不适感，常伴有头晕、流涎、脉缓、血压降低等迷走神经兴奋症状。

2. 方法　可用中指压内关穴来止呃，压至有酸胀感为宜。

【操作流程】

常用急救穴位应用操作流程见图 3-25。

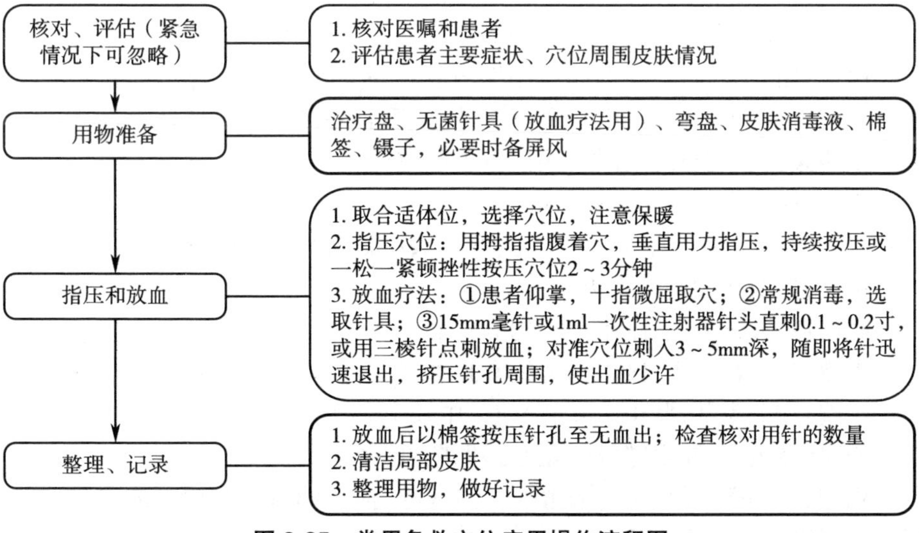

图 3-25　常用急救穴位应用操作流程图

【注意事项】

1. 选穴要精准,力度要适中,自觉酸胀为宜。

2. 操作时手法宜轻、稳、准、快,不可用力过猛。

3. 施救者双肩放松,所用力度贯穿拇指端,直达穴位,力度适中,避免使被掐部位产生青紫现象,更不能掐破皮肤。

4. 十宣放血从拇指开始,依次点刺食指、中指、无名指、小指十宣穴,症状控制后立即停止。

[附录] 常用穴位定位

关元:在下腹部,脐下 3 寸,前正中线上。

气海:在下腹部,脐下 1.5 寸,前正中线上。

天突:当前正中线上,胸骨上窝中央。

肺俞:在脊柱区,第 3 胸椎棘突下,后正中线旁开 1.5 寸。

肾俞:在脊柱区,第 2 腰椎棘突下,后正中线旁开 1.5 寸。

脾俞:在脊柱区,第 11 胸椎棘突下,后正中线旁开 1.5 寸。

神阙:在脐区,脐中央。

百会:在头部,前发际正中直上 5 寸。

十宣:在手指,十指尖端,距指甲游离缘 0.1 寸,左右共 10 个穴位。

人中(水沟):在面部,人中沟的上 1/3 与中 1/3 交点上。

合谷:在手背第 1、2 掌骨之间,近第 2 掌骨中点的桡侧缘。

内关:在前臂前区,腕掌侧远端横纹上 2 寸,掌长肌腱与桡侧腕屈肌腱之间。

外关:在前臂后区,腕背侧远端横纹上 2 寸,尺骨与桡骨间隙中点。

曲池:屈肘成直角,在肘横纹外端与肱骨外上髁连线的中点。

足三里:在小腿前外侧,犊鼻下 3 寸,距胫骨外侧约一横指处。

阳陵泉:在小腿外侧,腓骨头前下方凹陷处。

少商:拇指桡侧甲角旁 0.1 寸。

委中:在膝后区,腘横纹中点,当股二头肌腱与半腱肌肌腱的中间。

中冲:在中指尖端的中央。

隐白:足大趾内侧,趾甲角旁约 0.1 寸。

大敦:足大趾外侧,趾甲角旁约 0.1 寸。

中脘:在上腹部,脐中上 4 寸,前正中线上。

涌泉:在足底,屈足蜷趾时足心最凹陷处。

列缺:在前臂,腕掌侧远端横纹上 1.5 寸,拇短伸肌腱与拇长展肌腱之间,拇长展肌腱沟的凹陷中。

第二十六节 常用急救中(成)药的使用

中医治疗急症,中药的辨证论治或单验效方,常以急症治法及其方剂的形式来实施。因此,护士应当熟悉常用中药的给药、用药方法。

一、中药汤剂的煎煮法

(一)煎药容器

煎药容器有砂锅、瓦罐、搪瓷锅等。急诊科可配备电子砂锅。

(二)泡药

在时间允许的情况下,煎药之前先用冷水浸泡30分钟左右,使中药的有效成分易于析出。

(三)煎药

1. 煎药应注意掌握火候和控制好时间。

(1)一般先用武火(大火),水沸后再改用文火(小火)。

(2)一般药物,首煎水沸后再煮30分钟,再煎水沸后再煮20分钟。

(3)急诊常用的解表、发散类药物和芳香性药物,煎煮时间比一般药物减少一半。

2. 通常1剂药可煎2次。每次煎出药液约为250ml,儿童减半。

(四)特殊药物煎法

1. 先煎 矿物、贝壳类药物,质重而有效成分不易煎出,如石膏等;某些有毒性的药物,如附子等,均需要先煎30分钟后再加入其他药物,有利于有效成分的煎出和解毒。某些质轻、量大或泥沙多的药物,如玉米须等,通过先煎取汁,再用药汁煎煮其他药物。

2. 后下 气味芳香的药物,其有效成分易于挥发,不宜久煎,如薄荷、砂仁、藿香等,应在熄火前5分钟放入锅内,煎煮几分钟即可。

3. 另炖 某些急救中药属于贵重药物者,如独参汤的人参、退热用的羚羊角等,应单独煎煮。

二、中药给药方法

(一)给药时间

一般患者服用中药时间在进餐前后2小时为宜。急症患者可根据病情少量多次及时给药,解表发汗药可以随时服药,或按照医嘱服药。

(二)服药方法

1. 一般病证每天服用中药汤剂1剂,急危重症患者根据病情和医嘱可酌情调整。如外感发热患者,每天2剂,复煎,分次频服;间隔时间为2小时服药1次为宜,每日5~6次。

2. 呕吐患者服药时注意少量顿服,神昏患者可通过胃管给药。

3. 中成药按医嘱定时服用。

(三)给药温度

中药汤剂宜温服。解表发汗药温热服以助药力,服后酌加衣被静卧,以促发汗;凉血止血药宜冷服。

(四)观察药效

患者服用中药后,要注意观察用药效果。如解表发汗药应注意观察汗出的情况:微汗即可,不可大汗淋漓,并注意及时更换汗湿的衣服,防止外邪再次侵袭。

三、煎药注意事项

1. 护士接到煎中药医嘱后,需严格执行查对制度。

2. 煎药容器应做好清洁工作,每煎完1剂后,应及时倾倒药渣,清洗容器。内服、外用药容器应有区分标识。

3. 煎药过程中要搅拌药料2~3次。搅拌药料的用具应当以陶瓷、不锈钢、铜等材料制作的棍棒为宜,搅拌棒及时清洗。

四、常用急救中(成)药给药的配伍禁忌

(一)安宫牛黄丸

1. 禁服　中风阴类证患者,舌面破损者,孕妇,伴有手撒肢冷、额汗如油、舌苔白腻的神志昏迷患者。

2. 不宜服用　舌红少苔的阴虚患者、经常腹泻的脾胃虚弱患者。

3. 慎用　肝肾功能损害者。

4. 安宫牛黄丸含朱砂等有毒之物,不可久服或过服,神志清醒及病情好转后当停用。

5. 不可将安宫牛黄与亚硝酸盐类、亚铁盐类、硝酸盐类以及硫酸盐类药物同服。

6. 在服用安宫牛黄丸时应忌用含有川乌或草乌的药物。

7. 在服用安宫牛黄丸期间应忌食辛辣厚味食品,以免助火生痰。

(二)云南白药

1. 禁服　孕妇、对云南白药有过敏史者。

2. 不宜使用　严重心律失常患者。

3. 服药后一日内忌食蚕豆、牛羊肉、豆类及其加工品、鱼类、酸冷食物。

4. 服用云南白药粉末时，以温开水送服或调服，忌用冷水冲服。

5. 注意患者用药后的反应，尤其是初次用药者或用量较大的患者，必须密切观察患者病情变化，一旦出现头晕，头痛，眼花，口、舌及肢体麻木，心悸，心窝部灼痛，恶心，呕吐，烦躁不安，甚至出现面色苍白，口唇发绀，冷汗淋漓，四肢厥冷，喉中痰鸣，呼吸浅快，心音微弱，六脉俱无，血压测不到等中毒表现，则应立即停药，并配合医生进行相应的抢救和治疗。

五、静脉使用急救中成药针剂的不良反应及处理措施

在使用急救中药针剂过程中部分患者可能会出现一些不良反应。

（一）疼痛

静脉滴注后或在静脉滴注过程中，穿刺部位周围或沿静脉走向出现疼痛，大部分疼痛为针刺样疼痛，另可出现静脉滴注一侧肢体胀痛或痹痛。处理措施如下。

1. 首先应排除是否因操作不当所致（如穿刺失败、针头紧贴血管壁等）。

2. 调慢滴速，并观察效果。

3. 在调慢滴速后不能缓解者，建议用生理盐水冲管，排除药物因素。

4. 如经上述处理疼痛仍未能缓解，应拔针，更换穿刺部位。

（二）发热

静脉滴注中或静脉滴注后出现发热，甚至寒热往来。大部分表现为低热，体温一般在37.5~38℃之间，少数可表现为38.5℃以上的高热。处理措施如下。

1. 减慢滴速或停止静脉滴注，通知医生，根据医嘱换药。

2. 遵医嘱予抗过敏药物和退热药，如异丙嗪（非那根）抗过敏、柴胡注射液退热。

3. 根据患者情况酌情给予中药擦拭、中药沐足等外治法辅助退热。

4. 如患者出现恶寒发热、寒热往来的症状，应在恶寒时适当增加衣被，注意保暖；发热较甚时则不宜用冰敷、擦浴等物理降温，可用发汗法以助退热。

5. 鼓励患者多饮水，饮食以清淡、易消化的半流质为主，并辅以新鲜水果；中药汤剂宜温服，通过发汗以助退热。

6. 应做好鉴别诊断工作，若患者发热不属于不良反应而属于输液反应，应保留剩余溶液和输液器送药检。

（三）恶心、呕吐

静脉滴注中或静脉滴注后出现恶心、呕吐。处理措施如下。

1. 减慢滴速，注意观察，必要时停止输液，并通知医生查看患者。

2. 患者恶心欲呕但又呕不出，可用冬青油、驱风油等涂抹双太阳穴和人中穴，亦可嗅吸柠檬、橙子等水果的香味，以减轻恶心感。

3. 患者取半卧位，注意保持其衣物、床铺清洁，如有沾污及时更换；呕吐后应嘱其漱口，保持口腔清洁，以免诱发恶心呕吐。

4. 根据医嘱使用止呕剂。

5. 如老人、儿童、肢体瘫痪、活动障碍等生活不能完全自理者，注意保持呼吸道通畅，以免呕吐物误入呼吸道。

（四）皮疹

静脉滴注中或静脉滴注后出现皮肤红疹或伴有痒感。处理措施如下。

1. 减慢滴速或立即停止静脉滴注，通知医生查看患者，并注意观察皮疹消长情况。

2. 根据医嘱，使用抗过敏药物，如异丙嗪（非那根）、苯海拉明肌内注射。

3. 向患者做好解释工作，嘱其勿搔抓皮疹处，以免加重症状。

4. 一般经上述处理，患者皮肤红疹及痒感会逐渐消失；若情况较严重，可按医嘱予口服及外搽抗过敏药物，并进一步查找引起皮疹的原因。

（五）静脉炎

静脉注射局部沿静脉走向出现局部红肿并有疼痛感觉。处理措施如下。

1. 减慢滴速，注意观察，如症状未能缓解，遵医嘱更换药物，待症状缓解后再行输入该中药针剂，或更换肢体重新注射。

2. 抬高患肢，局部用热水袋热敷，或热毛巾湿敷。

3. 可用自制四黄水蜜外敷或红归酊湿敷患处。

此外，尚有部分患者出现轻微头晕的情况，一般在调慢滴速后可以缓解。

第四章

急诊仪器操作规范

第一节 除颤仪（含自动体外除颤器）

一、概述

除颤仪是实施电复律的设备，根据除颤波形的不同，可分为单相波除颤仪和双相波除颤仪。单相波除颤仪采用单向衰减正弦波型技术，向心脏释放单向电脉冲，需要选择的能量较大，对心肌的损害较重；双相波除颤仪先后向心脏释放 2 个方向相反的电脉冲，除颤的能量与电流峰值相对较低，对心肌的损害较轻微。

除颤仪配有电极板，一般有大小 2 对，大的适用于成人，小的适用于儿童及婴幼儿。临床工作中可对危重或心律失常患者做床边或转运时心电监护用，紧急状态下可实施电复律。

自动体外除颤器（automated external defibrillator，AED）是一种便携式的除颤仪，尽管其型号和生产厂家各有不同，但所有 AED 的基本操作方法相同。施救者可根据语音提示和屏幕显示进行操作，非专业人员经过短时间培训即会操作，为现场急救设备。

二、操作步骤

（一）除颤仪

1. 评估患者的神志、血压、脉搏、血氧饱和度及心电图，判断是否需要进行电除颤及采取何种方式进行电除颤。

2. 根据除颤仪放电时机，电除颤可分为同步电复律和非同步电复律 2 种方式。非同步电复律适用于心室纤颤和无脉性室性心动过速。同步电复律主要用于心房扑动、心房颤动、室上性心动过速及室性心动过速。分析根据患者的心电图，选择合适的电除颤方式。

3. 电极板的放置位置为心底部及心尖部："STERNUM" 电极板放在患者

胸部右前方（锁骨下、胸骨右缘），“APEX”电极板放在患者胸部左下方（即左乳头外侧）。两电极板之间的距离大于 10cm，以避免除颤仪放电时脉冲电流没有经过心脏或发生短路。

4. 选择合适的能量进行电除颤，一般成人非同步电复律的能量为单相波 360J，双相波 120~200J，婴幼儿首次电除颤单相波或双相波能量均为 2~4J/kg，后续能量 4J/kg 或更高能量，最高不超过 10J/kg 或成人剂量。

5. 电除颤前，在电极板均匀涂上导电糊，如无导电糊，可用盐水纱块代替。抹干患者胸前皮肤。选择合适能量，充电。

6. 放电前，须再次确认患者的心电图，决定是否需要电除颤。如需电除颤，除颤前施救者须大声说：“准备除颤，旁人离开，”环顾四周，确认旁人及施救者本人无直接或间接接触患者身体，同时按下两电极板按钮放电。放电后立即继续 5 个周期心肺复苏术，然后再次分析心律，判断是否需要再次除颤。

（二）AED

1. 打开盖子或箱子，开启 AED。

2. 贴电极。按照电极片上的标识，将 AED 的电极片分别贴在患者胸部右上方（锁骨下、胸骨右缘）和患者胸部左下方（即左乳头外侧），注意两块电极片须贴紧患者皮肤；如患者体毛较多时，应先剃除后再贴电极片。贴好电极片后，将 AED 连接电源线接到 AED 装置上。

3. 在 AED 分析患者的心律前可先予持续胸外心脏按压及人工呼吸，分析心律时不要接触患者，以免影响 AED 的分析。

4. 当 AED 发出除颤指令并完成充电时，施救者不要与患者接触，同时告诉其他人远离患者；施救者环顾确认没有人接触患者后按下“电击”键进行电除颤。

5. 如无需电击以及电击除颤后，施救者立即从胸外按压开始进行 5 个周期 CPR，然后停止接触患者，AED 会再次分析心律，判断是否需要再次除颤。

三、操作流程

（一）除颤仪

除颤仪操作流程见图 4-1。

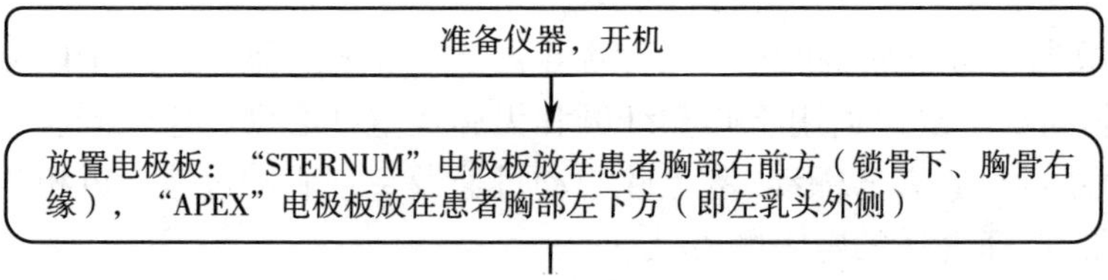

↓

涂抹导电糊，按“能量选择”键或在手柄能量选择键调到合适能量

↓

按除颤仪上或电极板手柄的充电键至红灯亮起，表示充电完毕，再次判断患者是否需要电除颤

↓

确认旁人离开：确认旁人及施救者本人无直接或间接触碰患者身体，同时按下两电极板按钮放电，放电后立即继续行5个周期CPR

图 4-1　除颤仪操作流程图

（二）AED

AED 操作流程见图 4-2。

准备仪器，开机，按照语音提示和屏幕显示进行操作

↓

贴电极：2块电极板分别贴在患者胸部右前方（锁骨下、胸骨右缘）和患者胸部左下方（即左乳头外侧）

↓

将电极板插头插入AED主机插孔

↓

AED会自动分析患者的心电图，如有除颤指征，AED会自动充电，并发出除颤指令；施救者确认旁人及施救者本人无直接或间接触碰患者身体，按下“电击”键即可完成除颤

↓

电击除颤后施救者应进行5个周期CPR，然后再次分析心律，判断是否需要再次除颤

图 4-2　AED 操作流程图

四、注意事项

（一）除颤仪

1. 使用前检查除颤器各项功能是否完好，电源有无故障，充电是否充足，各种导线有无断裂和接触不良。

2. 除颤时 2 块电极板之间的距离要超过 10cm。电极板应该紧贴患者皮肤并稍为加压，不能留有空隙，边缘不能翘起。

3. 安放电极处的皮肤应涂导电糊，也可用盐水纱布，紧急时甚至可用清水，但禁用酒精，否则可引起皮肤灼伤。

4. 2个电极板之间要保持干燥，避免因导电糊或盐水相连而造成短路。应保持电极板把手的干燥，不能带有导电糊或盐水，以免伤及施救者。

（二）AED

1. 使用电极片之前，应明确患者胸部毛发是否过多。如果患者胸部毛发过多，使用剃刀剃除放置电极片部位的毛发。

2. 切勿在水中使用AED。如患者在水中，需将其从水中拉出，并擦干胸部水迹，再贴电极片。

3. 避免将AED电极片直接放在植入装置上，如植入式除颤器或起搏器。

4. 不要直接将AED电极片置于药物贴片上方，如硝酸甘油贴片、尼古丁贴片、止痛药物贴片等。

第二节　床边心电监护仪

一、概述

心电监护仪能持续监测并记录患者的生命体征，为临床诊断和治疗提供依据。在急诊临床护理工作中，护士通过密切观察患者的床边心电监护仪显示情况，能及时发现患者的病情变化，配合医生做好抢救工作。

二、操作步骤

1. 将患者安置在病床上，评估患者的血压、心率及心律、呼吸、主诉症状及体征，了解患者心电监护的目的。

2. 心电监护期间嘱患者要卧床休息，并向其解释心电监护的作用。

3. 将监护仪各导联线连接好，接通电源，打开电源开关，避免导联线折叠或掉落在地上。

4. 心电监护仪电极贴安放位置为：右上（RA）：右锁骨中点下缘；右下（RL）：右锁骨中线与胸廓下缘交接处；左上（LA）：左锁骨中点下缘；左下（LL）：左锁骨中线与胸廓下缘交接处；中间（C/V）：胸骨左缘第4肋间。

5. 血氧饱和度探头固定在患者指端，亮灯方向面向指端甲床。

6. 监护仪血压袖带应包绕在患者肘关节上1~2cm处，松紧程度以能够插入1个手指为宜。袖带的导管应放在肱动脉处。

三、操作流程

床旁心电监护仪操作流程见图4-3。

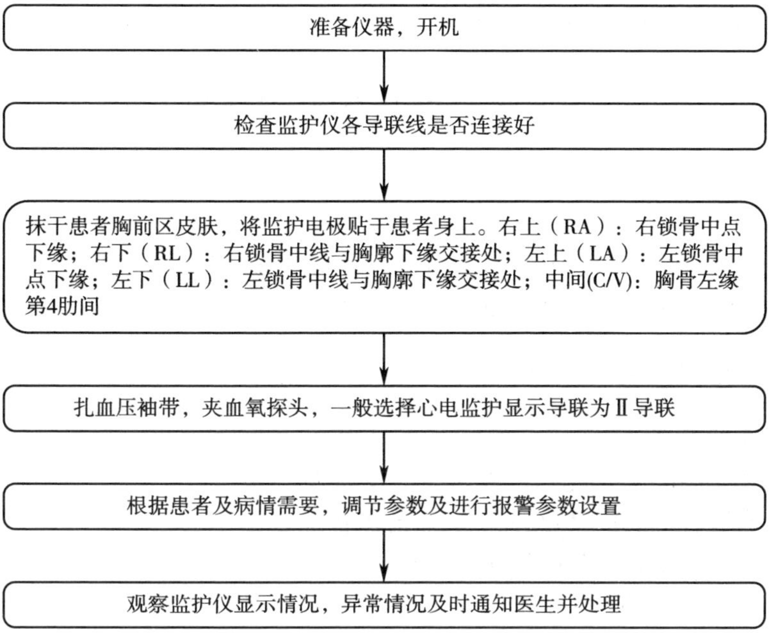

图 4-3　床旁心电监护仪操作流程图

四、注意事项

1. 如为心肺复苏术后或出现恶性心律失常的患者，监护电极贴要避开除颤部位。

2. 常见故障及处理

（1）测血压时，压力始终充不上去，总是重复充气，并测量不出血压。原因分析：测量成人血压时，测量模式设置成“婴儿”状态；血压袖带不合适；袖带漏气。解决方法：选择正确的测量模式；选择大小合适的血压袖带；更换袖带。

（2）可观察到心电波形，但心电基线较为粗糙。原因分析：监护仪未能良好接地；电极片质量有问题；电极片与皮肤接触不良；导联线问题。解决方法：更换良好的电极片并保证与皮肤接触良好；更换心电监护导联线。

（3）心电波形杂乱。原因分析：患者躁动；仪器接地不良，其他设备交流干扰所致。解决方法：嘱患者安静休息，必要时适当镇静或约束；监护仪加装良好接地。

3. 指甲染色后可能会影响该手指指端的血氧饱和度值，应避开指甲染色的手指；严重低血压、休克等末梢循环灌注不良时，可影响其结果的准确性。

4. 血氧饱和度探头放置的位置应与测量血压的手臂分开，因为监护仪在测量血压时，会影响血氧饱和度监测值。

5. 监护仪不用时，充电备用。

第三节　经皮体外起搏仪

一、概述

经皮体外起搏是将大面积高阻抗电极分别放置在胸壁上，以较宽脉冲间和较强的脉冲电流，经胸壁刺激心脏，使心肌收缩实现心室起搏的目的。

二、操作步骤

1. 评估患者的血压、心率及心律、心电图及患者的主诉症状和体征，了解患者的用药情况，判断是否需要进行经皮体外起搏。

2. 连接心电监护，持续监测患者心电情况。

3. 检查经皮体外起搏仪功能是否处于完好状态。

4. 起搏电极片的放置位置正极置于右前胸锁骨下窝处或左侧肩胛骨下部与脊柱棘突之间，负极置于心尖部。

5. 连接好起搏导线后即可开始起搏。一般设置的刺激脉宽范围为20~40ms，起搏频率范围为60~180ppm，起搏电流为40~140mA，刺激脉冲一般落在QRS波后方。在QRS波后设置70~80ms的空白期，起搏阈值增加时，空白期进一步延长。一般初始起搏频率设置为70ppm，输出电流设置为90mA。

6. 起搏成功后应立即测量起搏阈值，并根据起搏阈值调整体外脉冲发生器的输出电流强度。一般以高于起搏阈值10mA的输出电流即可保证有效起搏。

7. 持续心电监护，严密观察起搏效果，记录起搏开始时间、起搏频率及输出电流强度，观察患者的症状有无缓解。

三、操作流程

经皮体外起搏仪操作流程见图4-4。

四、注意事项

1. 贴附电极片的方法　从上到下施加压力平稳按下电极片。电极片应相互分开，不要接触，不要让空气滞留在电极片下面。

2. 注意观察皮肤情况　长时间起搏（超过30分钟）时，要定期检查患者皮肤，注意检查粘贴处的皮肤是否清洁干燥，及时擦掉皮肤表面的汗水。

3. 电极片在皮肤贴附了24小时、超过50次除颤电击，或起搏8小时后，

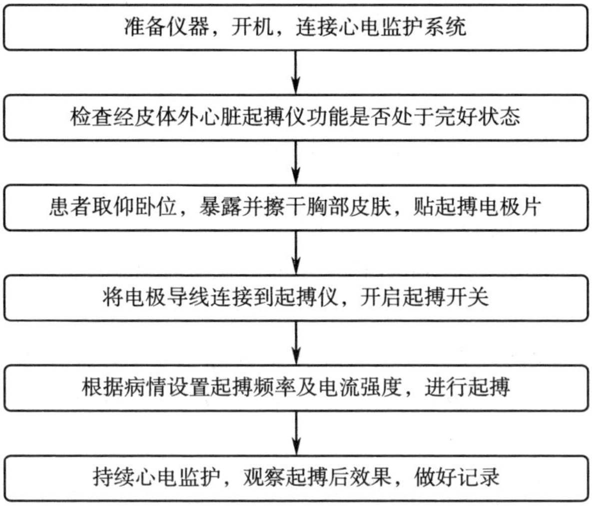

图 4-4　经皮体外起搏仪操作流程图

需要更换。

4. 起搏有效的表现

（1）起搏信号后有一宽度≥0.14 秒的 QRS 波。

（2）能触及股动脉搏动。

（3）可以测出血压。

第四节　临时心脏起搏器

一、概述

心脏起搏器由发生器、导线和电极组成。发生器发放一定频率的脉冲电流，通过导线和电极传输到电极所接触的心肌（心房或心室），使局部心肌细胞受到外来电刺激而产生兴奋，并向周围心肌传导，导致整个心房或心室兴奋并进而产生收缩活动。临时心脏起搏器主要用于非永久性植入起搏电极导线的临时性或暂时性人工心脏起搏，起搏电极导线放置时间一般不超过 2 周，起搏器置于体外，如仍需继续起搏治疗则应考虑置入永久性心脏起搏器。临时心脏起搏器主要适用于有症状的心动过缓或心搏骤停患者。

二、操作步骤

1. 评估患者的血压、心率及心律、心电图及患者的主诉症状和体征，了解患者的用药情况，判断是否需要进行临时心脏起搏。

2. 将患者安置于病床，建立静脉通道及连接心电监护，准备好抢救药物，床边备除颤仪。

3. 检查临时心脏起搏器的性能是否良好及电池是否电量充足。

4. 向患者解释操作目的，取得其合作。描记心电图，配合医生行深静脉穿刺置管术。

5. 根据病情设置起搏模式，调节起搏参数，一般设定频率：70~80 次 /min 或大于自身心率 10~20 次 /min；输出电流：调节在阈值的 1.5~2 倍之间，一般 3~5mA；灵敏度：1~3mV。

6. 医生置入起搏电极导线后，连接临时起搏器，妥善固定。描记心电图，观察起搏效果，记录起搏开始时间、起搏模式及参数、置管长度，观察患者的血压、心率、脉搏及症状、体征。

7. 做好解释及安慰工作，嘱咐患者术侧上肢不能举过肩，不能提重物。

8. 协助患者做好生活护理，观察起搏电极导线有无脱出、折叠。定时更换伤口敷料，避免伤口感染，及时更换起搏器电量不足的电池。

三、操作流程

临时心脏起搏器操作流程见图 4-5。

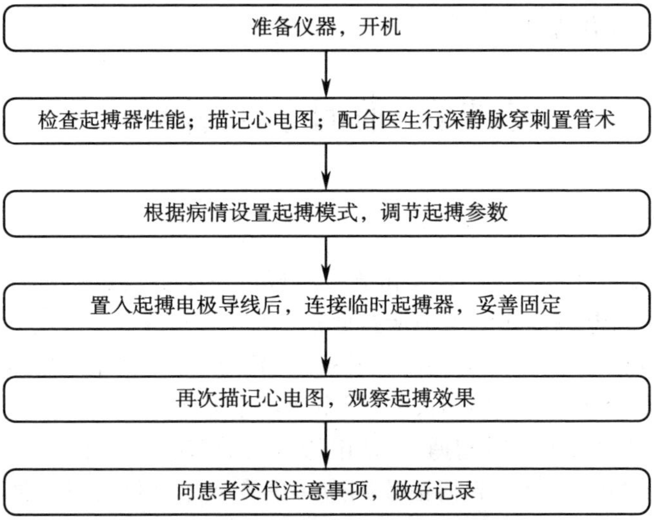

图 4-5　临时心脏起搏器操作流程图

四、注意事项

1. 起搏频率比设定的心率增加或减少 10 次 /min 以内属于正常。

2. 如果患者心率低于设定起搏心率，可考虑以下情况。

（1）起搏导线有无脱落或扭曲。

（2）有起搏信号但无电信号，提示起搏阈值升高。

（3）起搏信号时有时无或完全消失，提示电池用完或导联接触不良。

（4）若出现固定频率起搏，而无按需功能，要考虑为起搏器感知不良。

第五节　食道调搏仪

一、概述

食道调搏仪由主机和电极导管组成，是利用左心房与食道相邻近的解剖学特点，通过食道插入电极导管，记录心房电活动，再经电极导管进行左心房的程序电刺激，从而达到诊断和治疗心律失常的目的。经食道心脏调搏包括经食道心房调搏和经食道心室调搏，前者在临床中应用较多。临床中经食道心脏调搏主要适用于可疑窦房结功能不全或病态窦房结综合征、诱发和终止室上性心动过速，寻找阵发性室上性心动过速的发生机制等。

二、操作步骤

1. 评估患者的病情及用药情况，描记调搏前的心电图，以备对照。检查食道调搏仪的性能及电池电量。

2. 建立静脉通路，连接心电监护仪，准备好抢救药物。消毒清洗食管电极导管，涂抹液体石蜡，患者取平卧位插入食管电极导管，插管方法和步骤同插胃管。

3. 插管前可用利多卡因做咽后壁喷雾麻醉。一般食管电极导管插入深度为 34~40cm（男性一般 37~39cm，女性一般 35cm），可按照身高测算：[受检者身高（cm）+200)]/10= 插入导管深度的厘米数。一般情况下，插入 35cm 后，开始在心电图辅助判断下开始进行定位。

4. 插管后，将心电图机 V_1 导联与食道电极导管尾端连接，记录食管导联心电图（简称食管心电图）。根据食管心电图的波形进行定位，即观察 P 波及 QRS 波形来确定位置，并由此确定最佳调搏点，当 P 波最为高大，呈正负双相或直立时，即表示电极在左房之后，即为最佳定点。

5. 妥善固定食管电极导管，将食管电极导管的输出端与食道调搏仪脉冲输出端连接，开机。

6. 测起搏阈值以高于自身心率 20 次 /min 左右的频率设定 S1S1 起搏频率，逐渐增加输出电压，直至起搏刺激的输出电压刚刚能够稳定夺获心房即为起搏阈值，一般在15~25V之间。

7. 根据检查及治疗目的，调节刺激脉冲发放方式及刺激脉冲的电压幅度、起搏频率等参数。

8. 描记心电图，评估患者症状，观察检查治疗效果，记录导管插入深度、检查或治疗开始时间及相关参数。

9. 检查治疗结束后，拔除食管电极导管，并做好清洗消毒，备用。

三、操作流程

食道调搏仪操作流程见图4-6。

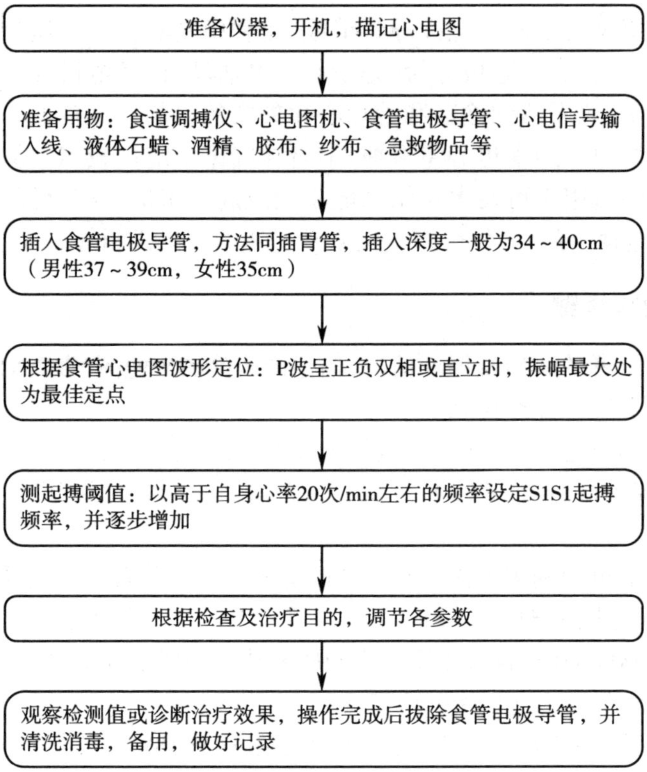

图4-6　食道调搏仪操作流程图

四、注意事项

1. 检查治疗前，患者停用影响检查结果的药物至少48小时，或至少该药物的5个半衰期；患者最后一次用餐在检查前2小时。

2. 经食道心房调搏的禁忌证包括：严重心肌缺血、不稳定型心绞痛或心肌梗死、急性心肌炎、急性心力衰竭等。

3. 严重心律失常操作前应备好电复律和抢救药品、物品，以防意外。

4. 使用前，将仪器充电，避免使用过程中电量不足。

第六节　自动心肺复苏仪

一、概述

自动心肺复苏仪是一类以机械代替人力实施胸外心脏按压和人工呼吸的设备，可提供持续、高水平的人工循环和通气支持，能快速、有效地为心跳呼吸骤停患者实施紧急救治。自动心肺复苏仪主要适用于成年患者，婴幼儿、胸骨骨折或肋骨骨折的患者不宜用自动心肺复苏仪进行抢救。

在《2015 年美国心脏协会心肺复苏及心血管急救指南更新》中，无证据表明使用机械进行胸外按压相对人工更有优势。

二、操作步骤

1. 在使用自动心肺复苏仪前，应有专人负责持续进行徒手胸外心脏按压及人工呼吸，尽量减少中断。

2. 检查自动心肺复苏仪的性能及电池电量，确保复苏仪能正常运作。

3. 将患者上半身放在复苏板上面居中位置，腋窝连线与复苏板的定位指导线平齐。

4. 使按压头紧贴患者胸骨下半段，然后顺时针旋紧锁紧把手，使患者胸部及按压头紧密连成一体，确保在按压过程中按压头始终紧贴胸部下半段。

5. 用复苏板上的固定带将患者固定好，避免移位。

6. 按“开始 / 继续”（Start/Continue）按钮，按压中断时间小于 5 秒，密切观察患者情况。

7. 成功复苏或者终止心肺复苏，先按“停止 / 取消”（Stop/Cancel）按钮，后按“开 / 关”（ON/OFF）按钮，消毒备用。

三、操作流程

自动心肺复苏仪操作流程见图 4-7。

四、注意事项

1. 使用专门储电电池，禁止用其他型号或厂家电池。

2. 每天更换充电电池 1 次。

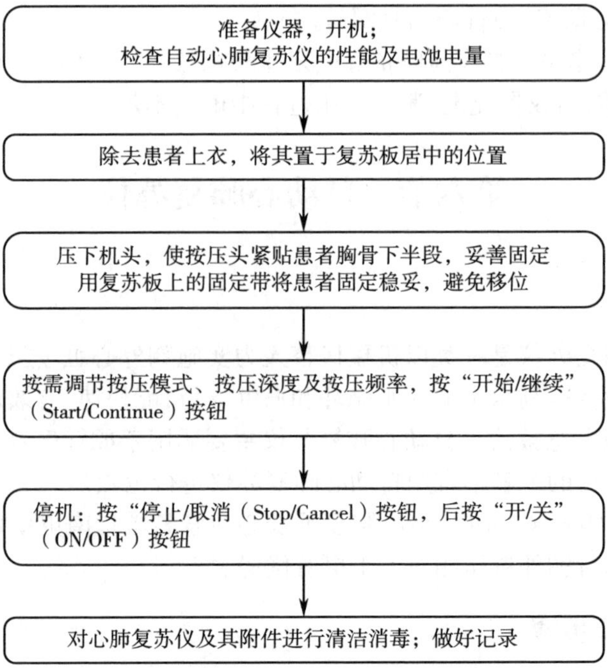

图 4-7　自动心肺复苏仪操作流程图

3. 根据医嘱调整参数，如频率调整为 100~120 次 /min，深度调整为 5~6cm 等。

第七节　心 电 图 机

一、概述

心电图机是通过在体表放置电极来记录心脏活动过程电位变化曲线（即心电图）的仪器。使用心电图机的适应证主要有各种心律失常、心肌梗死、心率异常、心肌缺血、电解质紊乱、心室心房肥大等检查。心电图检查属于心脏病急症常规检查，心电图机可按机型、功能、电源、记录方法、通道进行分类，十二导联同步动态心电图是心电图的发展趋势。

二、操作步骤

1. 患者取平卧位，不能平卧者可取半坐卧位，向清醒患者解释操作目的，取得配合。

2. 检查心电图机的性能，查看有无心电图纸。

3. 暴露两手腕内侧、两下肢内踝、胸部，用生理盐水或酒精棉球擦拭两手腕内侧上方约 3cm、两内踝上部约 7cm 及胸部皮肤。

4. 正确连接导联电极。

（1）肢体导联：RA：右腕；LA：左腕；LL：左内踝；RL：右内踝。

（2）胸导联：V_1：胸骨右缘第 4 肋间（男性平乳头）；V_2：胸骨左缘第 4 肋间；V_3：V_2 与 V_4 连线中点；V_4：左锁骨中线第 5 肋间；V_5：左腋前线平 V_4 水平；V_6：左腋中线平 V_4 水平。

（3）十八导联：比十二导联多出 6 个导联，分别是：右胸导联：V_{4R}、V_{5R}、V_{6R}；左后胸壁导联：V_7、V_8、V_9；右胸导联的放置与相应左胸导联关于胸骨轴对称，左胸后壁导联的放置位置依次为左侧第 5 肋间腋后线、肩胛下角线和脊柱旁。

5. 心电图检查完毕后，取下导联电极，擦拭患者皮肤，观察皮肤情况。

三、操作流程

心电图机操作流程见图 4-8。

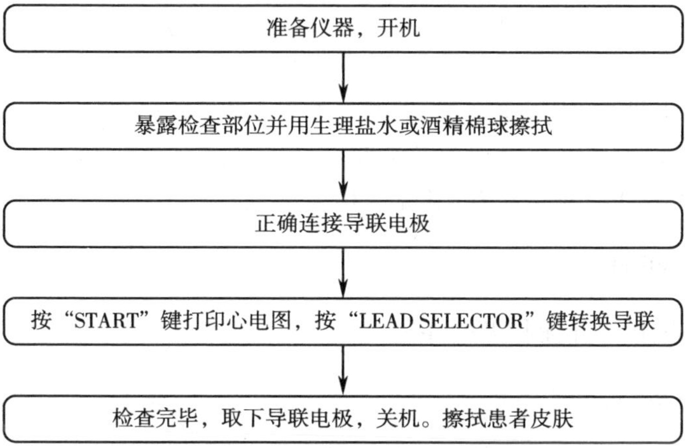

图 4-8　心电图机操作流程图

四、注意事项

1. 定期检查　每班专人清点记录，开机检查保持性能良好呈备用状态。

2. 电池充电　心电图机内具有电池充电及保护电路。每隔 3 个月最少应给电池充、放电 1 次，充电时应将机器处于备用状态。充电过程中控制面板上的充电指示灯会闪烁，充电完成后控制面板上的充电指示灯恒亮。

3. 检查过程中注意保护患者隐私，屏风或床帘遮挡。

第八节　有创呼吸机

一、概述

呼吸机是一种人工机械通气装置,用以辅助或控制患者的自主呼吸运动,以达到肺内气体交换的功能,纠正缺氧,降低人体的消耗,有利于呼吸功能的恢复。有创呼吸机主要适用于心跳呼吸停止、急性肺水肿、重度呼吸衰竭、急性呼吸窘迫综合征等,在急危重症的救护中有非常重要的作用。

二、操作步骤

1. 评估患者的病情,向患者或家属做好解释工作。

2. 协助医生实施气管插管术或气管切开术,准备好抢救物品、药品。

3. 注意呼吸机管道各连接处紧密相连,避免漏气,开机检测呼吸机性能。

4. 连接模拟肺检测潮气量,一般检测的潮气量与设定潮气量相差不超过10%。检测完毕后将呼吸机管道与患者气管导管连接,妥善固定呼吸机管道,避免折叠或牵拉气管导管,导致气管导管意外脱出。

5. 根据患者情况,设置合适的通气模式、通气参数和报警范围。

6. 密切观察患者病情变化及机器运作情况,及时调整呼吸机的通气模式及参数,做好人工气道的护理,并完善相关记录。

三、操作流程

有创呼吸机操作流程见图 4-9。

四、注意事项

1. 病情允许时抬高患者床头 30°~45°。

2. 保持人工气道通畅,及时清除气道分泌物。

3. 在完成通气模式、通气参数和报警范围设置前请勿将呼吸机与患者相连。

4. 呼吸机通气过程中出现报警时,要查找报警原因并及时处理,保证通气安全。

5. 呼吸机管路可以每周更换 1 次,若有污染应及时更换,管路中冷凝水应及时清除。

6. 采取各种措施,预防呼吸机相关性肺炎的发生。

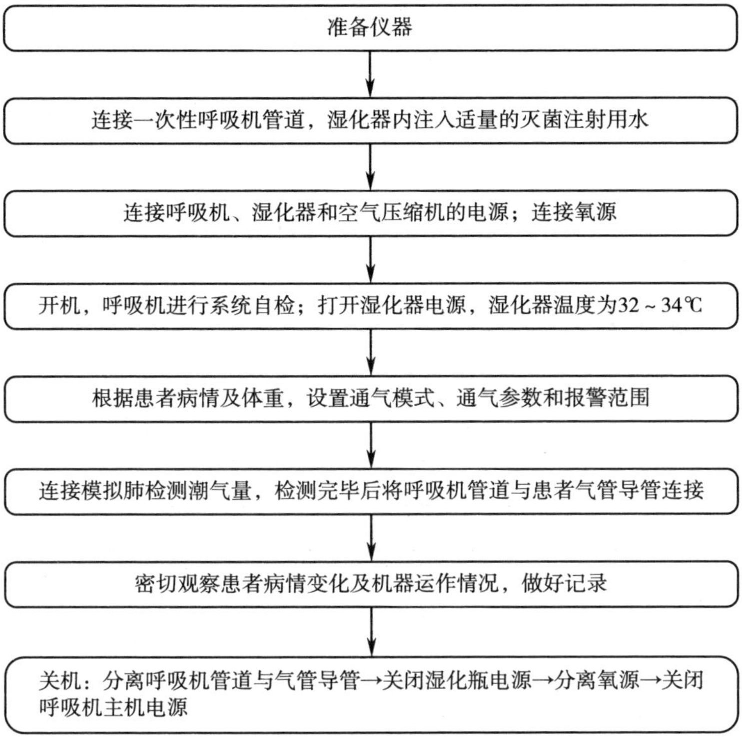

图 4-9　有创呼吸机操作流程图

第九节　无创呼吸机

一、概述

临床常用的无创呼吸机主要是指经面罩、鼻罩或鼻面罩给患者正压通气的呼吸机，能减少气管插管的并发症，减轻患者的痛苦，患者可以正常吞咽、进食。无创呼吸机的适应证有睡眠呼吸暂停综合征、慢性阻塞性肺气肿急性发作合并呼吸衰竭、急性肺水肿、有创呼吸机脱机前的过渡等。

二、操作步骤

1. 评估患者的神志、呼吸、血压、心率、血氧饱和度及气道情况，观察患者能否自主排痰。与患者或家属沟通，解释无创通气的目的，以取得其配合。

2. 连接呼吸机管道，注意呼吸机管道连接处是否紧密，检测呼吸机能否正常运作。

3. 患者取半坐卧位或端坐卧位。

4. 将面罩或鼻罩放在患者面部，避免漏气，同时指导患者配合呼吸机通气，嘱患者闭口，用鼻子吸呼气，避免气体进入胃部，导致胃胀气。等患者适应呼吸机辅助呼吸后，固定好面罩或鼻罩，松紧适宜，以患者感到舒适为宜，漏气量不超过 20L/min。

5. 观察机器运转与患者病情，评估患者能否有效配合无创通气，及时调整通气参数，并做好记录。病情缓解时应定时松开面罩或鼻罩，以防止面部压力性损伤发生。

三、操作流程

无创呼吸机操作流程见图 4-10。

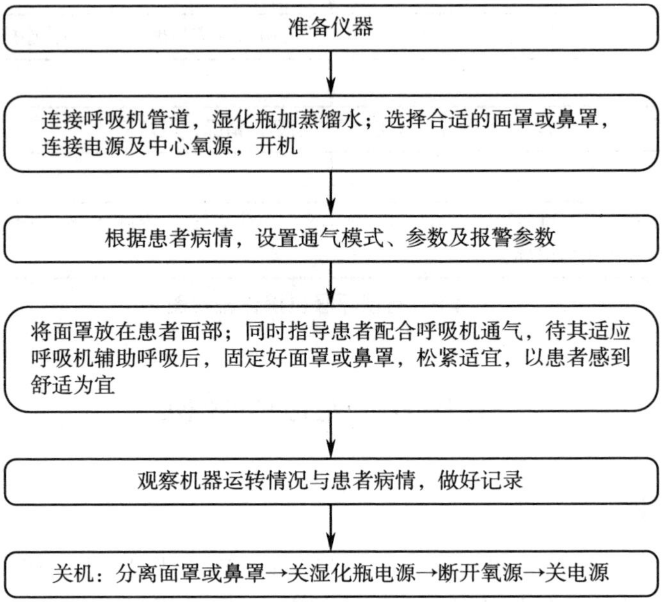

图 4-10　无创呼吸机操作流程图

四、注意事项

1. 指导患者在治疗过程中闭紧口唇，用鼻子呼吸，减少说话和吞咽动作。

2. 固定面罩或鼻罩时应保持松紧适度，避免鼻或面部皮肤发生压力性损伤。

3. 病情允许时，鼓励患者少量多次饮水，避免口咽干燥。

4. 保持患者气道通畅，患者有痰液时及时咳出，必要时予负压吸引。

第十节　自动洗胃机

一、概述

自动洗胃机是电动洗胃设备,其操作简单,省时、省力,能明显减轻临床护理工作的强度,缩短洗胃耗时,为抢救患者赢得宝贵时间。

二、操作步骤

1. 评估患者的生命体征及配合情况,建立静脉通路,准备好抢救药物。给患者插入洗胃用的胃管后,取左侧卧位。

2. 根据洗胃目的或患者毒物理化性质,配置洗胃液。按相关标识连接各连接管:进液管、进出胃液管、排污管。各管路紧密连接,避免脱落。

3. 接通电源,检测机器的运转情况,并测试压力,一般洗胃压力为:-0.05MPa< 压力 <0.05MPa。

4. 按要求将进液管和进出胃液管放入洗胃液瓶中,排污管放入盛污液瓶中,开机循环运作 2 次排气后关机。

5. 用接头将进出胃液管与胃管连接固定好并摆好患者体位,按计数复位键归零。按工作开关行自动洗胃,注意观察出入量情况及病情变化。如胃管堵塞或确定进液量多于出液量时,可按“液量平衡键”。如洗胃过程中洗出液变为红色或淡红色,应及时停止洗胃,并通知医生进行处理。

6. 停止洗胃后,记录洗胃开始时间、结束时间、吸入及洗出液量及患者的生命体征。

三、操作流程

自动洗胃机操作流程见图 4-11。

四、注意事项

1. 常见故障及处理

(1) 液体出入量不平衡:先检查患者腹部情况,检查管道是否堵塞或管口端贴住胃壁,可转动胃管,调整胃管位置。如胃管堵塞,可用甘油注射器快速加压冲洗胃管,再按液量平衡键。如仍出现出入量不平衡,停止机器洗胃,用甘油注射器或漏斗洗胃。

(2) 机器不运作:先检查电源情况,查看是否已接上电源及启动开关。

2. 洗胃过程注意观察患者有无呕吐,避免呕吐物误吸引起吸入性肺炎或

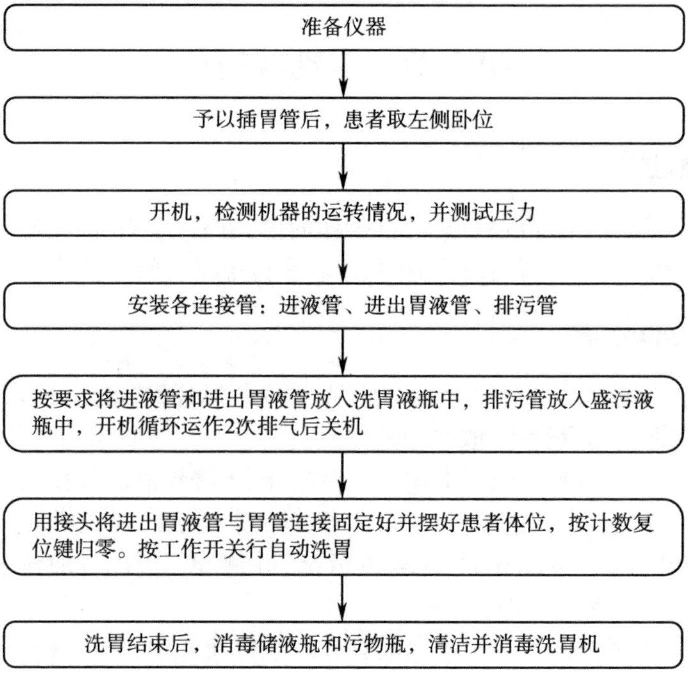

图 4-11　自动洗胃机操作流程图

窒息。

3. 洗胃时可变换患者体位，以促进洗胃液排出。

4. 洗胃机的清洁消毒

（1）将进出胃液管与进液管放入干净水桶，排污管仍放在污物瓶中，保证水桶里有大于 3 000ml 的净水。

（2）开机循环 4~5 次，清除管路内污物。

（3）将 3 根液管同时放入有效氯含量为 500~1 000mg/L 的含氯消毒液桶内（不少于 3 000ml），开机循环约 20 次。

（4）将 3 根液管置于 3 000ml 清洁水内，开机循环 50 次以上；再将 3 根液管抬离水面，循环 4~5 次将机内存水排空即可。

（5）拆除管道，管道按一次性的医疗废物处理；洗胃机的 2 个玻璃储液瓶清洁后分别用有效氯含量为 500~1 000mg/L 的含氯消毒液浸泡消毒 15~30 分钟，再用清水冲净余氯，晾干后安装在机器上用无菌纱块封口备用。

（6）用清洁布抹净机器外壳及治疗车，再用有效氯含量为 500~1 000mg/L 的含氯消毒液擦洗胃机外壳。

（7）重新安装一套新的管道，管口用无菌纱块包好，管道整理好备用。

第十一节　纤维支气管镜

一、概述

纤维支气管镜（简称纤支镜）是一种导光器械，镜体细、可弯曲、视野范围大，可直接看清气管的第3甚至第4级分支。临床用纤维支气管镜的目的有引导气管插管、吸引气道深部的分泌物、肺部局部用药或止血、去除气道异物等。

二、操作步骤

1. 操作前评估患者病情，询问患者有无麻醉药过敏及原发性高血压、心脏病病史，有无出血倾向、有无鼻息肉、鼻中隔偏曲等，向患者解释操作目的及注意事项。

2. 检查患者口腔有无义齿，如有，要先取下。

3. 患者仰卧位，肩部垫高，头略后仰。

4. 配合医生进行留取标本、清除气道内异常分泌物、取出支气管异物等诊断和治疗操作，注意观察患者生命体征变化。

5. 撤镜后，立即用湿纱布擦去内镜表面的污物，并反复注入生理盐水冲洗管腔至少10秒；取下内镜并装好防护水盖，置于治疗巾内，以专用治疗车送纤维支气管镜消毒室做进一步处理。

6. 操作完毕后患者禁食2小时。

三、操作流程

纤维支气管镜操作流程见图4-12。

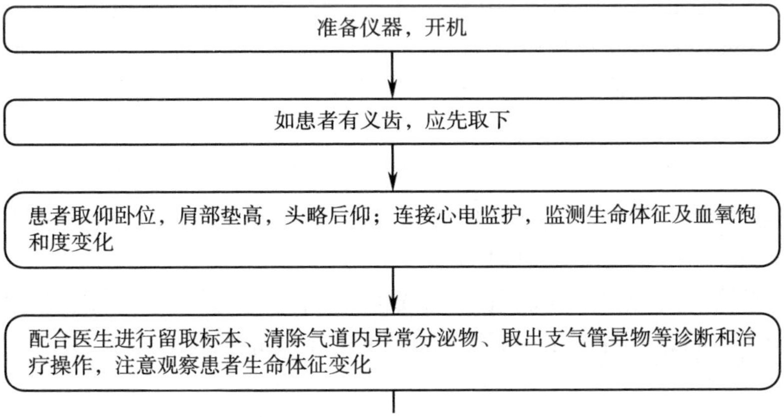

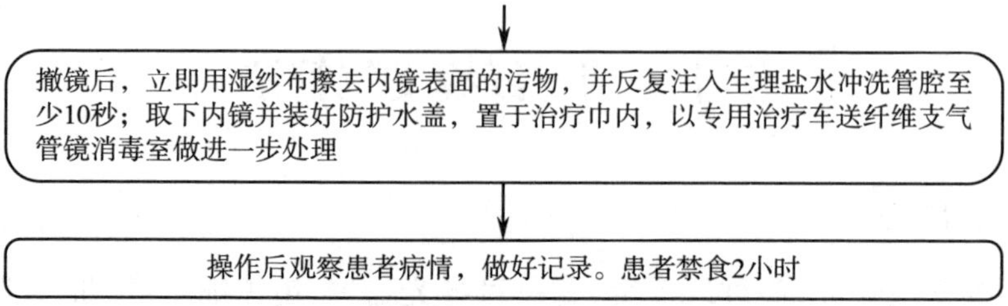

图 4-12　纤维支气管镜操作流程图

四、注意事项

1. 纤维支气管镜用后立即关闭电源,目镜和物镜用镜头纸擦拭。
2. 纤维支气管镜应该垂直或水平放置,绝对禁止过度弯曲。
3. 防止患者咬住纤维支气管镜的插入部分。
4. 活检钳插入或取出时,钳舌必须处于闭合状态。

第十二节　便携式吸痰机

一、概述

便携式吸痰机是简单、便携的负压吸引设备,其体积小,重量轻,适合院前或院内转运患者时使用。

二、操作步骤

1. 评估患者气道分泌物情况及有无咳痰能力,判断其是否需要吸痰。检查吸痰机的性能及电池电量,连接吸痰延长管。

2. 检查管路是否正确连接,避免漏气。顺时针方向旋紧负压调节阀,堵塞吸气口或折叠并捏住吸痰延长管,开启吸引器,机器运转,真空表上指针将迅速上升至极限负压值,放开吸气口,表针将回到 0.02MPa 以下,说明管路连接正确。

3. 调节负压,根据患者痰液的黏稠度,调节负压调节阀,负压调节阀顺时针方向连续旋转负压增加,成人压力 0.04~0.053MPa,儿童压力 0.033~0.04MPa,避免压力过高引起气道黏膜损伤。

4. 连接吸痰管,打开吸痰机,按照吸痰操作流程吸痰,将痰液吸入储液瓶中,液位上升将带动浮子上浮,直至关阀或人工停止吸痰。

三、操作流程

便携式吸痰机操作流程见图 4-13。

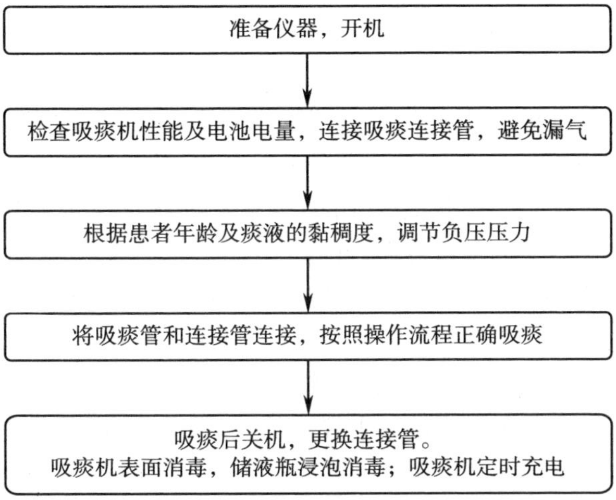

图 4-13　便携式吸痰机操作流程图

四、注意事项

1. 吸痰时动作应轻、稳、准、快，由深部左右旋转、负压向上提拉吸痰管，并注意观察患者的呼吸，每次吸痰时间不超过 15 秒，连续吸痰时间不超过 3 分钟，负压不可过大。
2. 关机前一定要先让负压降到 0.02MPa 以下。
3. 开启储液瓶时，必须在关机并放掉负压后，才可开启。
4. 储液瓶内的吸出液应及时倾倒，一般不应超过 2/3。

第十三节　气压止血带机

一、概述

气压止血带机是通过对止血带气压压力控制，压迫肢体，阻断血液流动，以达到止血的目的。气压止血带机的优点有：当压力到达设定值时，自动停止泵气；能自动调节压力，使压力恒定于设定的工作压力，达到恒压止血的最佳效果；定时控制操作时间，能防止肢体因受长时间压迫而引起的软组织变性。

气压止血带机适用于四肢创伤后临时压迫止血或四肢手术。气压止血带机的禁忌证有:开放性外伤伤口、污染伤口超过 6 小时、血栓性脉管炎、静脉栓塞、严重动脉硬化、血管性疼痛患者;血液病患者慎用。

二、操作步骤

1. 评估患者的伤肢情况,向患者解释使用气压止血带机的目的,取得其配合。

2. 气压止血带机使用前先抬高患肢,检查气压止血带机的性能:包括气囊及橡皮管是否有漏气,自动压力仪是否完好,以及充放气效果等。

3. 根据患者情况选择合适大小的止血带,气压止血带缚扎位置是上肢在上臂中上 1/3 处,下肢在大腿根部、近腹股沟处。

4. 参数设置,分别设定工作压力、工作时间,一般成人上肢压力不超过 40kPa,下肢压力不超过 80kPa,小儿上肢 <30kPa,下肢 <35kPa,充气时限为 1 小时,间歇 5~10 分钟后可重复使用。

5. 将止血带的充气导管紧套于仪器的接口。按“充气”键(保持 1 秒),“运行”指示灯亮,“计时”指示灯亮,机器开始向止血袖带充气至设定压力时,自动停止(平衡指示灯亮),记录止血带开始加压时间。

6. 手术完毕,应先按“放气”键,使止血带放气减压,待工作压力降到“0”时,“运行”指示灯熄灭,再关闭电源开关,松开止血袖带。

三、操作流程

气压止血带机操作流程见图 4-14。

四、注意事项

1. 在使用前先将止血带充气至 26.7kPa,看气囊充气是否完整,再轻轻挤压气囊,观察压力表的数值是否下降,判断有无漏气,并将止血带放置一段时间,观察压力表的数值是否下降,避免止血带因老化慢性漏气。止血带应扎在肢体或物体上才能充气,否则容易造成破裂。

2. 上止血带前在皮肤表面垫一个薄棉垫,宽度超过止血带的两侧各 1~2cm。

3. 勿让碘酒、酒精等消毒液积聚在止血带下方,以免引起皮肤刺激症状或灼伤。

4. 双侧肢体应用止血带时不可同时放气,一般需要间隔 10~15 分钟,以免因过快放气造成休克。

5. 在使用过程中,如发生气囊漏气,应及时更换,否则导致气泵持续工作,影响使用寿命。

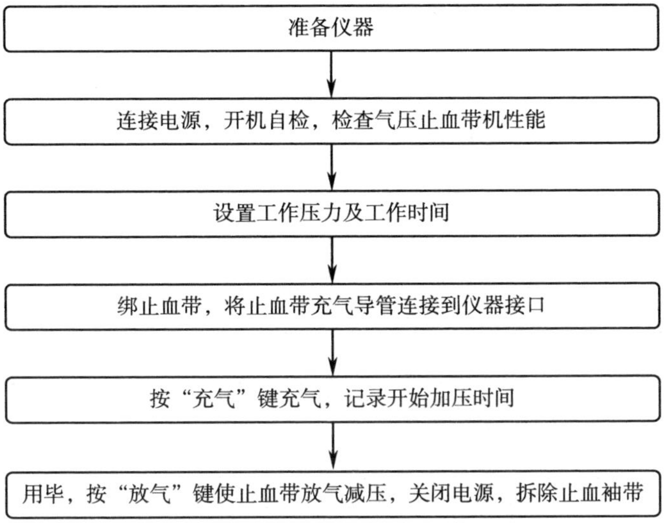

图 4-14　气压止血带机操作流程图

第十四节　冰　毯　机

一、概述

冰毯机是利用半导体制冷原理，将水箱内蒸馏水冷却，通过主机工作与冰毯内的水进行循环交换，促使毯面接触皮肤进行散热，达到降温目的。冰毯机适用于各种原因引起的高热患者，如重度中暑患者、顽固性颅内高压、高血压性脑出血、重型颅脑损伤、广泛脑水肿及各种原因引起的中枢性高热；也可以用于降低脑细胞耗氧量，减轻脑水肿的辅助治疗，例如出血性脑卒中、病毒性脑炎、新生儿缺氧缺血性脑病、心肺复苏术后患者。

二、操作步骤

1. 评估患者的病情、意识状态、体温、皮肤的颜色及完整性、患者对冷刺激的耐受程度等，向患者及家属做好解释工作。

2. 准备仪器及物品　检测冰毯机及其配件性能，准备床单 2 张、防水中单 1 张，降温机加水至水位标志线。必要时按医嘱使用冬眠肌松合剂。

3. 将冰毯机推到患者床边，将冰毯平铺在患者的背部，冰毯上下各铺防水中单及床单，避免冰毯直接接触患者的皮肤。检测冰毯机的性能。

4. 降温期间，观察患者有无出现寒战等不适及背部皮肤的颜色和感觉是否正常。

5. 记录冰毯使用的时间及效果。

三、操作流程

冰毯机操作流程见图 4-15。

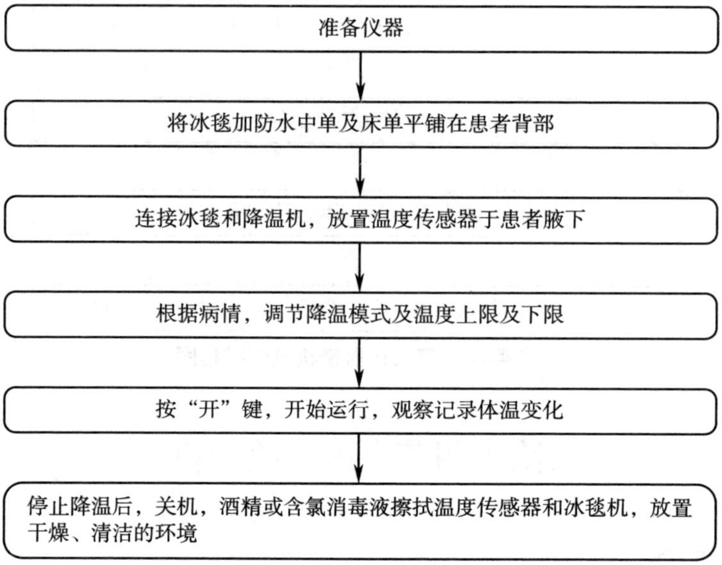

图 4-15　冰毯机操作流程图

四、注意事项

1. 背侧通风孔与物体间距离必须大于 20cm。

2. 1 台主机可连接 2 条毯子,用于 2 个患者,两侧使用方法相同;如只使用一侧,不用一侧的 2 个水路口必须用密封盖拧紧。

3. 报警的处理

(1) 缺水报警:立即关掉操作面板上的开关键,关总电源开关,拔掉电源插头,加水到水位计标志线。

(2) 传感器插头拔出报警:立即关掉开关键,将传感器插进其插孔,重新打开开关键恢复运行。

(3) 体温下限报警:观察传感器探头是否脱离正确位置,若是,放回正确位置,若探头的位置正确,则有 3 种可能。

1) 患者病情出现变化,如休克,立即停用冰毯,抢救患者。

2) 水温过低,可适当调高水温设定值以便减少毯子与患者之间的温差。

3) 体温下限值设定过高,可向下调整体温下限报警值。

(4) 清洁与消毒:毯子被污染后,可先用洗涤剂,再用消毒液消毒,漂洗后置于阴凉处,待其自然干燥,传感器被污染后,可先用湿纱布擦拭干净,再用消毒剂消毒,清洁后备用。

第十五节　微量注射泵

一、概述

微量注射泵(简称微量泵)由泵、注射器和泵管组成,是一种新型泵力仪器,将少量流体精确、微量、均匀、持续地输出。运用微量注射泵抢救危重患者,能减轻护士工作量,提高工作效率,准确、安全、有效地配合医生抢救。在临床护理中普遍应用于需要精确用药和持续匀速给药的危重患者、儿科患者和特殊用药患者。

二、操作步骤

1. 评估患者的病情及用药情况,向其解释使用微量注射泵的目的。

2. 置输液架于床旁,固定微量注射泵于输液架上,接通电源,轻按电源开关键,确定外电源指示灯亮。

3. 核对药物,将已配好药物的注射器(类型根据需要定)连接延长管,排尽延长管内的气体。

4. 将注射器安装于微量注射泵上,注射器必须卡入注射器座内与挡片之间,使注射器活塞尾部固定,当放下注射器座卡位时微量注射泵可自行辨认注射器类型(5ml、10ml、20ml、30ml、50ml),或按“型号”选择键,选择不同型号的注射器。

5. 按住“快注”键,观察注射器活塞尾部与注射器推手紧密接触,再次确定注射器和延长管内无气泡。

6. 按“注射量”设定键,然后按上下双箭头键,精确输入注射量。

7. 按“注射速度”设定键,选择速度模式(以 ml/h 或者 h 计算),然后按上下双箭头键,输入数字。

8. 按“启动 / 停止”键,注射泵开始运行,运行时指示灯循环闪烁。

9. 注射完毕,按“启动 / 停止”停止注射,打开固定阀,将注射器取出,关闭电源开关,拔出电源插头。

三、操作流程

微量注射泵操作流程见图 4-16。

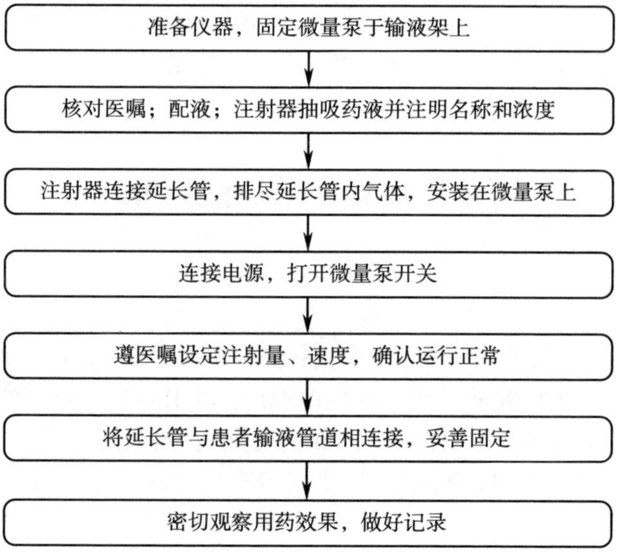

图 4-16　微量注射泵操作流程图

四、注意事项

1. 微量注射泵在进行药物配置过程中要严格遵守药物配制公式进行计算或是遵医嘱进行配制，并在注射器上标明药物名称、剂量、配置时间等。

2. 正确选择静脉，使用微量注射泵的患者往往需要长时间持续输入药物，由于末梢循环差，且应用血管活性药物及渗透压高、刺激性强药物，宜选择粗大静脉，必要时选用中心静脉穿刺。

3. 用微量注射泵时宜单独建立静脉通路，尽量不要在同一静脉通路上输入其他液体，以免影响药液输入速度，导致单位时间进入体内的药物减少或由于液体管路的压力差导致患者出现不良反应，而引起病情变化。

4. 严格无菌操作，连续使用 24 小时需更换注射器和泵管，换泵或换药时应更换标签，并详细交班。

5. 嘱患者禁止触摸注射泵，以免造成参数改变。

6. 停用时，应关电源开关，切断电源，将泵擦拭干净，备用。

第十六节　输　液　泵

一、概述

输液泵是一种人工智能控制的输液装置，有定量、定时、恒速、报警等多种功能。不受动脉、静脉、液瓶高度、液体黏稠度、容量多少等因素影响。适用于各年龄组，可以精确持续地输入各种药物，保持稳定的输液速度，尤其适用于需要持续输入或需要精确控制剂量或速度的药物。

二、操作步骤

1. 置输液架到床旁，固定输液泵于输液架上，接通电源。

2. 核对药物，常规消毒液体瓶塞，连接配套输液管并排空输液管内空气。

3. 打开泵门，将墨菲滴管下端的输液管道的适当位置由上而下装到输液泵的卡子上，关上泵门，并打开输液器的螺旋夹。

4. 轻按电源开关键，开机时所有指示灯都会亮起，后确定外电源指示灯亮。

5. 根据病情、治疗目的及药物性质，设置液体输入总量（ml）及液体输入流量（ml/h）。

6. 使用速干型手消毒液消毒双手，予患者行外周静脉穿刺术（根据医嘱可选择静脉留置针），确定针头在血管内后予以固定。再次核对药物，输液卡签名并悬挂于输液架上。

7. 按“启动键”开始输液，检查点滴是否通畅准确；协助患者取舒适体位，整理床单位。

8. 输液完毕，按“停止键”停止输液，打开泵门，将输液管道取出，关闭泵门，关闭电源开关。

三、操作流程

输液泵操作流程见图 4-17。

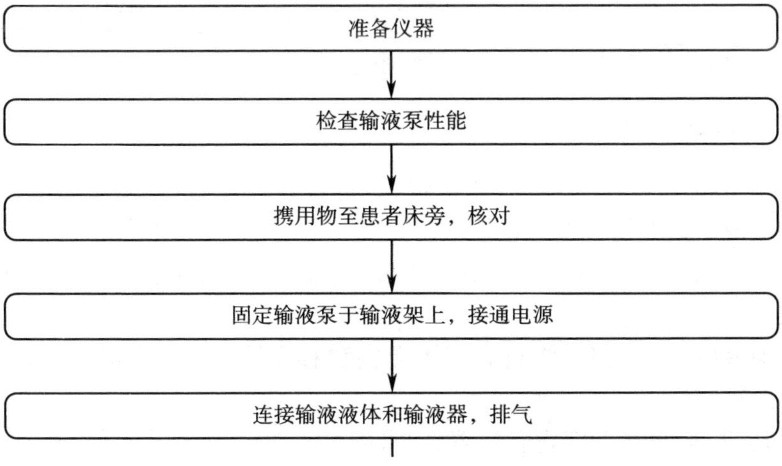

↓

打开泵门，将墨菲滴管下端的输液管道在适当位置由上而下装到输液泵的卡子上；再次检查确保输液管道内无气泡；关上泵门，打开输液器的螺旋夹

↓

轻按电源开关键，设置液体输入总量和液体输入速度，按“启动键”开始输液

↓

输液完毕，按“停止键”停止输液，打开泵门，将输液管道取出，关闭泵门，关闭电源开关

图 4-17　输液泵操作流程图

四、注意事项

1. 正确设定输液剂量和输液流速，详细记录输液泵使用的起始时间、输液总量、输液速度以及输入液体种类、药物名称及剂量。使用过程中要经常巡视，注意实际速度与设定速度是否一致等，及时发现问题及时解决。

2. 输液泵一旦发生报警情况，应及时查找原因进行处理。

3. 持续维持输注的药液所使用的输液器每 24 小时更换 1 次，防止感染。

第十七节　营　养　泵

一、概述

营养泵是通过泵轮转动挤压管道内的营养液，将营养液持续均匀恒温地注入患者胃内的方法。营养泵能以固定的速率，经由胃肠道输注液体，维持持续性的灌食，比注射器注入法更加安全有效。对于长期卧床昏迷或吞咽困难的患者，使用营养泵能降低反流、误吸、呕吐的风险。

二、操作步骤

1. 评估患者的生命体征、意识状态，胃管是否通畅、有无胃潴留，了解营养液的概况。检查营养泵的性能。

2. 向患者解释营养泵的作用。置输液架到床旁，固定营养泵于输液架上，接通电源。

3. 协助患者半卧位，将营养液体袋（瓶）挂在输液架上，排气备用，将鼻饲输注管道安装好。

4. 输注前，再次确定胃管位置，向管内注入 20ml 温开水冲管。

5. 打开鼻饲管开关,根据医嘱调节输注速度及输注总量。

6. 排气完成后,再次核对患者姓名及鼻饲液,连接胃管,妥善固定。

7. 观察营养泵运转是否通畅。

8. 告知患者灌食过程中的注意事项,并做好记录。

三、操作流程

营养泵操作流程见图 4-18。

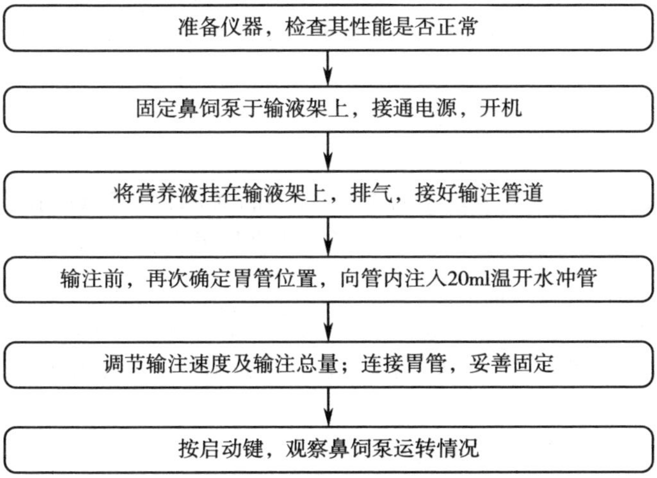

图 4-18　营养泵操作流程图

四、注意事项

1. 灌食前要检查胃管位置及是否通畅,有无潴留。

2. 正确连接管道。

3. 注意观察患者反应及有无反流等并发症。每 4 小时用至少 20ml 温开水冲洗胃管,以免堵塞。

4. 仔细观察营养泵运转情况,记录观察输注量、速度、温度等。

5. 加强口腔护理,预防并发症。

第十八节　血　糖　仪

一、概述

血糖仪用于检测血液中的葡萄糖浓度,是一种测量血糖水平的电子仪器。它通过将毛细血管的血液滴在含有葡萄糖氧化酶的试纸上，葡萄糖氧化酶与血液中葡萄糖产生的化学反应生成电子，通过电流计数设施，读取电子的数量，再转化成葡萄糖浓度读数。血糖监测的人群是糖尿病患者，及怀疑血糖异常的人群。

二、操作步骤

1. 检查血糖试纸有效期，试纸代码与血糖仪显示代码是否相符。

2. 评估患者病情及既往病史，向患者解释测量血糖的目的。

3. 准备采血，用拇指和食指夹紧采血部位的指间关节，用75%酒精消毒局部皮肤，待干。

4. 分离血糖采血器帽，使采血器的针头端口对准已消毒手指指腹，按下弹簧开关，刺入指腹，擦去第1滴血。

5. 待患者手指末端出现如绿豆状大小的血滴，快速拿起血糖仪，拉出和推进血糖仪下端手柄，把前端试纸推出，迅速与患者血液接触，使之发生化学反应。

6. 待血糖仪屏幕上出现数字，给予棉签按压止血，至出血停止。

7. 待数字逐渐消失时，血糖仪屏幕上就会出现一个数值即该患者的血清血糖值。

8. 记录患者血糖值，告知患者数值。

三、操作流程

血糖仪操作流程见图4-19。

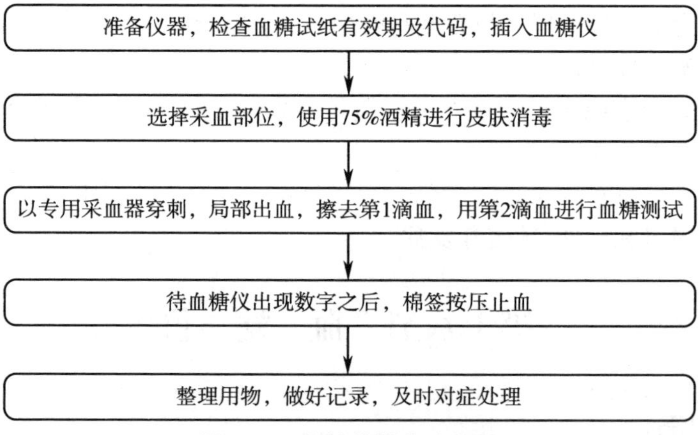

图4-19 血糖仪操作流程图

四、注意事项

1. 不同厂家的血糖试纸不能混用。

2. 定期检查试纸有效期，过期试纸不能使用，试纸开启后要在短时间内使用，防止试纸被氧化，影响结果。若为筒装试纸，使用后一定要在短时间内盖紧。

3. 取血部位酒精消毒后，须待干后再采血，以避免酒精与试纸条上的物质发生化学反应，导致血糖检测值不准确。

4. 为患者消毒皮肤时，不能用碘伏，碘离子会与试纸产生化学反应，使结果偏高。

5. 采血要规范，若患者皮肤出血不足，不可挤压，防止组织液与血液混合致血糖偏低。

6. 采血量必须能够完全覆盖试纸的整个测试区，血量不足会导致监测失败或测值偏低，血量过多，不但会污染仪器，还会引起监测结果误差。

第十九节　床旁血气分析仪

一、概述

床旁血气分析仪是便携式血液检测的医学设备，能快速检测出患者血液中的氧气、二氧化碳等气体的含量和血液酸碱度及相关指标的变化，并能得出血液中钾、钠、钙等电解质的含量，为危重患者的诊断和治疗提供有力的保障。

二、操作步骤

1. 按开机键开机，查看电池电量，保证电量充足情况下进行检测；如电池电量不足，在检测过程中会出现错误代码，导致检测失败。

2. 运行电子模拟器进行检测，显示“PASS”后进行标本检测，在显示“PASS”之前不能拔出电子模拟器。

3. 根据检验项目，抽取患者血液，并选择相应的测试卡，采血后将血液垂直滴在卡片注样池里，迅速盖上锁盖，血液应该注满注样池。

4. 水平、匀速插入测试卡，屏幕提示“LCK”，检测进行中，约 2 分钟，此过程中禁止拔出测试卡。

5. 根据屏幕显示输入操作者的工号并确认，输入患者的门诊号或留观号并确认。

6. 输入血液种类，并确认，如果不输入，则为系统默认血液种类。

7. 等待检测结果并打印，通知医生查看结果。

三、操作流程

床旁血气分析仪操作流程见图 4-20。

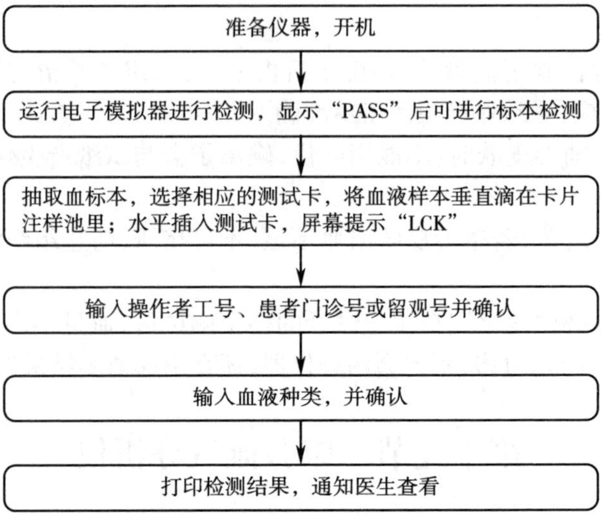
准备仪器，开机
运行电子模拟器进行检测，显示“PASS”后可进行标本检测
抽取血标本，选择相应的测试卡，将血液样本垂直滴在卡片注样池里；水平插入测试卡，屏幕提示“LCK”
输入操作者工号、患者门诊号或留观号并确认
输入血液种类，并确认
打印检测结果，通知医生查看

图 4-20　床旁血气分析仪操作流程图

四、注意事项

1. 只可拿测试卡外包装的边缘部分，严禁捏测试卡中间位置。

2. 分析仪屏幕显示“LCK”时，禁止拔出测试卡或电子模拟器，否则会严重损毁分析仪内部构件。

3. 屏幕出现“BAT”提示低电量，要更换电池，一般电池低于 7.6V 时，需更换电池。

4. 屏幕出现“SIM”提示要运行电子模拟器检测。

第二十节　床旁心脏标志物检测仪

一、概述

床旁心脏标志物检测仪用于心血管疾病的诊断与治疗，能够快速反映心肌组织的损伤程度、了解心脏功能及有无心血管炎症反应等。

二、操作步骤

1. 把检测仪放在水平、稳定的平面上，连接电源，避免摇晃或震动。

2. 启用新的检测条时需插入代码芯片，插入后无需拔出。更换检测条批号后，第 1 次使用时要插入同一批号的代码芯片，此后无需插入代码芯片。

3. 触摸屏幕“Patient Test”（患者检测），输入患者的门诊号或留观号，也可以输入患者身份证号码，用于区别患者的检测结果。

4. 屏幕提示插入检测条，将检测条水平、匀速插入插槽，注意不能插入太快或太慢，仪器提示升温，待该过程结束，仪器提示加样，并倒计时 5 分钟。

5. 加标本　用肝素锂抗凝管抽静脉血 3ml，充分摇匀，再用专用注射器抽出 150μl 血液滴入检测条，然后触摸屏幕上的“√”键。如仪器可自动识别出已滴入标本，“√”键会自动消失，直接进入检测。

6. 执行检测　屏幕上出现沙漏符号，检测时间约为 12~15 分钟。

7. 读取结果　将屏幕显示结果记录到化验单上并通知医生查看。

三、操作流程

床旁心脏标志物检测仪操作流程见图 4-21。

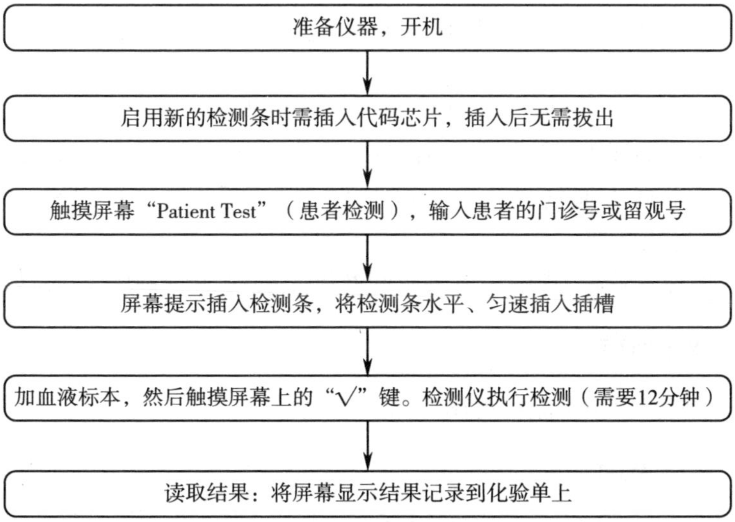

图 4-21　床旁心脏标志物检测仪操作流程图

四、注意事项

1. 标本必须应用肝素抗凝的静脉全血，不能应用其他种类的抗凝剂全血，也不允许应用血浆、血清或者毛细血管血液。

2. 测试条在冰箱中（2~8℃）存储可以保持性能稳定至有效期结束，在室温下（15~25℃）其可在有效期内保存 1 周。当测试条从冰箱中取出后可以立即应用，无需“解冻”。

3. 一旦测试条包装袋打开后必须在 15 分钟之内应用。

第二十一节 简易呼吸球囊

一、概述

简易呼吸球囊又称人工呼吸器，是进行人工辅助通气的简易工具，在患者病情危急、来不及气管插管时，可利用简易呼吸球囊加压面罩直接给氧，使患者得到充分氧气供应，改善组织缺氧状态。

二、操作步骤

1. 评估患者的呼吸状况及气道是否通畅，有无口腔异物或分泌物，必要时予吸痰，清除气道分泌物。

2. 患者取去枕仰卧位，施救者位于患者的头侧，予手法畅通气道。

3. 选择合适的面罩及简易呼吸球囊，连接面罩、呼吸气囊，调节氧流量在 10L/min 以上。

4. 施救者一手以“E-C”手法保持气道打开及固定面罩，另一手挤压球囊，球囊挤压深度为 1/3~1/2，通气频率一般成人为 10~12 次 /min，儿童 / 婴儿为 12~20 次 /min；成人通气量为 400~600ml，儿童 / 婴儿通气量为 8~12ml/kg，以可见到胸廓起伏为准。

5. 评价通气效果，观察患者的呼吸状况及唇周、甲床颜色，并做好记录。

三、操作流程

简易呼吸球囊操作流程见图 4-22。

四、注意事项

1. 使用简易呼吸球囊前应评估患者口腔有无异物，避免将口腔异物吹进气道。

2. 使用简易呼吸球囊容易发生活瓣漏气，使患者得不到有效通气，应定期检查及测试简易呼吸球囊的密封性及功能。

3. 挤压简易呼吸球囊时，压力不可过大，以挤压呼吸囊的 1/3~1/2 为宜，

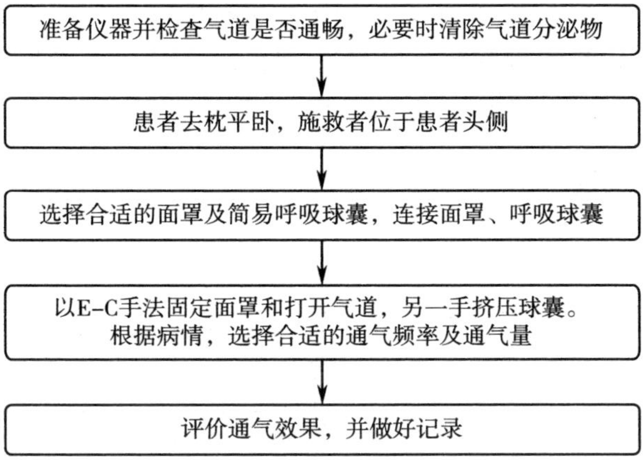

图 4-22　简易呼吸球囊操作流程图

送气时间应持续 1 秒。

4. 患者有自主呼吸时，呼吸球囊通气应与患者的呼吸动作一致，以免影响患者的自主呼吸或出现呼吸对抗。

第二十二节　可 视 喉 镜

一、概述

可视喉镜是通过喉镜片前端内置的高像素摄像头将会厌、声门的生理结构影像化，再通过视频传输线传到显示屏，使施救者清楚地观察气管插管的全过程。

可视喉镜的优点：声门暴露更加容易和清晰，提供良好的插管视野，减少气管插管引起的口、咽部组织的损伤，有利于气管插管教学。可视喉镜的适应证：肥胖患者，头部外伤、颈部活动受限、高喉结、短颈和颈粗的患者。

二、操作步骤

1. 评估患者的病情、气道情况及身高、体重，有无外伤史、义齿或牙齿松动。

2. 检查可视喉镜的电池电量是否充足，将喉镜片与视频输出线一端口连接，视频输出线另一端与显示屏连接，将可视喉镜显示屏放置在左前或右前方向，以便观看。

3. 患者取平卧位，润滑剂润滑喉镜片，从舌头中线方向推进到咽喉部。

4. 当喉镜片上的摄像头部分通过上下齿之间，将视线转移至显示屏。看到会厌时，即提起喉镜片，暴露声门。

5. 使用专用的气管插管内芯以便顺利进行插管。
6. 气管插管进入声门时,可将管芯后拉4cm,同时喉镜片后拉1~2cm。
7. 慢慢地将气管插管完全送入气管,然后取出喉镜片。

三、操作流程

可视喉镜操作流程见图4-23。

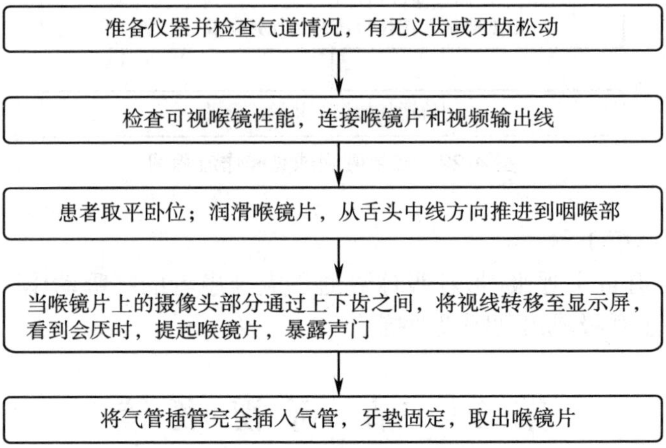

图4-23　可视喉镜操作流程图

四、注意事项

1. 喉镜片须从舌头中线方向推进到咽喉部。
2. 管芯应弯曲成与喉镜片相同的角度,或使用专用插管管芯。
3. 定期检查可视喉镜的电池电量,及时充电备用。
4. 喉镜片消毒　将视频输出线分别从显示屏及喉镜片后端拔出。用塞子紧闭喉镜片后端视频输出口处,将喉镜片送至供应室用环氧乙烷灭菌或参照产品说明书进行消毒处理。

第五章

常见急症的中西医结合急救护理

第一节　外 感 发 热

外感发热是指感受六淫之邪或温热疫毒之气，导致营卫失和，脏腑阴阳失调，出现体温升高，伴有恶寒、面赤、烦渴、脉浮等为主要临床表现的一类外感病证。

一、辨证分型

1. 风寒　恶寒重，发热轻，无汗，头痛，肢节酸疼，鼻塞流涕，咽痒咳嗽，痰薄色白。舌苔薄白而润，脉浮或浮紧。

2. 风热　身热，微恶风，汗泄不畅，头昏胀痛，目胀面赤，咳痰黏黄，咽痛口干，鼻流浊涕。舌苔薄白微黄，脉浮数。

3. 暑湿　夏令感邪，身热汗少，微恶风，肢体酸重或疼痛，头昏重胀痛，心烦口渴，小便短赤，口黏，渴不多饮，胸闷脘痞，泛恶。舌苔薄黄而腻，脉濡数。

二、临证护理

1. 退热方法

（1）中药擦拭：用解表类药物，如青蒿、柴胡、防风、荆芥等，煎汤后进行体表皮肤擦拭。

（2）中药灌肠：通过灌肠促进排便，使邪有出路。

（3）刮痧：在背部脊柱两侧、肘窝、腘窝等部位刮痧，以达到宣通气血、发汗解表、疏通经络之目的。

（4）中药沐足：以自拟方煎汤或中药颗粒剂放入热水中调制后，浸泡双足。

2. 用药护理　解表发汗汤药宜急火快煎，热服或温服，高热有汗烦渴者可凉服。患者服药后30分钟可进少量热饮料或热稀粥，以补充胃气，助发汗。

3. 饮食护理　饮食宜清淡、半流食，多补充水分，可以选择粥水、鲜榨果汁、淡盐水、运动型饮料等，温饮或热饮有助于发汗，忌生冷、辛辣、油腻食品。

（1）风寒：选生姜、葱白、芫荽煎汤，可发汗散寒；用胡椒粉、生姜末、葱等辛味发散的调味品，有散寒之功。

（2）风热：可食用清凉的食物如黄瓜、西瓜、苦瓜或绿豆汤等；发热口渴补充津液可予温开水或清凉饮料，选择多汁水果如西瓜、葡萄等；可用玉米（连须带衣）加胡萝卜、马蹄、瘦肉煲汤。

（3）暑湿：多吃芳香解暑渗湿的食物，如薏苡仁，炒扁豆，荷叶等。可用冬瓜连皮带仁加莲叶煎水代茶。

（4）在出疹性疾病如成人麻疹、登革热等流行季节，可选用芫荽煎水代茶以助透疹。

4. 应急处理

（1）患者发生抽搐时，要注意安全，上床栏，适当制动，但不要用力过猛。

（2）患者抽搐持续不缓解时，按医嘱使用地西泮（安定）等镇静，注意患者神志、瞳孔、呼吸等变化。

三、健康指导要点

1. 平素加强锻炼，增强体质；劳逸结合，养成良好的生活习惯。

2. 个人防护流行期间，尽量少去公共场所，外出时戴口罩；注意休息，加强营养。居所可用 30%~50% 的食醋加热做空气消毒。

3. 发热易耗伤阴液，应注意养护阴津，可鼓励患者多饮用糖盐水、果汁、绿豆汤、凉开水等；饮食方面宜食用清淡流质或半流质，富于营养，易于消化的食品。

4. 预防服药　根据流行情况辨证拟方，作预防服药。

第二节　胸　痹

胸痹是一种以胸部闷痛，胸痛彻背，喘息、短气不可卧为主要表现的病证，其病机有虚实两方面：实为寒凝、气滞、血瘀、痰阻等痹遏胸阳；虚为心脾肝肾亏虚，心脉失养。其临床表现多为虚实夹杂。

一、辨证分型

1. 心血瘀阻　胸闷，心悸，（胸）刺痛、痛有定处、时作时止。舌质紫黯或有瘀点、瘀斑，脉沉细涩。

2. 痰浊阻络　胸闷如窒而痛，或痛引肩背，气短喘促，肢体沉重，形体肥胖，痰多。舌淡，舌体胖大，苔腻，脉滑。

3. 阴寒凝滞　胸痛彻背、感寒痛甚，胸闷气短，心悸，重则喘息，不能平卧，面色苍白，四肢厥冷。舌淡，苔白，脉沉细。

4. 心肾阴虚　胸闷且痛，心悸盗汗，心烦不寐，腰酸膝软，眩晕耳鸣。舌红或有瘀斑，苔白，脉细数或细涩。

5. 气阴两虚　胸闷隐痛，时作时止，心悸气短，怠倦懒言，面色少华，头晕目眩，遇劳则甚。舌偏红或有齿印，苔白，脉细弱或结代。

6. 阳气虚衰　胸闷气短，甚至胸痛彻背，心悸汗出，畏寒肢冷，腰酸乏力，面色苍白，唇甲淡白或青紫。舌淡白或黯紫，苔薄白，脉细数或沉微欲绝。

二、临证护理

1. 止痛方法

（1）敷贴疗法：将邓氏冠心止痛膏贴于心前区（左腋前线第 5 肋间水平处，范围约 6cm × 8cm）处，间隔 6~12 小时后行第 2 次贴膏。换膏时，先用热毛巾轻擦局部皮肤，1~2 小时后再贴药。

（2）耳穴贴压：可用王不留行籽，取心、冠状动脉区、小肠、前列腺穴，以缓解心绞痛。

（3）穴位按摩：可按摩胸痛穴、内关、天池、神门、间使等穴，手法用力要轻，行上下颤动。

（4）灸法：心痛发作时可艾灸膻中穴。

2. 用药护理　汤药宜武火快煎，温热服，阴寒凝滞、阳气虚衰者宜热服。用药期间注意疼痛、胸闷、尿量等情况。

3. 饮食护理

（1）心血瘀阻：宜活血化瘀之品，如田七煲鸡。平时可酌情少量饮用山楂酒、红花酒或丹参酒等。

（2）痰浊壅塞：宜多食活血化瘀，祛痰养心的食物，以素食为主。可配山药、芡实、陈皮等健脾化痰的食物，或用红花酒等调理。忌肥甘厚味之品，戒烟酒。

（3）阴寒凝滞：以温通心阳、散寒止痛之品为宜，如羊肉姜桂汤、花椒粥等，平时可酌情饮少量糯米酒，忌生冷之品。

（4）心肾阴虚：宜滋阴养肾，养心安神之品，可用银耳羹、莲子粥、山药、百合粥调补；有条件者可炖服甲鱼、紫河车等；忌烟酒浓茶。

（5）气阴两虚：以益气养血之品为宜，可用西洋参 10g 煎水代茶饮，或太子参、麦冬、五味子各 10g 煎水代茶，适当配山药羹、黄芪粥、百合粥调补。

（6）阳气虚衰：宜益气温阳之品，如羊肉、韭菜、桂圆、小米等。

4. 应急处理

（1）喘促不得卧者，给予吸氧，半卧位。

（2）厥脱者，密切观察生命体征变化，有无面色苍白、冷汗淋漓、四肢厥冷等心阳暴脱的表现，及时报告医生；绝对卧床休息，遵医嘱予针刺内关、神门，或给予麝香保心丸含服以宁心安神。

（3）若患者出现心跳呼吸骤停，立即实施心肺复苏术和呼吸球囊辅助通气，尽快行气管内插管，并应用呼吸机辅助通气。除了进行有效的胸外按压外，应密切观察有无除颤指征，并及时实施除颤。

三、健康指导要点

1. 慎起居，避风寒，注意劳逸结合。

2. 保持大便通畅，嘱患者排便时勿屏气，排便不畅时可用开塞露，日常注意服用助通便的中成药以及饮食调理。

3. 合理调整饮食，适当控制进食量，禁忌刺激性食物及烟、酒，少食动物脂肪及胆固醇含量高的食物，多吃蔬菜、水果。

4. 避免紧张、劳累、情绪激动、感染等诱发因素。

第三节 哮　　病

哮病是指气痰交阻而致的以发作性痰鸣气喘为主症的肺系急症。临床主要表现为哮鸣有声，气促胸闷，甚至喘息不能平卧。本病四季均可发病，但以冬春季节多见。西医学的支气管哮喘、喘息性支气管炎等可参照本病进行救治。

一、辨证分型

1. 实证

（1）寒哮：呼吸急促，哮鸣有声，咳痰不爽，面色晦暗，口不渴，畏寒肢冷。舌淡苔白滑，脉弦紧滑。

（2）热哮：气粗息涌，喉中痰鸣声粗，胸闷胁胀，咳痰色黄，或白而黏稠，心烦汗出，面赤口苦，口干便秘。舌红，苔黄厚腻，脉滑数。

2. 虚证　气促胸闷，喉中哮鸣有声，痰少或痰多，无力咳出，倦怠无力，神疲汗出，纳呆，二便不通。舌淡胖有齿痕，苔白，脉濡数。

二、临证护理

1. 平喘方法

（1）取坐位或半坐位，给予氧气吸入。

（2）鼓励或协助患者咳痰，必要时予以吸痰，保持气道通畅。

（3）天灸疗法：本病证可在三伏天、三九天进行天灸疗法，通过对特定穴位的温热刺激，从而达到温肺逐痰、健脾补肺、增强体质的作用。急性期可用自制天灸散穴位敷贴肺俞、定喘穴；缓解期穴位敷贴三阴交、肾俞、关元、气海、命门等。

（4）平衡火罐疗法：寒哮和虚证可沿膀胱经施行平衡火罐疗法，利用火罐的温热效应，达到温通经络、祛风散寒的目的（详见附录）。

（5）砭石疗法：砭石热敷肺俞穴，以温经散寒，改善微循环。将砭石置于恒温水箱中，温度调至 60℃，10 分钟后将砭石从水箱中拿出，用毛巾擦干水迹，并用治疗巾包裹。待温度降到患者能耐受时，再将砭石直接接触皮肤。热敷时间约 20 分钟。

（6）发热者可穴位注射柴胡注射液以退热。

（7）急性期：肺俞穴刺络放血，以化瘀通络；缓解期：自血穴位注射双足三里、血海等穴。

2. 用药护理　应用平喘药时，需观察药物疗效；观察神志、心率、血压、呼吸、尿量、血氧饱和度的变化，定时检测血气分析，及时记录；中药汤剂一般宜温服，冷哮宜热服。

3. 饮食护理

（1）寒哮：忌生冷及肥甘黏腻之品，宜进温热宣通之品，葱、姜、胡椒等辛温调味品，有助于散寒宣肺。不宜过食咸、甜食，忌生冷、海腥、油腻等食物。

（2）热哮：以清淡、易消化的半流饮食为主，多饮果汁如梨汁。

（3）肺气亏虚：进补肺气之品，如动物肺、蜂蜜、银耳、百合、黄芪膏、黄芪炖燕窝等，平时饮服党参红枣汤、百合杏仁汤以达到益气固表之目的。自汗怕风者可服北芪瘦肉汤。

（4）脾气亏虚：宜清淡、易消化、富营养之品，少食多餐，多食补脾之品如莲子、山药、糯米、南瓜、芡实。

（5）肾气亏虚：宜进补肾纳气之品，可常吃木耳、狗肉、胡桃、羊肉、白果核桃粥。

4. 应急处理

（1）半卧位或坐位，减少耗氧。给予氧气吸入，可以改善缺氧、发绀。

（2）观察神志，呼吸的频率、深浅度、节律，皮肤黏膜与球结膜颜色，水、电解质、酸碱平衡情况。

（3）指导患者正确有效地遵医嘱使用解痉平喘药物及雾化吸入治疗。

（4）去除紧身衣服和厚重被服，减少胸部压迫，备好吸痰器和抢救药品，必要时呼吸机辅助通气。

三、健康指导要点

1. 居所需清除灰尘，避免放置花草、皮毛等，定时通风，生活环境避免潮湿、阴暗，减少螨虫的生长。室内不要喂养各种动物，不可使用各种杀虫剂。禁止吸烟。

2. 避免进食过甜或过咸和引起哮喘发作的致敏性食物，如海鱼、虾、蟹等。

3. 控制情绪，避免精神刺激，以免诱发哮喘。

4. 外出要随身带平喘药，以备发作时用。

5. 教会患者正确使用支气管扩张剂。

6. 避风寒，防外感，根据天气变化及时增减衣被，寒冷天气外出时戴口罩、帽子。

[附录] 平衡火罐疗法

平衡火罐疗法是拔罐疗法的一种，是运用不同的拔罐手法作用于人体的一种非药物治疗的自然平衡疗法，应用于治疗感冒、咳嗽、哮喘等病证，达到调理全身脏腑，疏通经络的目的。

平衡火罐疗法的操作步骤与拔罐相同，在拔罐的基础上运用了多种手法，包括闪罐法、走罐法、留罐法。

1. 闪罐法　是指将罐吸拔在应拔罐部位后随即用腕力取下，反复操作至皮肤潮红为止的拔罐方法。

2. 走罐法　操作前先在灌口或吸拔部位涂上一层润滑剂作为介质，再以闪火法或滴酒法将罐吸附在所选部位的皮肤上；然后，操作者用左手扶住并拉紧皮肤，右手扶住罐底，用力在应拔部位上下或左右来回推拉旋转移动，移动时，将罐具前进方向的半边略提起，以另半边着力，一般腰背部宜沿垂直方向上下推拉，四肢宜沿长轴方向来回推拉，胸胁部宜沿肋骨方向平行推拉，肩部、腹部宜用罐具自转或在应拔部位移动。反复操作多次，至所拔部位皮肤红润、充血，将罐起下。

3. 留罐法　指将罐吸拔住后，在应拔部位留置一段时间，直至皮肤出现潮红、充血或瘀血，一般留罐 10~15 分钟，吸力强者留罐时间可短些，吸力弱者留罐时间可长些。

平衡火罐疗法可按如下顺序进行操作。

（1）闪罐：在背部两侧膀胱经分别闪罐 3 个来回，1 个从上而下，1 个从下而上。

（2）揉罐：闪罐至火罐温热时，将火罐沿督脉及膀胱经走向揉背部 3 次。

（3）推罐：涂少量润滑油于背部，沿督脉及膀胱经走向推罐3个来回，推罐吸力适中，顺序：先中间、后两边，以皮肤起红晕为度。

（4）抖罐：沿背部两侧膀胱经分别抖罐3个来回。

做各种手法时要视患者皮肤情况及耐受程度而定，避免造成患者皮肤过度摩擦。

4. 平衡火罐疗法的取位原则

（1）取中为主：躯体为主，四肢为辅。

（2）胸、腹、盆腔内器官的治疗，以背、腰、骶为主；胸部疾病以取后背为主（华佗夹脊穴，膀胱经）。

（3）根据疾病的发展阶段取位：急性病或慢性病急发，取健侧；反之，慢性病或急性病的恢复期，取患侧。

5. 平衡火罐疗法的补泻原则

（1）顺时针为补，逆时针为泻。

（2）顺经络为补，逆经络或垂直为泻。

第四节 心 悸

心悸是因外感或内伤，致气血阴阳亏虚，心失所养；或痰饮瘀血阻滞，心脉不畅，引起以心中急剧跳动，惊慌不安，甚则不能自主为主要临床表现的一种病证。心悸因惊恐、劳累而发，时作时止，不发时如常人，病情较轻者为惊悸；若终日悸动，稍劳尤甚，全身情况差，病情较重者为怔忡。怔忡多伴惊悸，惊悸日久不愈者亦可转为怔忡。

一、辨证分型

1. 心虚胆怯　心悸不宁，善惊易恐，坐卧不安，少寐多梦而易惊醒，食少纳呆，恶闻声响。苔薄白，脉细略数或细弦。

2. 心脾两虚　心悸气短，面色不华，怠倦乏力，神疲乏力，纳呆食少，腹胀便溏。舌淡红，脉细弱。

3. 阴虚火旺　心悸易惊，心烦失眠，五心烦热，口干，盗汗，思虑劳心则症状加重，伴有耳鸣，腰酸，头晕目眩。舌红少津，苔薄黄或少苔，脉细数。

4. 心阳不振　心悸不安，胸闷气短，动则尤甚，面色苍白，形寒肢冷。舌淡苔白，脉虚弱，或沉细无力。

5. 水饮凌心　心悸，胸闷痞满，渴不欲饮，下肢浮肿，形寒肢冷，伴有眩晕，恶心呕吐，流涎，小便短少。舌淡，苔滑，脉沉细而滑。

6. 心血瘀阻　心悸，胸闷不适，心痛时作，痛如针刺，唇甲青紫。舌质紫黯或有瘀斑，脉涩或结或代。

二、临证护理

1. 止悸方法

（1）敷贴疗法

1）将邓氏冠心止痛膏敷贴于内关、膻中或心俞穴，间隔 6~12 小时后行第 2 次贴膏，换膏时，先用热毛巾轻擦局部皮肤，1~2 小时后再贴药。

2）用复方丁香开胃贴敷贴神阙穴，以达调脾护心之功。

（2）中药热熨疗法：吴茱萸药包热熨腹部，通过对经络的调整，达到补虚泻实，促进阴阳平衡的作用。

（3）穴位注射法：用黄芪注射液、丹参注射液穴位注射足三里。通过穴位刺激及药物注射，达到运行气血，补养心气的作用。

（4）沐足：睡前用牛膝、当归煎水泡脚，也可以用热水加白醋泡脚，注意水温防烫伤；泡脚时双脚来回搓洗，不断按摩涌泉穴。

2. 用药护理

（1）观察并记录服药后的效果及反应。

（2）心阳不振者中药汤剂应热服，阴虚火旺者宜偏凉服，水饮凌心者中药汤剂宜浓煎，少量频服，或饭后 30~60 分钟热服。其余证型中药汤剂宜温服。

（3）安定神志的药物，宜早晚服。

（4）朱砂有毒，要小剂量，不可久服；若用附子，也应注意剂量的使用，宜先煎久煎，以防中毒。

3. 饮食护理

（1）心虚胆怯：饮食宜镇静安神、补血养心的食物，如酸枣仁汤、人参炖鸡汤、小麦百合生地汤、黄芪莲子红枣粥等。避免饮食过量过快，平日生活有规律，忌暴饮暴食，忌生冷、肥腻煎炸、辛辣、烟酒、咖啡等。

（2）心脾两虚：以补益心脾为主，宜食开胃健脾、益气养血、营养丰富易消化的食物，多食肉、蛋、肝、血之类，可服紫河车粉，或党参枸杞子炖鸡汤、莲子麦冬太子参炖猪心，鼓励食用各种粗粮等。

（3）阴虚火旺：饮食以清淡养阴、降火而富于营养为原则，如甲鱼汤、桑椹果汁、银耳红枣莲子百合羹等，忌食辛辣刺激及肥甘厚味之品。

（4）心阳不振：饮食宜用温阳之品，如羊肉、胡桃肉、海参等，取桂枝桂圆煎水服用。

（5）水饮凌心：予低盐或无盐饮食，宜振奋心阳、化气行水之品，以细软温热之素食为主，可食扁豆、莲子、胡桃、栗子、龙眼、瘦猪肉、牛肉、羊肉、鳗鱼、鳝鱼、鲤鱼赤豆汤等；浮肿者，应适当限制饮水量。

（6）心血瘀阻：饮食宜活血化瘀、理气通络、清淡之品，可食瘦肉、鱼类、淡菜、万年青饮等，忌动物油脂及内脏，慎食或不食富含胆固醇食物。

4. 应急处理

（1）严密监测心悸的情况，观察患者有无剧烈胸痛、呼吸困难、咳嗽、咳痰、尿少等表现，及时汇报，及时处理。

（2）遵医嘱辨证用药，观察患者服药后的情况。

三、健康指导要点

1. 调情志，慎起居。适当参加体育锻炼，保持乐观、情绪稳定，坚持治疗。应避免惊恐、忧思恼怒等不良刺激。指导家属做好陪伴和安抚。

2. 保持大便通畅，避免排便时因用力过度而发生意外。

3. 积极治疗原发病，避免诱发因素。

第五节　腹　　痛

腹痛是指胃脘以下、耻骨毛际以上的部位发生疼痛为主症的病证。凡感受寒热之邪，情志失调及食滞虫积所伤，皆可导致脏腑失和，气血阻滞，或气血亏虚，经脉失养而出现腹痛。巢元方《诸病源候论》将腹痛专立单独病候，并把腹痛分为急腹痛与久腹痛，认为病因是脏腑虚弱，寒冷之气所客，结聚不散。本章节主要阐述急腹痛。

一、辨证分型

1. 寒邪凝滞　腹痛急暴，得温则减，遇冷更甚，多有受寒病史，兼见口不渴或喜热饮，尿清便溏，或大便不通，手足厥冷。苔薄白，脉沉紧或弦紧。

2. 湿热中阻　腹痛拒按，胀满不舒，大便秘结或黏滞不爽，兼见烦渴引饮，自汗，小便短赤。苔黄腻，脉洪数或弦数。

3. 肝郁气滞　脘腹胀闷或痛，攻窜不定，痛引少腹，得嗳气减轻，遇恼怒加重，与情绪波动有关，兼见胸闷、纳呆、喜太息、矢气后痛减。苔薄白，脉弦。

4. 饮食积滞　脘腹胀满疼痛，拒按，恶食，嗳腐吞酸，兼见痛而欲泻，泻后痛减，臭秽难闻，或大便秘结，有伤食病史。苔腻，脉滑实。

5. 中虚脏寒　腹痛绵绵，时作时止，喜热恶冷，痛时喜按，饥饿及劳累后更甚，兼见神疲气短，怯寒，便溏。舌淡苔白，脉沉细或虚弱。

6. 瘀血内停　腹痛较剧，痛如针刺，痛处固定，经久不愈，兼见胃肠包块，拒按。舌质紫黯，脉细涩。

二、临证护理

1. 止痛方法

（1）配合医生行针法，根据虚实寒热选择不同穴位。如寒痛取关元、下巨虚；热痛取内关、气海、行间、建里，用泻法，宜持续运针至痛解；实痛选中脘、足三里，气滞者加期门，血瘀者加地机。

（2）灸法：艾灸气海、中脘、内庭、脾俞、神阙等穴。

（3）灌肠：中药或开塞露灌肠排出肠内积气，保持大便通畅，使邪有出路。

（4）中药热熨疗法：吴茱萸药包热熨促进肠蠕动，减轻肠胀气及腹痛。

（5）敷贴疗法：四黄水蜜外敷局部。

2. 用药护理

（1）寒邪凝滞：服温中散寒，理气止痛之汤剂，宜温服。

（2）湿热中阻：服泻热通腑，行气导滞之汤剂，宜凉服。

（3）肝郁气滞：服疏肝解郁，理气止痛之汤剂，宜温服。

（4）饮食积滞：服消食导滞，理气止痛之汤剂，宜温服。

（5）中虚脏寒：服温中补虚，缓急止痛之汤剂，宜趁热即服。

（6）瘀血内停：服化瘀通络，理气和胃之汤剂，宜温服。

3. 饮食护理

（1）寒邪凝滞：轻症可自服生姜煲粥或肉桂、紫苏、陈皮煲汤，以温中散寒；宜清淡、半流饮食，忌生冷，油腻食品。

（2）湿热中阻：饮食宜清淡半流食，多补充水分，酌情饮用蜜糖水，少食多餐，忌辛辣、油煎肥厚食品，戒酒戒烟。

（3）肝郁气滞：饮食忌寒凉，生冷，肥腻；多吃柑橘、桂皮、丁香、桃仁、银杏，少吃盐和味精；不宜吃甘薯、芋艿、蚕豆、栗子等容易胀气的食物。

（4）饮食积滞：饮食规律节制，忌暴饮暴食；可选陈皮炒薏苡仁煲鸭汤或太子参无花果煲猪瘦肉；多饮山楂茶；不宜吃甘薯、芋艿、蚕豆、栗子等容易胀气的食物。

（5）中虚脏寒：饮食富含营养、易消化之品，可以黄芪、党参煲汤饮或煲黄芪良姜糯米粥。忌食猕猴桃、甘蔗、西瓜、柿子、香蕉、梨、螺蛳、蟹等寒凉食品。

（6）瘀血内停：饮食以滋阴养血，甘平食物为主，如山药、茯苓、薏苡仁、莲子、胡萝卜、枸杞、蛋乳类食品；忌寒凉，生冷之品。

4. 应急处理

（1）监测生命体征变化、疼痛的性质和持续时间。如患者发生面色苍白、血压下降或出现腹膜刺激征及时汇报医生，抢救处理。

（2）患者疼痛烦躁时注意安全，上床栏，留陪人。

三、健康指导要点

1. 调情志，慎起居。

2. 饮食宜少食多餐，必要时禁食；忌食一切油腻、坚硬、生冷之物。勿暴饮暴食，饭后1小时内勿做剧烈活动。

3. 平素加强锻炼，增强体质和御邪能力。勿贪凉露宿，或过于冒暑劳作，以防暑热，寒湿入侵。

第六节　呕　　吐

呕吐是指胃失和降，气逆于上，迫使胃中之物从口中吐出的一种病证。临床以有物有声谓之呕，有物无声谓之吐，无物有声谓之干呕。《诸病源候论》指出呕吐的发生是由于胃气上逆所致；刘完素《素问玄机原病式》指出："凡呕吐者，火性上炎也，无问表里，通宜凉膈散。"

一、辨证分型

1. 饮食停滞　呕吐物酸腐，脘腹胀满拒按，嗳气厌食，得食更甚，吐后反快，大便或溏或结，气味臭秽。苔厚腻，脉滑实。

2. 肝气犯胃　呕吐吞酸，嗳气频作，胸胁胀满，烦闷不舒，每因情志不遂而呕吐吞酸更甚。舌边红，苔薄白，脉弦。

3. 痰饮内阻　呕吐物多为清水痰涎，胸脘满闷，不思饮食，头眩心悸，或呕而肠鸣。苔白腻，脉滑。

4. 脾胃虚寒　饮食稍有不慎，或稍有劳倦，即易呕吐，时作时止，胃纳不佳，脘腹痞闷，口淡不渴，面白少华，倦怠乏力。舌质淡，苔薄白，脉濡弱。

5. 胃阴不足　呕吐反复发作，但呕吐量不多，或仅吐唾涎沫，时作干呕，口燥咽干，胃中嘈杂，似饥而不欲食。舌红少津，脉细数。

6. 外邪犯胃　突然呕吐，吐物清冷，胃脘不适或疼痛，可伴发热恶寒，头身疼痛，胸脘满闷。苔白腻，脉浮紧或濡缓。

二、临证护理

1. 止呕方法

（1）敷贴疗法：生姜切片或捣为糊状，敷于双侧内关穴；或者明矾、吴茱萸调陈醋，敷于双涌泉穴。

（2）穴位按摩：取内关、合谷、中脘、建里、天突、内关、足三里等穴。

（3）中药热熨疗法：吴茱萸药包热敷上腹。

2. 用药护理　尽可能睡前给药，口服药物分次餐后服用或睡前服。及时准确给予止吐药物，必要时使用镇静药物辅助治疗。

（1）饮食停滞：中药宜温服。

（2）肝气犯胃：中药宜凉服。

（3）痰饮内阻：中药宜偏热服。

（4）脾胃虚寒：中药宜温热服。

（5）胃阴不足：中药宜温热服。

（6）外邪犯胃：中药宜温服。

3. 饮食护理

（1）饮食停滞：宜消食化滞之品，如山楂、麦芽、粳米等。禁忌硬固、不易消化、肥甘厚腻之品，限制食量，不宜暴饮暴食。

（2）肝气犯胃：宜清淡、疏利行气之品，如番茄、冬瓜、萝卜、雪梨、苹果、西瓜、金橘等。

（3）痰饮内阻：宜细软温热之品，忌生冷、肥甘、甜腻等生痰之品，大便秘结者可给缓泻剂，如蜂蜜、番泻叶、果导等。

（4）脾胃虚寒：宜营养丰富、健脾益胃之品，少量多餐，如山药、龙眼肉、生姜、扁豆、大枣、荔枝等。

（5）胃阴不足：宜细软、滋补之品，如豆浆、瘦猪肉、鸭蛋、梨、白菜、番茄、西瓜、藕、甘蔗等。口燥咽干者，用梨汤、鲜芦根煎水代茶饮等。

（6）外邪犯胃：宜清淡的流质或半流，忌油腻、甜黏之品。

4. 应急处理

（1）严密观察呕吐物的性质、颜色、气味、频率。

（2）呕吐严重时注意保持呼吸道通畅以防窒息，备好急救仪器。

（3）如出现尿量减少、血压下降、神志淡漠等虚脱表现应立即汇报医生，及时处理。

三、健康指导要点

1. 调情志，慎起居。

2. 养成良好的饮食习惯，注意饮食卫生，避免饥饱无度、生冷不忌、恣食厚味。

3. 了解诱发呕吐的常见原因和发病规律，尽量避免致病因素。

第七节　泄　　泻

泄泻是以排便次数增多，粪质稀溏或完谷不化，甚至泻出如水样为主症的病证。古有将大便溏薄而势缓者称为泄，大便清稀如水而势急下者称为泻，现临床一般统称泄泻。

本病一年四季均可发生，以夏秋两季为多见。其主要病变在脾胃和大小肠。外邪侵袭、饮食所伤、情志失调、脾胃虚弱、肾阳虚衰等均可导致脾胃功能失调，运化失职，而发生泄泻。

一、辨证分型

1. 湿热蕴结　腹泻腹痛，泻下急迫，或泻而不爽，粪色黄褐，气味臭秽，肛门灼热，小便短赤，烦热口渴。舌质红，苔黄腻，脉濡数或滑数。

2. 寒湿阻滞　泄泻清稀，甚如水样，腹痛肠鸣，脘闷食少。苔白腻，脉濡缓。若兼外感风寒者，则有恶寒发热头痛，肢体酸痛。苔薄白，脉浮。

3. 食滞胃肠　腹痛肠鸣，泻下粪便臭如败卵，泻后痛减，脘腹胀满，嗳腐酸臭，不思饮食。苔垢腻或厚腻，脉滑。

4. 脾胃虚弱　大便时溏时泻，迁延反复，完谷不化，饮食减少，食后脘闷不舒，稍进油腻食物则大便次数明显增加，面色萎黄，神疲倦怠。舌淡苔白，脉细弱。

5. 肝气乘脾　时有胸胁胀闷，嗳气少时，每因抑郁恼怒或情绪紧张之时，发生腹痛腹泻。舌淡红，脉弦。

6. 肾阳虚衰　黎明之前发作，腹部作痛，肠鸣即泻，泻后而安，形寒肢冷，腰膝酸软。舌淡苔白，脉沉细。

二、临证护理

1. 止泻方法

（1）中药热熨疗法：莱菔子药包、吴茱萸药包热敷腹部。

（2）灸法：取中脘、神阙、天枢、足三里等穴艾灸。

（3）穴位按摩

1）湿热蕴结：清小肠，退六腑，揉天枢，推脾经及推大肠均用泻法以清热化湿，调腑止泻。

2）寒湿阻滞：推三关，揉外劳宫，推脾经及推大肠均用补法以健脾化湿，温中止泻。

3）食滞胃肠：揉板门，揉中脘，揉天枢，推脾经用补法，推大肠用清法以健脾消食，调腑止泻。

4）脾胃虚弱：推三关，捏脊，按揉足三里，推脾经及推大肠均用补法以健脾益气，固肠止泻。

5）肝气乘脾：按摩中脘、天枢、气海、关元、肾俞、脾俞、肝俞等穴。

6）肾阳虚衰：按摩中脘、天枢、气海、关元、肾俞、足三里等穴，用补法。

2. 用药护理

（1）湿热蕴结、肝气乘脾证患者，中药汤剂宜凉服；寒湿阻滞、食滞胃肠、脾胃虚弱、肾阳虚衰证患者，中药汤剂宜温服。

（2）遵医嘱使用止痛、止泻药，并观察用药后效果。

（3）根据患者脱水情况，及时遵医嘱给予补液，保持水电解质平衡。一般患者口服补液盐，严重腹泻伴恶心与呕吐、禁食或全身症状显著者经静脉补充水分和电解质。

3. 饮食护理　鼓励患者多喝水，多吃富含钾钠且易消化的食物，腹泻严重者，应禁食，病情好转后，应从流质饮食（如淡米汤、面汤、淡果汁、藕粉、蛋花汤等）开始，逐渐过渡到半流饮食、普食。

（1）湿热蕴结：宜食用冬瓜、绿豆芽、小白菜、苦瓜、薏苡仁、芡实、赤小豆等清热化湿，理气止泻之品，少吃肥甘厚腻之品。忌暴饮暴食、酗酒。

（2）寒湿阻滞：宜食用生姜、薏苡仁、芡实、陈皮、紫苏等散寒除湿，和中止泻之品。少吃生冷、寒凉的食物。

（3）食滞胃肠：宜食用山楂、芡实、陈皮、茯苓等消食化滞，和胃降逆之品。少吃生冷、寒凉的食物。

（4）脾胃虚弱：宜食用山药、薏苡仁、陈皮、茯苓、白扁豆等健脾理气，和胃止泻之品。少吃肥甘厚腻、寒凉的食物。

4. 应急处理

（1）严密观察病情变化，包括大便的次数、形状、颜色、质、量、气味，生命体征、神志、尿量的变化。

（2）如果出现尿量减少、血压下降、神志淡漠等休克的表现，应立即通知医生，予抗休克处理，加快补液速度，保证液体的充分补充。

三、健康指导要点

1. 调情志，慎起居。

2. 养成良好的饮食习惯，注意饮食卫生，避免饥饱无度、生冷不忌、恣食厚味。

3. 了解引起泄泻原因，尽量避免致病因素。

第八节　石　　淋

石淋因湿热久蕴，煎熬尿液成石，阻滞肾系所致，以疼痛、尿中排出砂石、血尿为主症，其病位在膀胱和肾，涉及肝脾。

一、辨证分型

1. 湿热蕴结 腰或下腹坠痛，小便浑浊黄赤，常伴急迫、灼热感，大便干结。舌苔黄腻，脉滑实或弦数。

2. 气血瘀滞 腰痛发胀，少腹刺痛，尿中夹血块或尿色黯红，解时不畅。舌质黯紫或有瘀斑，脉细涩。

3. 肾气亏虚 腰腹隐痛，排尿无力，少腹坠胀，神倦乏力，甚则颜面虚浮，畏寒肢冷。舌体淡胖，脉沉细弱。

二、临证护理

1. 止痛方法

（1）配合医生行针法：取中极、肾俞、膀胱俞、三阴交、阳陵泉等。若疼痛仍不缓解，可遵医嘱给镇痛解痉剂。

（2）运动疗法：肾结石采取局部肾区拍打；有输尿管结石时做跳跃活动；膀胱结石患者应鼓励其憋尿后再用力排尿，有利于结石排出。

（3）中药热熨疗法：肾气亏虚者下腹部、腰部宜热敷，用四子散药包热熨下腹部。

（4）敷贴疗法：四黄水蜜外敷腰部，以通经活络止痛。

（5）灸法：艾灸关元、气海、肾俞等穴，以促排尿。

（6）体外震波碎石法。

（7）耳穴贴压：可取肾、膀胱、输尿管、尿道、三焦、外生殖器等耳穴，每日按压 3~5 次，每次 30 分钟，按压前饮水 200~500ml，并增加活动量。

2. 用药护理

（1）湿热蕴结者汤药宜凉服，气血瘀滞者汤药宜温服，肾气亏虚者汤药宜久煎热饮。

（2）遵医嘱坚持服药，特别是尿酸结石的患者，勿自行停药或随意增减药物的剂量。

（3）服药后定期复查患者病情的逆顺变化。

（4）服用中药后避免受风寒，汗出及时用干毛巾擦汗。

3. 饮食护理 嘱患者多饮水，每日饮水 2 500~3 000ml。根据结石成分调节饮食：含钙结石者，限制含钙、草酸类的食物，如菠菜、土豆、奶制品、巧克力、草莓、浓茶等，避免高糖、高胆固醇和高脂肪的食物，多食用高纤维食物；尿酸结石者不宜食高嘌呤食物，如动物内脏等。

（1）湿热蕴结：宜用清热疏利之品，宜多饮开水或绿茶，以清热利湿。禁酒、忌食肥甘及辛辣炙煿助火生湿之品，如肥肉、辣椒等。

（2）气血瘀滞：宜用行气活血、通络之品，如枸杞桃仁鸡丁、山楂、白术、木耳、赤小豆等。

（3）肾气亏虚：宜补肾益气健脾之品，如山药、黄芪、人参、黑豆、羊肉、芡实茯苓粥、当归羊肉汤等。忌寒凉、生冷食物。

4. 应急处理

（1）注意观察疼痛发生的时间、部位、性质、次数，有无发热、血尿，有无砂石排出，有无排尿突然中断等情况，如有血尿遵医嘱应用止血药物。

（2）石淋绞痛发作时，患者出现坐卧不安，面色苍白，四肢逆冷、恶心呕吐、出冷汗，甚至休克。出现虚脱时，按休克处理，做好抢救记录。

三、健康指导要点

1. 指导患者平时多饮水，每日至少饮水 2 000~3 000ml。
2. 避免过劳、外感及可能引起淋证复发的因素。
3. 注意饮食禁忌，限制含钙、草酸类的食物，如菠菜、豆制品、动物内脏等。
4. 平素可根据身体状况做一些跳跃运动，有助于小的结石排出体外。

第九节　头　　痛

头痛指由于外感与内伤，致使脉络绌急或失养，清窍不利所引起的以患者自觉头部疼痛为特征的一种常见病证，也是一个症状，可以发生在多种急慢性疾病中，有时亦是某些相关疾病加重或恶化的先兆。

一、辨证分型

1. 外感头痛

（1）风寒：头痛起病较急，其痛如破，连及项背，畏寒恶风，口不渴。苔薄白，脉多浮紧。

（2）风热：头痛而胀，甚则头痛如裂，发热或恶风，口渴欲饮，面红目赤，便秘。舌红苔黄，脉滑。

（3）风湿：头痛如裹，肢体困重，胸闷纳呆，小便不利。苔白腻，脉滑。

2. 内伤头痛

（1）肝阳上亢：头胀痛而眩，心烦易怒，胁痛，夜眠不宁，口苦。舌红苔薄黄，脉沉有力。

（2）肾虚：头痛而空，腰痛膝软，神疲乏力，遗精带下，耳鸣少寐。舌红少苔，脉沉细无力。

（3）气血虚：头痛而晕，心悸不宁，遇劳则重，自汗，气短，畏风，神疲乏力。

舌淡苔薄白，脉沉细而弱。

（4）痰浊蒙窍：头痛昏蒙，胸脘满闷。舌胖大有齿痕，苔白腻，脉沉滑。

（5）瘀血阻窍：头痛经久不愈，其痛如刺，固定不移。舌紫或有瘀斑，苔薄白，脉沉细而涩。

二、临证护理

1. 止痛方法

（1）穴位按摩：取百会、上星、头维、太阳、风门、风府、外关、列缺等穴，用泻法。

（2）梅花针疗法：取太阳、印堂、风池、天柱、上星、攒竹等穴。

（3）开天门疗法详见附录。

（4）配合医生行针法。前头痛取印堂、攒竹、合谷、内庭穴；侧头痛取太阳、角孙、悬颅、外关、足临泣穴；后头痛取天柱、风池、后溪、申脉穴；头顶痛取百会、上星、太冲、内关穴。用平补平泻法，留针 20 分钟。

2. 用药护理　内伤头痛之汤药宜文火慢煎，外感头痛之汤药宜武火急煎，热服或温服；如头痛呈规律性，宜头痛前 1 小时服之。

3. 饮食护理　饮食宜清淡、易消化之品，多补充水分，忌生冷，辛辣、油腻食品。

（1）风寒：宜温热之品，可饮生姜汤，或用防风、葱白煎水取汁煮粥。

（2）风热：宜清淡之品，可食用新鲜蔬菜、水果，如苦瓜、梨等，忌辛辣之品。

（3）风湿：宜清淡之品，可用荷叶、藿香、佩兰煎水代茶饮，忌生冷之品。

（4）肝阳上亢：宜凉润之品，可用决明子、菊花煎水代茶饮，忌烟酒，少食辛辣之品。

（5）肾虚：宜清淡、营养丰富之品，如芝麻糊、甲鱼汤等，忌辛辣之品、酒类。

（6）气血虚：宜清淡、滋补、营养丰富之品，可食用蛋类、奶类、瘦肉等，忌辛辣之品、酒类。

（7）痰浊蒙窍：宜清淡饮食，可食用薏米粥等，忌肥甘厚腻之品。

（8）瘀血阻窍：宜清淡疏利之品，可饮用红花茶、田七炖肉汁等。

4. 应急处理

（1）患者头痛剧烈、躁动不安时，应注意防止其坠床、舌咬伤，必要时用床栏、约束带固定。

（2）患者剧烈头痛不得缓解时，按医嘱使用止痛药，注意观察病情变化。

三、健康指导要点

1. 保证充足睡眠，注意休息，避免过劳。

2. 保持平和、乐观的心态，培养各类兴趣爱好。

3. 适当锻炼，增强体质。

4. 积极治疗引起头痛的原发疾病。

[附录]开天门疗法

开天门是运用各种推拿手法，作用于头面部的穴位上，刺激末梢神经，使机体产生感应，疏通经络，促进血液循环，加强机体代谢功能的技术操作，具有开窍宁神、平肝息风、升阳固脱、疏风解表、通络明目、止痛等作用，可平衡阴阳，缓解头晕、头痛、偏头痛、失眠、高血压等病证。即使无病痛，通过按摩也可以增强体质，起到预防保健作用。操作重点步骤如下。

1. 评估病情、头部皮肤情况，心理状况及身体耐受力等。

2. 开天门常用的头面部穴位上星、印堂、头维、攒竹、丝竹空、百会、太阳、风池、肩井、风府穴。

3. 手法

（1）推上星：双手拇指交替自印堂穴向上推至上星，共做 36 次。

（2）推头维：双手拇指交替自印堂穴向上推至头维穴，共做 36 次。

（3）抹眉：从攒竹穴开始抹眉至丝竹空穴，共做 36 次。

（4）梳理太阳经：双手指端交替梳推头额 10~20 次。

（5）叩印堂：中指指腹叩击印堂穴 36 次。

（6）叩百会：36 次。

（7）揉太阳：分别按顺时针和逆时针方向揉太阳穴 10 次。

（8）轻拍头部：按以下顺序轻拍头部 3 分钟：前额→左太阳穴→前额→右太阳穴→前额→额顶。

（9）按压双侧风池及肩井穴 5~10 次。

补泻手法：根据刺激强度，轻刺激的手法为补，重刺激的手法为泻；按手法频率快慢来看，频率快的手法为泻，频率慢的手法为补；以手法操作的时间来讲，操作时间较长的手法为补，操作时间较短的手法为泻。

4. 操作过程中应询问患者的感受，以便及时调整手法。

5. 操作后协助患者整理衣着，安排舒适卧位，整理床单位，清理用物。

6. 开天门常用穴位的定位

（1）上星——前发际正中直上 1 寸。

（2）印堂——两眉头连线的中点。

（3）头维——额角发际直上 0.5 寸。

（4）攒竹——眉头凹陷中。

（5）丝竹空——眉梢处凹陷中。

（6）百会——后发际直上 7 寸（两耳尖直上、头顶正中）。

（7）太阳——眉梢与目外眦之间后约 1 寸凹陷处。

（8）风池——胸锁乳突肌与斜方肌之间、平风府穴处。

（9）肩井——大椎穴与肩峰连线的中点处。

（10）风府——后发际正中直上 1 寸。

第十节　眩　　晕

眩晕是以头晕、眼花为主症的一类病证。眩即眼花，晕即头晕，两者常同时并见，故统称为“眩晕”。多由风阳上扰，痰瘀内阻等导致脑窍失养，脑髓不充。轻则闭目即止，重者如坐车船，旋转不定，不能站立，或伴有恶心、呕吐、汗出甚至昏倒等症状。多见于内耳性眩晕、颈椎病、椎基底动脉系统血管病、原发性高血压、脑动脉硬化、贫血等。

一、辨证分型

1. 肝阳上亢　眩晕，头痛，急躁易怒，面红，目赤，口干，口苦，便秘，溲赤。舌红苔黄，脉弦数。

2. 痰浊中阻　眩晕，头重如蒙，纳呆恶心，体倦多寐。苔白腻，脉濡滑。

3. 气血亏虚　眩晕动则加剧，劳累即发，面色淡白，神疲乏力，倦怠懒言，唇甲不华，发色不泽，心悸少寐，纳少腹胀。舌淡苔薄白，脉弱。

4. 肾精不足　眩晕健忘，少寐耳鸣。偏阴虚者，兼有五心烦热，舌红，脉细数；偏阳虚者，兼有形寒肢冷，舌淡，脉沉细弱。

二、临证护理

1. 止晕方法

（1）中药热熨疗法：以自拟经验方，研为细末，装入枕芯，微波炉加热，置于患者颈下，保持热度 30~60 分钟。

（2）耳穴贴压：可选择神门、肝、脾、肾、降压沟、心、交感等穴。

（3）配合医生行针法：平衡针取头痛、升提、颈痛、胃痛等穴；腹针取归元、商曲、气穴。

（4）穴位按摩：取百会、风池、上星、头维、太阳、印堂等穴。

（5）中药沐足：根据不同证型，选用相应中药辨证拟方进行沐足。

2. 用药护理　中药与西药的服药时间应间隔 1~2 小时，肝阳上亢宜凉服，痰浊中阻宜温服，气血亏虚宜温热服，肾精不足中药宜早晚温服。若眩晕发作有定时，可于发作前 1 小时服药，或能缓解症状。若伴呕吐时，可将药液浓缩，少量多次频服，必要时鼻饲给药。

3. 饮食护理

（1）肝阳上亢：饮食以清淡为主，可多食用山楂、淡菜、紫菜、芹菜、海蜇、荸荠、香菇等，禁食辛辣、油腻、黏滑及过咸之品。

（2）痰浊中阻：饮食宜祛痰、和胃健脾之品，以素食为主，可多食薏米、红小豆、西瓜、玉米、冬瓜、竹笋等清热利湿之物，禁忌甜黏、生冷、肥腻饮食。

（3）气血亏虚：饮食宜益气补血，少食多餐，以细软、滋补为主，鼓励患者食用各种粗粮、红枣、山药、莲子、蜂蜜等。

（4）肾精不足：饮食宜营养丰富，易消化，有补益肾精作用的食物，如黑芝麻、胡桃肉、甲鱼、羊肝、猪肾等。阴虚患者忌食羊肉、辛辣。

4. 应急处理

（1）严密监测患者生命体征变化，观察神志、瞳孔等变化。

（2）做好安全管理，眩晕时宜卧床休息，协助生活起居，防跌仆损伤。

三、健康指导要点

1. 调情志，慎起居。

2. 加强体育锻炼，增强体质。

3. 指导患者避免深低头、旋转、剧烈的头部运动；改变体位时动作要缓慢。

4. 有高血压病史者要坚持服药，定期测量血压。

5. 居家进行五音疗法　根据不同证型选择不同的音乐，如肝阳上亢者，可给予有商调式音乐，有良好的制约愤怒和稳定血压的作用，如《江河水》《汉宫秋月》等；如肾精不足者，可给予羽调的音乐，其柔和清润的特点可有助滋阴补益的作用，如《二泉映月》《寒江残雪》等。

第十一节　急　惊　风

急惊风是指多种原因引起的临床以全身或局部骨骼肌群突然发生不自主收缩，常伴意识障碍的一种病证。高热惊厥属于中医学的“急惊风”范畴，一般以 5 岁以下儿童多见。中医学认为，小儿高热惊厥的发生多由于感受外邪，入里化热，热极生风所致。

一、辨证分型

1. 实证

（1）外感惊风：骤起高热，头痛，鼻塞流涕，咳嗽，咽赤，突然神昏抽搐。舌红苔黄腻，脉浮数。

（2）疫毒惊风：壮热不退，烦躁口渴，四肢厥冷，突然两目上窜，肢体抽搐，昏迷。舌红苔黄腻，脉细数。

2. 虚证　面色时青时白，夜卧不宁，甚而惊厥，偶有发热，大便色青。舌淡红苔薄白，脉数不整。

二、临证护理

1. 止惊方法

（1）指压人中。

（2）配合医生行针法：实证用泻法，虚证用补法；取人中、涌泉、十宣、合谷、内关、曲池、大椎等穴。

（3）耳穴贴压：取神门、皮质下，用中、强刺激。

（4）穴位注射：选用醒脑静注射液、柴胡注射液等，选大椎、合谷、内关、曲池等穴。

（5）其他措施

1）安全护理：抽搐发作时，注意保护患者免受外伤或坠床，勿用力按压其肢体，以免引起骨折。

2）保持呼吸道通畅：中高浓度吸氧（常用面罩给氧），将患者平卧，头偏向一侧，可用压舌板置于患者上下牙之间，或使用开口器。

3）按医嘱使用抗惊厥药物。

2. 高热护理

（1）中药擦拭：详见第三章第十七节。

（2）中药灌肠：详见第三章第十九节。

（3）刮痧：在背部脊柱两侧、肘窝、腘窝、颈部等部位刮拭，以达到宣通气血、发汗解表、疏通经络之目的。

（4）中药沐足：详见第三章第十八节。

3. 用药护理　药宜急火快煎，外感惊风者宜热服或温服，疫毒惊风者宜凉服、分次服。服药后30分钟可鼓励患者进少量热饮料或热稀粥，以补充胃气，助发汗。用药期间注意汗出、热退情况。

4. 饮食护理　饮食宜清淡、细软、易消化，宜食高热量、高蛋白、高维生素食物，昏迷者予鼻饲。多吃蔬菜、水果，忌食煎炸、肥甘厚腻之品。伴外感高热者，宜进热汤、热饮料以助汗出。

5. 应急处理

（1）监测体温，注意体温变化，及时汇报医生进行处理。

（2）安全管理：抽搐时注意患者安全，上床栏，适当制动，但不要用力按压抽搐肢体。

（3）遵医嘱用药，观察用药后反应；使用地西泮（安定）等镇静剂，速度宜慢，小于 2mg/min，并注意患者意识、瞳孔的变化。

（4）小儿高热惊厥应保持呼吸道通畅，给予高浓度吸氧，做好家属的解释安慰工作。

三、健康指导要点

1. 平素加强锻炼，以增强患儿的体质；按季节变化及时添减衣服，防受凉，感冒流行季节避免到人多的公共场所活动。

2. 饮食指导　急惊风发作时，不能喂水和进食，以免发生窒息和吸入性肺炎；缓解后可给予糖水或富有营养、易消化的流质或半流质食物。

3. 预防　积极治疗原发病；定期测量体温，既往有高热惊厥史的患儿，在发热早期应使用退热药和抗惊厥药。

4. 抽搐的紧急处理　如患儿出现抽搐，家长立即将患儿头偏向一侧，指掐患儿人中穴；注意安全，防止意外伤害的发生。

第十二节　厥　　证

厥证是由于阴阳失调，气机逆乱所致，以突然昏倒，不省人事、或伴有四肢厥冷为主症的病证。特征为突感眩晕，行动无力，迅速失去知觉而昏倒，数秒至数分钟后恢复清醒。通常随着晕厥的恢复，行为和定向力也立即恢复。但也可以一厥不复而导致死亡。

一、辨证分型

1. 气厥　突然昏倒，不省人事，呼吸气促，或四肢厥冷。

2. 血厥　突然昏倒，不省人事，牙关紧闭，面赤唇紫，舌质偏红、苔薄，脉弦实，为血厥实证；若昏厥，面色苍白，口唇无华，自汗肤冷，呼吸微弱，为血厥虚证。

3. 痰厥　突然晕厥，喉有痰声，或呕吐涎沫，呼吸气粗。

4. 食厥　暴饮过食之后，突然昏厥，气息窒塞，脘腹胀满。舌苔厚腻，脉沉滑。

二、临证护理

1. 中医急救方法

（1）指掐人中、合谷等穴。

（2）配合医生行针法：用强刺激，先刺人中穴，后刺内关、足三里、中冲、涌泉。

（3）灸法：先艾灸百会，效果不显著加气海穴。如果阳虚欲脱，灸气海、神阙以温中回阳。

（4）耳穴贴压：取心、皮质下、肾上腺、神门。

2. 用药护理

（1）食厥者中药宜凉服，其余证型中药宜温服。

（2）按医嘱使用急救中成药如安宫牛黄丸、紫雪丹等，服药后观察患者神志、血压、心率和四肢肤温的变化。

3. 饮食护理　患者苏醒后，针对不同的病因予以不同的饮食调养。所有晕厥患者应严禁烟酒及辛辣香燥、肥甘厚腻之品，以免助热生痰，加重病情。

（1）气厥：宜理气解郁之品，如金橘饼等。

（2）血厥：宜清淡、活血顺气之品，如田七瘦肉汤等。

（3）痰厥：宜清淡、健脾化痰、理气和胃之品。

（4）食厥：宜清淡、消食之品，如山楂、自制健脾开胃饮等。

4. 应急处理

（1）晕厥发作时，患者取平卧位，严密监测生命体征变化，遵医嘱用药。

（2）安全护理：躁动不安、谵妄的患者，上床栏、适当约束带固定，防坠床、舌咬伤。

（3）喉中痰鸣者，取侧卧位，协助排痰，如拍背或吸痰，以免窒息。痰涎黏稠者，可先行雾化稀化痰涎。

（4）若患者出现心跳呼吸骤停，立即实施心肺复苏术和气管插管术，并应用呼吸机辅助通气。

三、健康指导要点

1. 调情志，慎起居。
2. 平素加强锻炼，增强体质，如练太极拳、八段锦等。
3. 积极治疗原发病，定期复查。
4. 避免过快转换体位，久立久站。

第十三节　神　　昏

神昏是指因多种病证引起心脑受邪、窍络不通、神明被蒙，以神识不清为特征的急危重症。轻者神志朦胧或恍惚，重者不省人事。神昏不是一个独立的疾病，是多种急慢性疾病危重症阶段常见的症状之一。

一、辨证分型

1. 邪毒内闭　神昏，高热，烦躁谵语，或时有抽搐，面赤气粗，小便黄赤。

舌红绛而干，苔黄燥或焦黄，脉沉实有力。

2. 内闭外脱　神昏，面色苍白或晦暗，身热、肢厥、呼吸气粗，目闭口开，撒手遗尿，汗出黏冷。舌红或淡红，苔白腻，脉沉浮或脉微欲绝。

3. 亡阴　神志不清，皮肤干燥，口唇无华，面色苍白，或面红身热，目陷睛迷，自汗肤冷，气息微低。舌淡少苔，脉细数或结或代。

4. 亡阳　昏聩不语，面白唇紫，气息微弱，冷汗淋漓，四肢厥逆，二便失禁。舌淡白而润，脉微欲绝。

二、临证护理

1. 中医急救方法

（1）若患者呼吸气粗，针刺或吴茱萸调姜汁敷贴定喘、肺俞、膻中等穴。

（2）昏迷、口噤手握者，可指掐人中穴；牙关紧闭者，可配合针刺下关、颊车、合谷等穴。

（3）灸法

1）内闭外脱：取内关、中脘、关元、神阙等穴。

2）亡阴：取人中、关元、涌泉、神阙、绝骨等穴。

3）亡阳：取关元、神阙、涌泉、足三里等穴。

（4）穴位注射：内闭外脱者用参附注射液和参麦注射液注射大椎、合谷、曲池等穴。

（5）保持二便通畅。多日无大便者，可鼻饲番泻叶水；里实热证者可用自制通腑醒神液行保留灌肠；尿潴留者可按摩膀胱区或行导尿术。

2. 用药护理

（1）汤药宜急火快煎，通过胃管少量多次温服或热服。

（2）高热有汗烦渴者可凉服。

（3）用药期间注意汗出、热退等情况。

3. 饮食护理　视病情需要给予鼻饲饮食；饮食宜清淡、少油腻、低糖、易消化、富营养的流质或半流质，忌辛辣刺激之品。

（1）邪毒内闭：宜清热化痰、开窍醒神之流质食物，如梨汁、甘蔗汁、菖蒲炖瘦肉等。

（2）内闭外脱：宜回阳固脱、大补元气之流质食物，如人参汤、瘦肉汁等。

（3）亡阴：宜食温补元气、益气养阴之流质食物，如独参汤。

（4）亡阳：宜食温补元气、回阳救逆之流质食物，如独参汤、附子汤等。

4. 应急处理

（1）注意保暖。

（2）严密监测患者生命体征变化并记录。

（3）保持呼吸道通畅。气息急促、面色青紫、肢体抽搐者，应遵医嘱给予吸痰，随时吸出气道的分泌物。

（4）安全管理：抽搐者取仰卧，头偏向一侧，取出义齿，放置口咽通气管或压舌板于上下齿之间，防舌咬伤；躁动不安、谵妄的患者，上床栏、适当约束固定，防坠床。

（5）若患者出现心跳呼吸骤停，立即实施心肺复苏术，配合医生行气管插管术，并应用呼吸机辅助通气。

三、健康指导要点

1. 调情志，慎起居。
2. 饮食宜清淡、有节，忌烟酒及辛辣香燥之品，以免聚热生痰。
3. 加强体育锻炼，增强体质。
4. 积极治疗原发病，定期复查。

第十四节 癃　闭

癃闭是指小便量少，点滴而出，甚则小便闭塞不通为主症的一种病证。其中又以小便不利，点滴而短少，病势较缓者为“癃”；以小便闭塞，点滴不通，病势较急者为“闭”。癃和闭虽然有区别，但都是指排尿困难，因此合称为癃闭。

一、辨证分型

1. 湿热蕴结　小便点滴不通，或量极少而短赤灼热，小腹胀满，口苦口黏，或口渴不欲饮，或大便不畅。舌质红，苔黄腻，脉弦数。

2. 肾阳虚衰　小便不通或点滴不爽，排出无力，面色白，神气怯弱，畏寒肢冷，腰膝冷而酸软无力。舌淡苔薄白，脉沉细或弱。

3. 尿路阻塞　小便点滴而下，或尿如细线，甚则阻塞不通，小腹胀满疼痛。舌紫黯，或有瘀点，脉涩。

二、临证护理

1. 一般护理

（1）中药热熨疗法：四子散药包热熨腹部。

（2）暗示、诱导法

1）让患者听流水声，诱发尿意，使其随之解出小便。适用于神经症引起的尿闭。

2）温水清洗尿道口及会阴部。

（3）下腹部按摩。

（4）配合医生行针法：取膀胱俞、三阴交、中极、三阴交、阴陵泉等穴，用泻法强刺激。

（5）灸法：艾灸神阙、中脘、肾俞、足三里、气海、关元等穴。

（6）穴位按摩：取关元、中极等穴，并适当加压，常可助排尿。

（7）经上述方法无效，患者仍小腹胀满难忍，胸闷气喘，可采用导尿术。

2. 用药护理

（1）根据中医辨证的不同，除湿热蕴结的患者中药宜凉服外，其他证型患者中药宜温服。

（2）遵医嘱用药，避免使用有肾毒性的药物，如关木通、广防己、马兜铃、益母草等。禁用阿托品、普鲁卡因等抗乙酰胆碱类药物。

（3）伴有高血钾的患者慎用含钾高的中草药，如牛膝、杏仁、桃仁等。

3. 饮食护理

（1）湿热蕴结：宜清热化湿、利尿之品，如冬瓜、西瓜等，或赤小豆薏米汤、车前草或通天草煎汤代茶。

（2）肾阳虚衰：宜补脾益肾之品，如芡实茯苓粥等。

（3）尿路阻塞：宜清淡之品，忌生冷油腻，可用肉桂和穿山甲研末，用蜂蜜水冲，代茶饮。

4. 应急处理

（1）监测患者生命体征变化，观察小腹膨胀和排尿情况，记录小便次数、色、质、量、性状。

（2）若患者伴有头晕、视物模糊、胸闷喘促、恶心呕吐、水肿，甚至烦躁、神昏、抽搐等症状，是由癃闭转为关格，属危重之证，立即通知医生，协助抢救。

三、健康指导要点

1. 调情志，慎起居，避免久坐少动。

2. 锻炼身体，增强抵抗力。

3. 避免外邪入侵和湿热内生的有关因素，如过食肥甘、辛辣、醇酒，或憋尿，纵欲过度等。

4. 积极治疗淋证、水肿等原发病。

第十五节 痹 证

痹证是以肌肉、筋骨、肢体关节疼痛、酸楚、麻木、重着、屈伸不利，甚或关节肿大灼热等为主要临床表现的病证。正气不足，卫外不固，感受风、寒、湿、热之邪，使气血运行不畅，经络痹阻，而形成痹证。

一、辨证分型

1. 行痹（风痹）　肢体关节疼痛，部位游走不定，关节屈伸不利，或见恶风发热。苔薄白或薄黄，脉涩或弦数。

2. 痛痹（寒痹）　肢体关节疼痛剧烈，痛有定处，得热减痛，遇寒痛增，关节屈伸不利，痛处不热，局部肤色不红。苔薄白或白腻，脉弦紧。

3. 着痹（湿痹）　肢体关节酸痛重着，或有肿胀，痛有定处，活动不便，肌肤麻木不仁。舌苔白腻，脉濡数。

4. 风湿热痹　关节红肿热痛，得冷则舒，得热则甚，痛不可近，关节活动不便，兼有发热，汗出，口渴，烦闷。舌红苔黄腻，脉滑数。

二、临证护理

1. 止痛方法

（1）中药热熨疗法：四子散药包热熨局部，热痹者除外。

（2）配合医生行针法：上肢取尺泽、曲池、合谷、外关等穴；下肢取足三里、环跳、阳陵泉等穴；腰背部取风池、肾俞、委中等穴。

（3）灸法：痛痹和着痹可用灸法，穴位同针法。

（4）拔罐：取大肠俞、环跳、委中、昆仑等穴。留罐 10~15 分钟。下肢痛症明显者，沿环跳穴始循经下行推罐，往返 3~5 遍。

（5）熏洗法：辨证拟方，煎水后熏洗患处，以疏通腠理，流畅气血，清热解毒，祛风除湿。

（6）敷贴疗法：将中药粉末调药后或中药膏剂，敷贴患处，以通经活络，接骨续筋，活血化瘀，清热解毒，消肿止痛。

（7）穴位注射：用丹参注射液阿是穴穴位注射。

2. 用药护理　寒湿痹者中药汤剂宜饭后热服；风湿热痹者中药汤剂宜偏凉服。

3. 饮食护理

（1）行痹：宜祛风通络之品，如蚕蛹、黑木耳、荆芥粥等，忌海腥发物类易致过敏之物，以及肥甘厚腻等阻滞气机之品。

（2）痛痹：宜温经散寒之品，如羊肉、牛肉、生姜、胡椒、茴香、花椒等，忌食肥厚及生冷之品。

（3）着痹：宜除湿通络之品，如薏苡仁、扁豆、赤小豆、冬瓜、鳝鱼等，忌食肥厚及生冷之品。

（4）风湿热痹：宜清热利湿祛风之品，如丝瓜、绿豆、冬瓜、苋菜等，忌煎炸热燥之品。

4. 应急处理

（1）卧床休息，取舒适体位。

（2）疼痛烦躁时注意患者安全，上床栏。

（3）如患者出现疼痛剧烈、面色苍白、冷汗淋漓、四肢厥冷、恶心呕吐，甚至昏厥，应按医嘱使用止痛药，观察用药后的情况。

三、健康指导要点

1. 预防风寒湿邪的侵袭。住室宜通风干燥，经常暴晒被褥，阴雨寒湿天气减少外出活动。

2. 注意保暖。寒痹患者尤其注意在痛处加用护套，天晴时多晒太阳。

3. 平素加强体育锻炼，增强体质。活动时注意腰部勿受力，避免过劳。

4. 指导患者根据证型，居家配置药酒辅助治疗。

5. 若出现腰痛加剧、强直痉挛、身体痿软、汗出等症状，及时到医院就诊。

第十六节 痛　　经

痛经是指经期或经行前后出现周期性小腹疼痛，或痛引腰骶，甚至剧痛昏厥为主要表现的疾病。多由气滞血瘀、寒湿凝滞、气血虚弱、肝肾亏损所致。

一、辨证分型

1. 虚证　经期或经后，小腹隐痛，喜按，月经量少，色淡质稀，头晕耳鸣，腰酸膝软，小便清长。舌淡苔薄，脉沉细。

2. 实证　经前或经期，小腹胀痛，或冷痛，或灼痛，拒按，经行不畅，色黯有块，块下痛减。舌黯，或有瘀点，脉涩。

二、临证护理

1. 止痛方法

（1）中药热熨疗法：选用吴茱萸药包热敷。

（2）灸法：虚证者艾灸命门、肾俞、关元、足三里穴，灸至局部红润、温热舒适为宜。

（3）耳穴贴压：选取耳穴子宫、卵巢、交感、内分泌、神门、肝、肾。

（4）敷贴疗法：以活血止痛膏、自制四黄散或痛经灸（敷贴），虚证取神阙或关元穴，实证取气海、关元、三阴交等穴或腹部疼痛处。

（5）拔罐法：虚证取关元、肾俞穴，伴呕吐者加中脘或内关穴。

2. 用药护理

（1）中药汤剂宜温热服。

（2）中药外敷时注意局部皮肤有无过敏现象，如出现皮肤红疹、瘙痒，要暂停治疗，并做对症处理。

3. 饮食护理

（1）补充富含维生素 E 的食物。维生素 E，又名生育酚，有维持生殖器官正常功能和肌肉代谢的作用，其含量高的食物有谷胚、麦胚、蛋黄、豆、坚果、叶菜、香油等。

（2）虚证者，应选择温经养血的食品，如栗子、红糖、生姜、小茴香、花椒、胡椒、羊肉、牛肉、桂圆、大枣、桑椹、枸杞子、山药、核桃仁等；实证者应选择活血化瘀的食物，如芹菜、荠菜、菠菜、香葱、香菜、生姜、胡萝卜、橘子、橘皮、佛手、香蕉、苹果等。

（3）无论在经前或经后，多进食蜂蜜、香蕉、芹菜、甘薯等以保持大便通畅，避免增加疼痛感。

4. 应急处理

（1）疼痛甚者，易伴有躁动不安，应注意防坠床。

（2）观察患者神志、生命体征、面色、腹痛情况等变化。

（3）必要时遵医嘱使用止痛药，并观察用药反应。

（4）患者如出现腹痛剧烈、面色苍白、冷汗淋漓、四肢厥冷、恶心呕吐，甚至昏厥，应及时报告医生处理。

三、健康指导要点

1. 调情志，保持精神舒畅，气机畅达；慎起居，经期注意保暖，避免冒雨涉水、感受风寒、冷水洗脚或冷水浴，少食生冷瓜果。

2. 指导患者预防痛经的方法，例如月经前 1 周左右预服调经中药以及中药沐足，或经后服用生姜红糖水以温经散寒等。

3. 注意经期卫生，避免重体力劳动和剧烈运动。

4. 积极治疗妇科病，避免引起痛经的诱因。

5. 加强体育锻炼，增强体质，如练习瑜伽、太极拳、八段锦等，能松弛肌肉及神经，有助改善痛经。

第十七节　瘾　　疹

瘾疹是以皮肤出现鲜红色或苍白色风团，瘙痒剧烈，堆累成片，发无定处，时隐时现，退后不留痕迹为主要表现的过敏性皮肤病。

一、辨证分型

1. 风寒束表　稍沾冷水都可诱发，疹块色白，瘙痒，遇冷当风则加剧，遇热可减轻，冬季多发，可伴有发热恶寒。舌苔薄白，脉浮紧或迟数。

2. 风热犯表　风团色赤，连接成片，瘙痒难忍，可有针刺样灼热感，遇热加重，遇冷则减，夏季多发，伴自汗口渴，甚则发热烦躁。舌红苔薄黄，脉浮数。

3. 血虚风燥　风团反复发作，常迁延数月或数年不愈，瘙痒剧烈，寝食不安，劳累后发作或加重，伴有神疲乏力。舌淡苔薄，脉濡细。

4. 胃肠湿热　发疹时伴有脘腹疼痛，风团鲜红或中央色白、边缘鲜红，搔抓之后，皮肤迅即潮红水肿，局部或全身瘙痒及热感，伴恶心呕吐，神疲纳呆，小便短赤，大便秘结。舌红苔黄腻，脉滑数。

二、临证护理

1. 止痒方法

（1）冷敷：针对瘙痒部位进行局部冷敷是对抗皮肤瘙痒最好的方法，使局部血管收缩，减轻痒感。

（2）中药熏洗：辨证拟方煎汤先熏后洗。

（3）涂药法：根据辨证分型选用中成药洗剂或药膏进行外搽，如自制消炎止痒霜、炉甘石洗剂等。

（4）放血疗法：取双耳轮、双中指尖、双足趾尖，经常规消毒后用三棱针点刺放血。

（5）穴位注射：取足三里、曲池、三阴交等穴，药物可遵医嘱选苯海拉明、丹参注射液等。

（6）配合医生行针法：取曲池、血海、三阴交、合谷、风市、委中、足三里、风池等。

（7）耳穴贴压：用王不留行籽，取神门、肺区、枕部、荨麻疹区（在耳舟区肘、肩两穴位点连线的内上 1/3 处）。

（8）拔罐：患者仰卧，用闪罐法迅速将火罐扣在神阙穴上，3~5 分钟后取下，用同样方法连拔 3 遍。风热犯表者可配合大椎穴刺络拔罐。

（9）灸法：风寒者可温灸足三里穴。

2. 用药护理

（1）中药汤剂的煎煮时间不宜过长，风热犯表者宜凉服，其余证型宜温服。

（2）运用中药外治法过程中，注意观察局部用药后效果。

3. 饮食护理

（1）因吃鱼、虾、蟹后过敏而出现瘾疹，可以食用大量新鲜的紫苏叶，或者用紫苏叶煎水代茶。

（2）注意忌食某些能诱发本病的食物。

（3）风寒束表：饮食宜疏风散寒，忌食生冷，宜服热食，如生姜红糖水、姜枣茶等。

（4）风热犯表：饮食宜疏风清热（清咽利喉），多饮水，多吃新鲜蔬菜水果，以乌梅、青果、冬瓜、苦瓜、小白菜、萝卜等为宜，禁食鱼腥、羊肉、酒等发物。

（5）血虚风燥：饮食宜益阴养血，多吃新鲜蔬菜和大枣、核桃、桂圆、冰糖、雪梨等，禁食鱼腥、羊肉等发物及辛辣、烟酒等刺激性食物；不可暴饮暴食。

（6）胃肠湿热：饮食宜通里泻热，多吃蔬菜水果，可饮赤小豆、绿豆汤等，不可过饱。禁食鱼虾、羊肉、酒、葱、蒜、公鸡肉及辛辣刺激等发物。

4. 应急处理

（1）安全管理：患者瘙痒难耐、烦躁时要注意安全，上床栏防坠床，或戴手套保护避免抓伤。

（2）密切观察患者病情变化，如出现休克、喉头水肿、声音嘶哑，甚至呼吸困难等表现时，应立即报告并配合医生进行抢救。

三、健康指导要点

1. 避风寒，慎起居，调情志。

2. 平素加强锻炼，增强体质。

3. 指导患者避免诱发因素。外出尽量戴口罩，慎到野外，尤其是花粉和动物羽毛比较多的地方；慎饮食，避免一切可引发本病的食物。

4. 保持皮肤清洁，督促及时修剪指甲，禁止搔抓；衣物宜宽松柔软棉质品，避免贴身穿着化纤类内衣物。

5. 指导患者坚持治疗，减少复发。如在发病过程中出现声音嘶哑、呼吸困难，一定要及时就诊。

第十八节　血　　证

凡由多种原因引起火热熏灼或气虚不摄，致使血液不循常道，或上溢于口鼻诸窍，或下泄于前后二阴，或渗出于肌肤所形成的疾患，统称为血证。在古代医籍中，亦称为血病或失血。

血证的范围相当广泛，本节主要讨论急诊科常见的鼻衄、咳血、吐血、便血、尿血。

一、鼻衄

以鼻腔出血为主要临床表现，多因肺热上蒸，迫血妄行，或燥气外袭所致。鼻衄多发生于单侧鼻腔，且多在鼻中隔前下方，血可自鼻前孔流出，或向后流而由口唾出，量少者仅为涕、唾中夹血丝。

（一）辨证分型

1. 热邪犯肺　鼻燥衄血，口干咽燥，或兼有身热、咳嗽痰少等症。舌质红，苔薄，脉数。

2. 胃热炽盛　鼻衄，或兼齿衄，血色鲜红，口渴欲饮，鼻干，口干臭秽，烦躁，便秘。舌红，苔黄，脉数。

3. 肝火上炎　鼻衄，头痛，目眩，耳鸣，烦躁易怒，面目红赤，口苦。舌红，脉弦数。

4. 气血亏虚　鼻衄，或兼齿衄、肌衄，神疲乏力，面色苍白，头晕，耳鸣，心悸，夜寐不宁。舌质淡，脉细无力。

（二）临证护理

1. 止血方法

（1）冷敷法：以冷水浸湿的毛巾或冰袋敷于患者的前额或颈部。

（2）压迫法：用手指揉按患者前发际正中线 1~2 寸处，或紧捏一侧或两侧鼻翼，以达止血目的。

（3）滴鼻法：用滴鼻灵或黄连液等滴鼻。

（4）将云南白药粉末撒于出血处。

（5）鼻腔填塞法：用上述方法无效者，可遵医嘱用吸收性明胶海绵或凡士林纱条或肾上腺素棉球填塞患侧鼻腔；若仍未达止血目的，可用单腔或双腔止血气囊行后鼻孔填塞法。

2. 中药沐足　以辨证拟方沐足，同时不断按摩双足底的涌泉穴，直至穴位局部有酸胀感。

3. 用药护理

（1）热邪犯肺、胃热炽盛、肝火上炎者，中药宜凉服；气血亏虚者，中药宜温服。

（2）观察用药后的疗效。

4. 饮食护理

（1）热邪犯肺：宜清热、凉血、止血之食物，如菊花茶、瘦肉胡萝卜玉米汤、藕汁等。

（2）胃热炽盛：宜清胃泻火、凉血止血之食物，如香蕉、西瓜、梨汁、竹蔗茅根水、三花茶（菊花、密蒙花、红花）等。忌食辛辣煎炸助火食品，以免辛燥动火，迫血妄行。禁烟酒。

（3）肝火上炎：宜清肝泻火、凉血止血之食物，如芹菜、雪梨、银耳百合糖水、夏枯草煎水代茶、龙胆草瘦肉汤等。忌食生热动火之品。

（4）气血亏虚：宜补气摄血之食物，如五指毛桃龙骨汤、当归天麻炖鱼头、桂圆等。

5. 应急处理

（1）少量出血时患者取坐位，以免血液流到喉咙；大量出血时应抬高头位，不要低头；或取去枕平卧，头偏向一侧，及时吸出口腔、鼻腔内的血液，保持呼吸道通畅。

（2）观察患者有无活动性出血或面色苍白、大汗淋漓、烦躁不安、血压下降、脉细数等出血性休克的表现。

（3）患者有时会躁动不安，应注意防坠床。

（4）采用鼻腔填塞止血时，记录填塞时间，并观察止血效果。

（三）健康指导要点

1. 调情志，慎起居。

2. 避免诱发因素，如高温、干燥、粉尘环境；感冒流行季节，出门宜戴口罩；避免头低位作业。

3. 养成良好的生活习惯和饮食习惯，常用冷水洗脸、鼻部按摩，戒除抠鼻和用力擤鼻等习惯，不要轻易剪鼻毛，出血时禁止用热水洗脸；少吃辛辣煎炸等食物。

4. 如果鼻腔感到干燥，适当使用油性滴鼻液进行湿润。

5. 高血压及习惯性便秘患者注意禁食辛辣刺激、燥热之品，戒烟酒，多吃新鲜水果、蔬菜，保持大便通畅。

6. 积极治疗引起鼻衄的原发疾病。

二、咳血

血由肺及气管外溢，经口而咳出，表现为痰中带血，或痰血相兼，或纯血鲜红，间夹泡沫，均称为咳血，亦称为嗽血或咯血。

（一）辨证分型

1. 燥热伤肺　喉痒咳嗽，痰中带血，口干鼻燥，或有身热。舌质红，少津，苔薄黄，脉数。

2. 肝火犯肺　咳嗽阵作，痰中带血或纯血鲜红，胸胁胀痛，烦躁易怒，口苦。舌质红，苔薄黄，脉弦数。

3. 阴虚肺热　咳嗽痰少，痰中带血或反复咳血，血色鲜红，口干咽燥，颧红，潮热盗汗。舌质红，脉细数。

（二）临证护理

1. 止血方法

（1）配合医生行针法：取孔最、三阴交，或列缺、尺泽，或肺俞、鱼际等穴。

（2）灸法：艾灸涌泉穴。

2. 用药护理

（1）按医嘱协助患者冲服白及粉或三七粉。

（2）燥热伤肺、肝火犯肺者，中药宜凉服；阴虚肺热者，中药宜温服。

3. 饮食护理　饮食宜清淡、富有营养、易消化之半流食物，少量多餐，不可过饱。忌食辛辣煎炸、海腥发物等助火动血食品。禁烟酒。

（1）燥热伤肺：宜清热润肺、宁络止血之品，如荠菜、藕汁、雪梨、枇杷、西瓜等。

（2）肝火犯肺：宜清肝泻肺、凉血止血之品，如鲜旱莲草煎水代茶、竹蔗茅根水等。

（3）阴虚肺热：宜滋阴润肺、宁络止血之品，如鳖甲煲汤、银耳百合羹等。

4. 应急处理

（1）卧床休息，取平卧位；大咳血时必须绝对卧床休息，取患侧卧位或头偏向一侧。

（2）密切观察患者的咳血量、神志、面色、生命体征等病情变化。

（3）保持呼吸道通畅。对神志清醒的患者，要鼓励其用力咳嗽，并轻拍其背部，促使其排出血痰；必要时使用负压吸引器吸出呼吸道内的血液及分泌物。

（4）一旦患者出现窒息，立即开放气道，用吸引器吸出瘀血及血块，必要时立即行气管插管或纤维支气管镜直视下吸取血块。

（三）健康指导要点

1. 调情志，慎起居。感冒流行季节，出门宜戴口罩。

2. 积极治疗原发病或基础病，避免剧烈咳嗽或发热诱发咳血。

3. 多吃水果蔬菜，多喝水，保持大便畅通。

三、吐血

血由胃来，经呕吐而出，血色红或紫黯，常夹有食物残渣，称为吐血，亦称为呕血。

（一）辨证分型

1. 热伤胃络　脘腹胀闷，甚则作痛，吐血色红或紫黯，常夹有食物残渣，口臭，便秘，大便色黑。舌质红，苔黄腻，脉滑数。

2. 瘀阻胃络　吐血紫黯有瘀块，胃脘刺痛，面色暗晦，舌黯紫或有紫斑，脉涩。

3. 脾胃虚弱　吐血缠绵不止，时轻时重，血色黯淡，神疲乏力，心悸气短，面色苍白。舌质淡，脉细弱。

（二）临证护理

1. 止血方法

（1）配合医生行针法：取太冲、行间、荥穴等穴。

（2）灸法：脾不统血者可艾灸百会、涌泉穴。

2. 用药护理

（1）热伤胃络、瘀阻胃络者，中药宜凉服；脾胃虚弱者，中药宜温服。

（2）按医嘱协助患者冲服白及粉或三七粉。

3. 饮食护理

（1）出血期间应禁食，或按医嘱给无渣全流质饮食；出血停止后应从全流饮食开始，循序渐进到半流、软食，恢复到普食。

（2）忌坚硬、多粗纤维、辛辣、煎炸的食物，宜少食多餐；禁烟酒。

（3）热伤血络：宜清胃泻火、化瘀止血之品，如鲜藕汁、绿豆百合汤等。

（4）脾虚湿阻化热：宜健脾祛湿、清热止血之品，如鲫鱼、胡萝卜、苹果、山药、莲子、芡实、赤小豆、薏米等，注意保暖，勿吃寒凉的食物。

（5）脾不统血：宜健脾和胃、益气摄血之品，如鲜荷叶、鲜藕节煎水代茶，黄芪红枣桂圆炖牛肉等。

4. 应急处理

（1）患者吐血时取左侧卧位，及时清除患者呕吐物，保持呼吸道通畅。

（2）密切观察患者的吐血量、神志、面色、四肢温度、生命体征、伴随症状等病情变化，根据吐血量估计失血量。

（3）迅速建立静脉通道，做好输血的准备工作。

（4）若食管 - 胃底静脉曲张出血，留置三腔二囊管压迫止血、必要时胃镜下止血或介入治疗。

（三）健康指导要点

1. 调情志，慎起居。

2. 积极治疗原发病或基础病，避免诱发因素。

四、便血

便血系胃、肠脉络受损，出现血液随大便而下，或大便呈柏油样为主要临床表现的病证。

（一）辨证分型

1. 胃肠湿热　便血色红，大便不畅或稀溏，或有腹痛，口苦。舌质红，苔黄腻，脉濡数。

2. 气虚不摄　便血色红或紫黯，食少，体倦，面色萎黄，心悸，少寐。舌质淡，脉细。

3. 脾胃虚寒　便血紫黯，甚则黑色，腹部隐痛，喜热饮，面色不华，神倦懒言，便溏。舌质淡，脉细。

（二）临证护理

1. 止血方法

（1）中药灌肠：云南白药、白及粉等溶于生理盐水中或凝血酶灌肠。

（2）配合医生行针法：取三阴交、大肠俞、足三里、上脘等穴。

2. 用药护理

（1）肠道湿热者，中药宜凉服；气虚不摄、脾胃虚寒者，中药宜温服。

（2）按医嘱协助患者冲服白及粉或三七粉。

3. 饮食护理

（1）出血期间应禁食，或按医嘱给无渣全流质饮食；出血停止后应从全流饮食开始，循序渐进到半流、软食，恢复到普食。

（2）忌硬固或多粗纤维及辛辣煎炸的食物，宜少食多餐；禁烟酒。

（3）肠道湿热：宜清化湿热，凉血止血之品，如芫荽、芡实猪大肠汤等

（4）气虚不摄：宜益气摄血之品，如黄芪红枣桂圆炖牛肉、炖鳗鱼等。

（5）脾胃虚寒：宜健脾温中，养血止血之品，如胡椒猪肚汤、附子干姜炖羊肉等。

4. 应急处理

（1）如需行急诊胃肠镜检查者，及时做好相关准备工作。

（2）密切观察患者的神志、面色、生命体征、伴随症状等病情变化。

（3）迅速建立静脉通道，做好输血的准备工作。

（三）健康指导要点

1. 调情志，慎起居。注意饮食有节，劳逸适度。

2. 积极治疗原发病或基础病，避免诱发因素。

五、尿血

小便中混有血液，甚或伴有血块的病证，称为尿血。随出血量多少的不同，而使小便呈淡红色、鲜红色，或茶褐色。

（一）辨证分型

1. 下焦湿热　小便黄赤灼热，尿血鲜红，心烦口渴，面赤口疮，夜寐不安。舌质红，脉数。

2. 肾虚火旺　小便短赤带血，头晕耳鸣，神疲，颧红潮热，腰膝酸饮。舌质红，脉细数。

3. 脾不统血　久病尿血，甚或兼见齿衄、肌衄，食少，体倦乏力，气短声

低,面色不华。舌质淡,脉细弱。

4. 肾气不固 久病尿血,血色淡红,头晕耳鸣,精神困惫,腰脊酸痛。舌质淡,脉沉弱。

(二)临证护理

1. 止血方法

(1)配合医生行针法:取中极、膀胱俞、血海等穴。

(2)耳穴贴压:取心、脑、交感、肾、膀胱、输尿管、内分泌,按压力度以耳廓微微发红为宜。

2. 用药护理 下焦湿热、肾虚火旺者,中药宜凉服;脾不统血、肾气不固者,中药宜温服。

3. 饮食护理 鼓励患者多饮水,每日饮水量至少应保持1 500~2 000ml,以达清热利湿之效。

(1)下焦湿热:饮食宜清热泻火、凉血止血之品,如芹菜、苋菜、马齿苋、绿豆、玉米须、冬瓜、车前草茅根水等,多补充水分,忌辛辣及油煎、肥厚之品,忌烟酒。

(2)肾虚火旺:饮食宜滋阴降火,凉血止血之品,如甲鱼、燕窝、百合、鸭肉、黑鱼、海蜇、藕、金针菇、枸杞头、荸荠、生梨等,可经常交替选服。禁食温燥的水果、调味品等。

(3)脾不统血:饮食宜补脾摄血之品,如阿胶炖瘦肉、黄芪金樱子瘦肉汤等;忌生冷、油腻之品,戒烟酒。

(4)肾气不固:饮食宜补益肾气,固摄止血之品,如熟地山药粥、杜仲巴戟酒等。

4. 应急处理

(1)遵医嘱进行膀胱冲洗,嘱患者卧床休息,密切观察冲洗液的量及颜色,如有异常及时报告。

(2)密切观察血尿的色、质、量,有无血块,有无尿频、尿急、尿痛、恶寒、发热、腰腹疼痛等伴随症状,以及神志、面色、汗出、生命体征等情况。

(3)迅速建立静脉通道,做好输血的准备工作。

(4)如见面色少华,汗出肢冷,气短息微,脉沉细而弱时,应立即向医生报告并配合抢救。

(三)健康指导要点

1. 调情志,慎起居,劳逸结合。

2. 平素加强锻炼,增强体质。

3. 注意个人卫生,保持会阴部清洁,勤洗和换内裤。女性患者应忌盆浴,注意经期卫生。

4. 积极治疗原发病和基础病,避免诱发因素。

第六章

常见急危重症中西医结合急救护理

第一节 休　　克

休克(shock)是各种强烈致病因素作用于机体,使有效循环血量减少,组织灌注不足,细胞代谢紊乱和功能受损的病理过程,它是一种由多病因引起的急性综合征。氧供不足和需求增加是休克的本质,产生炎症介质是休克的特征。

根据其发病原因,休克可分为低血容量性休克、心源性休克、感染性休克、过敏性休克、神经源性休克。有效循环血量锐减及组织灌注不足,以及产生炎症介质是各类休克共同的病理基础。根据其病理基础及临床表现,休克属于中医学"脱证"的范畴。

【病情判断】

休克是一个序贯的过程,其临床表现可分为休克代偿期及休克期。早期发现休克症状并及时处理,可较快得到纠正。临床上凡遇到严重损伤、大量出血、中毒感染以及过敏体质患者和有心脏病病史者都应考虑合并休克的可能。

1. 休克代偿期(早期)　患者表现为精神紧张、兴奋或烦躁不安、皮肤苍白、四肢湿冷、心率加快、脉压变小、呼吸加快、尿量减少等。

2. 休克期　患者出现神志淡漠、反应迟钝,甚至出现意识模糊或昏迷;出冷汗、口唇及肢端发绀;脉搏细速,血压进行性下降;进行性呼吸困难,一般吸氧不能改善呼吸困难情况;尿量继续减少甚至无尿。

【救护要点】

1. 休克体位　患者取仰卧位,将其头、胸抬高 10°~20°,下肢抬高 20°~30°,注意保暖,避免过多的搬动。

2. 保持呼吸道通畅,采用鼻导管或面罩吸氧。持续进行心电、血压、血氧饱和度监护,每 15 分钟记录 1 次。

3. 控制出血,遵医嘱有效应用止痛、止血药物。

4. 迅速建立双静脉通路,采集血常规、血型、生化、凝血三项、输血四项等标本,并进行交叉配血。

5. 静脉扩容管理根据休克的原因和严重程度选择液体种类和速率，遵循“先快后慢，先晶后胶，按需补液”原则。

6. 注意观察患者的神志变化。加强心理护理，告知积极配合治疗的重要性。

7. 纠正代谢性酸中毒　恢复组织的灌注是纠正休克和代谢性酸中毒的最佳途径，酸中毒 pH<7.0 时，应静脉滴注碳酸氢钠，以后根据血气分析结果调整药量。

8. 留置尿管，记录 24 小时出入量和进行尿液分析，了解肾功能情况。

9. 建立急诊护理记录，详细记录病情变化和用药。

10. 针对病因处理

（1）对心源性休克患者：注意心率及心律的变化，合理控制输液滴速及输液量，按医嘱使用抗心律失常药物。

（2）对过敏性休克患者：应立即用 0.1% 肾上腺素 0.01mg/kg（最大剂量 0.5mg）肌内注射，然后按医嘱应用抗过敏药物。

（3）对急性中毒引起休克的患者：应迅速给予洗胃，减少毒物吸收，按医嘱及时应用解毒药物。

（4）对感染性休克患者：按医嘱使用抗生素和激素治疗。

【转运护理】

1. 根据患者的病情准备转运工具、车载急救药物、仪器等，安排有经验医护人员护送。

2. 如果患者有脱位、骨折等应先复位或固定骨折部位后转运。

3. 持续监测并记录患者意识状态、心律、心率、血压、脉搏、呼吸、血氧、瞳孔大小、出入量等。

4. 保持呼吸道通畅，确保持续有效的氧疗。

5. 持续地扩容治疗和使用升压药物，维持输液、输血正常速度。

6. 维持各种管道通畅。

7. 电话通知急诊科或接收科室做好抢救准备工作。

8. 与患者、家属做好沟通工作，及时安慰鼓励患者，缓解其恐惧焦虑情绪。

9. 回院后立即安排患者进入抢救室或重症监护室，给予心电、血压、呼吸监护，配合医生进行抢救。

【辨证施护】

1. 气脱　面色苍白，神志淡漠，声低息微，倦怠乏力，自汗不止，四肢微冷。舌淡苔白润，脉微弱。

（1）室温宜偏高，注意保暖，汗出多时要注意及时更换沾湿的衣服、被褥。

（2）饮食宜益气固脱之流质食物，如西洋参炖瘦肉、黄芪、麦冬煎水代茶等。

2. 阴脱　神志恍惚或烦躁不安，面色潮红，心烦潮热，口干欲饮，便秘少尿,汗出如油,皮肤干燥而皱。舌红而干,脉微细数。

（1）病室环境温湿度适宜。

（2）中药汤剂如生脉散等宜温服。

（3）便秘者遵医嘱使用番泻叶开水泡茶,或将火麻仁研末后加适量蜂蜜温水冲服。

3. 阳脱　突然汗漏不止,面色苍白,神志恍惚,心慌气促,声微息短,四肢逆冷,二便失禁。舌卷而颤,脉微若绝。

（1）按揉关元、内关以回阳救逆。

（2）加强保暖,必要时给予足底放置热水袋。

（3）煎煮参附汤时应先煎附子 30~60 分钟,以免引起中毒,汤药宜温服。

【应急流程】

休克应急流程见图 6-1。

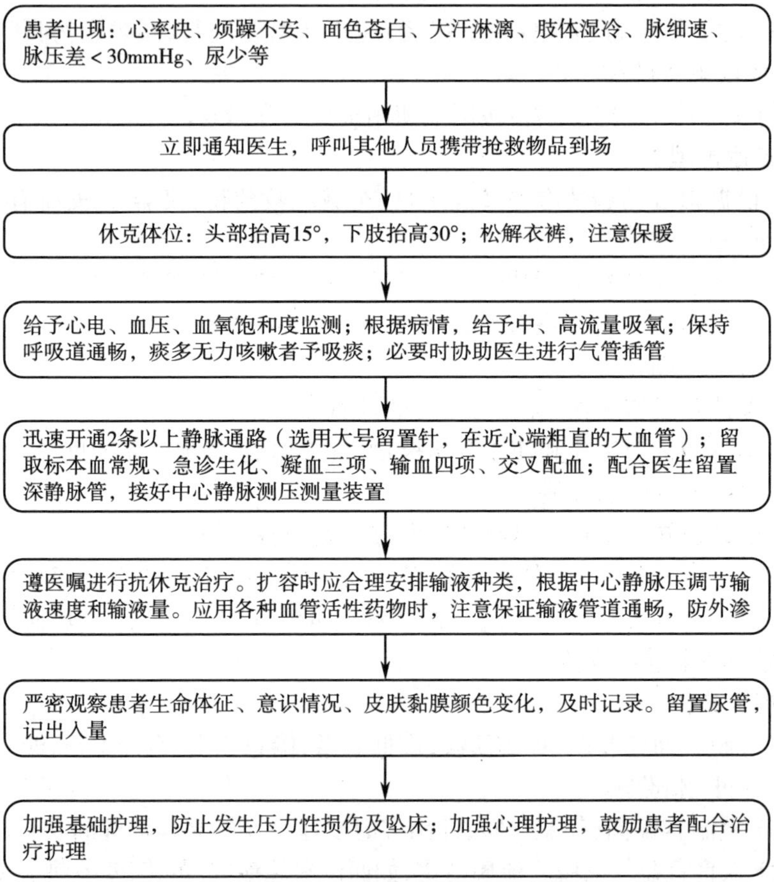

图 6-1　休克应急流程图

【关注点】

密切观察生命体征变化，尤其是血压、心率、中心静脉压；合理安排输液顺序、输液速度和输液量。

第二节 心搏骤停

心搏骤停（sudden cardiac arrest，SCA）是指各种原因引起的心脏突然停止搏动，丧失泵血功能，导致全身各组织严重缺血、缺氧，若不迅速采取正确的急救方法，会发展成心脏性猝死（sudden cardiac death，SCD）。

原发于心脏的心搏骤停，常见于冠状动脉疾病、各种心肌炎和心肌病、心室肥厚等疾病；继发于心脏以外器官的心搏骤停，常见病因是严重的呼吸功能抑制、胸部损伤、大失血、中毒、严重休克及电解质紊乱等。常见的诱发因素是精神紧张、情绪激动、过度劳累、睡眠不足、酗酒、吸烟、环境温度变化剧烈，心脏以外器官的严重疾患如重症胰腺炎、大手术等。心搏骤停属中医学“卒死”范畴，其复苏后不同阶段的临床表现，大致属中医学“厥证”之“阴阳离决”“脱证”的范畴。

【病情判断】

1. 到达现场后应立即评估并确认周围环境安全，迅速判断患者是否意识丧失，呼叫并拍打患者双肩。

2. 在保持气道开放的条件下，观察患者胸廓有无起伏或将面颊贴近患者的口鼻，感觉有无气流或听有无气息的方法，判断患者有无呼吸。

3. 触摸患者颈动脉有无搏动以判断心跳是否停止。

【救护要点】

1. 一旦确认患者发生心搏骤停，应迅速果断，分秒必争地进行就地抢救，不得搬动；同时呼叫旁人获得团队支持和抢救设备的到位。

2. 有效的胸外心脏按压是心脏复苏的成功条件。将患者置于硬板床或地上，仰卧，施救者位于患者一侧，一手掌根置于患者胸骨下半部分，另一手掌置于第 1 只手的手背上，十指扳扣。成人每次按压使胸骨下陷 5~6cm，按压频率至少 100~120 次 /min；如有通气，按压 / 通气次数比为 30：2。

3. 如患者无颈部创伤，可采用仰头举颏法使患者头后仰，开放气道，并用指套或指缠纱布清除口腔中的液体分泌物；清除固体异物时，一手按压开下颌，另一手食指将固体异物去除。在胸外心脏按压 30 次后给予简易呼吸器辅助呼吸 2 次。

4. 对因心室纤颤而致心搏骤停的患者，可采用电除颤法消除室颤。电除颤的能量选择：双相波 200J 或单相波 360J。

对于室颤患者，应在设备可供使用后尽快进行除颤，等待除颤设备准备就绪的同时给予胸外心脏按压，除颤后立即进行心肺复苏。

5. 在抢救心搏骤停的同时，应快速建立静脉通路。静脉穿刺应选择大血管，如颈外静脉、肘正中静脉、贵要静脉等，以便更快更好地用药。根据医嘱选用肾上腺素等抢救药物，注意维持水、电解质和酸碱平衡。

6. 针刺或指压人中、劳宫、涌泉、十宣、百会等穴。

7. 复苏过程中要注意检查心跳和自主呼吸是否恢复，如无反应，应继续实施急救；如患者抢救成功，心跳恢复，则应立即转送医院。

8. 停止心脏按压的指征

（1）患者恢复心跳。

（2）胸外心脏按压持续半小时以上，心电活动不恢复；瞳孔散大固定。

【转运护理】

1. 保持有效的人工通气、循环支持和药物治疗，可按医嘱给予呼吸兴奋剂与升压药物。

2. 脑缺氧时间过长可出现脑水肿，积极防治脑水肿有助于心脏复苏后的恢复，可按医嘱使用脱水、镇静、脑保护剂如纳洛酮、中成药醒脑静注射液等。

3. 持续心电、血压监测，并密切观察呼吸、神志、面色等病情变化。

4. 如出现室颤，立即进行除颤。

5. 电话通知急诊科做好继续抢救的准备工作。

6. 回院后立即安排患者进入重症监护室，配合医生进行抢救。

7. 检查静脉通路是否通畅，按医嘱使用各种急救药物。

8. 持续监测并记录患者意识状态、心律、心率、血压、脉搏、呼吸、血氧、瞳孔大小、出入量、血气分析结果等。

9. 给予高流量氧气吸入，必要时建立高级气道，应用呼吸机辅助通气。

10. 必要时给予亚低温处理。

11. 与患者家属做好沟通工作。

【辨证施护】

1. 元阳暴脱　神志不清，面色苍白，四肢逆冷。舌质淡黯，脉微欲绝或伏而难寻，或六脉全无。

（1）艾灸百会、隐白穴。

（2）室温宜偏高，注意保暖。

（3）遵医嘱使用中成药如参附注射液等，注意观察用药后反应。

2. 气阴两脱　神昏不语，面白肢冷，大汗淋漓，尿少或无尿。舌质深红或淡，少苔，脉虚极，或微，或伏而不出。

（1）艾灸关元、内关穴。

（2）室温宜偏高，注意保暖，汗出多时要注意及时更换沾湿的衣服被褥。

（3）遵医嘱使用中成药如生脉注射液等，注意观察用药后反应。

3. 痰瘀蒙窍　神志恍惚，气粗息涌，喉间痰鸣，或息微不调，面晦暗或面赤，口唇爪甲黯红。舌质隐青，苔厚浊或白或黄，脉沉实，或沉伏。

（1）注意保持气道通畅。

（2）遵医嘱将安宫牛黄丸溶解后通过胃管注入。

【应急流程】

心搏骤停应急流程见图 6-2。

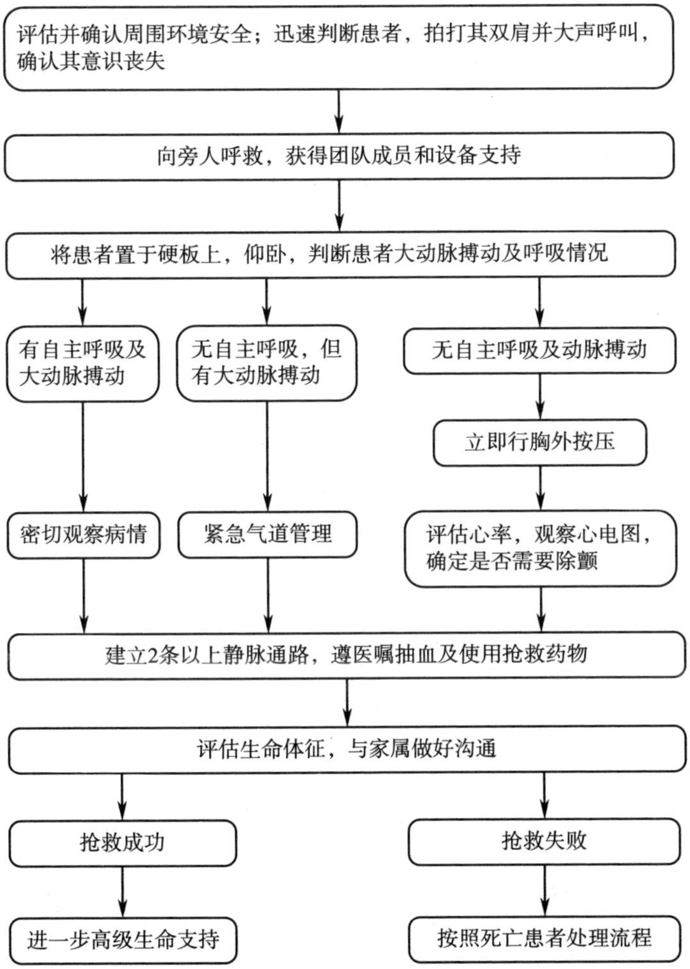

图 6-2　心搏骤停应急流程图

【关注点】

1. 只要确认环境安全，应立即就地抢救；切勿因反复触摸动脉搏动等动作而浪费宝贵的复苏时间。

2. 团队人员到场后及时清理抢救环境，腾出空间放置除颤仪、呼吸机、急救车等各种抢救仪器，方便抢救。

3. 保护患者隐私，及时与家属沟通并进行心理安抚。

第三节　脓　毒　症

脓毒症，是指由感染因素引起的损害性全身炎症反应综合征（systemic inflammatory response syndrome，SIRS），严重时可导致器官功能障碍和/或循环衰竭。

脓毒症是创伤、烧伤、休克、感染、大手术等临床急危重患者的严重并发症之一，临床证实有细菌存在或有高度可疑感染灶，其病原体包括细菌、真菌、病毒及寄生虫等。正常情况下当微生物入侵人体，机体免疫防御系统会做出迅速而恰当的反应。当免疫防御功能缺陷、反应过高或过低，都可以通过内源性致炎物质导致脓毒血症的发生。

按脓毒症严重程度分为脓毒血症、严重脓毒血症、脓毒性休克，是反映机体一系列病理生理改变及临床病情严重程度变化的动态过程，其实质就是SIRS不断加剧，持续恶化的结果。

对于脓毒症，中医古代文献中并无此病记录，但其早期以外感发热为特征，据《黄帝内经》《难经·五十八》《伤寒论》《温热论》等古文献记载，结合其临床表现，可归属于中医学“伤寒”“温病”的范畴。

【病情判断】

1. 面色苍白或潮红，出冷汗。

2. 寒战、发热（体温>38℃）或低体温（体温<36℃）、心率大于90次/min，脉搏细弱，血压下降，呼吸急促或呼吸困难。

3. 头晕、头痛甚至意识模糊，恶心、呕吐、腹胀，少尿或无尿。

4. 毛细血管再充盈时间>2秒或皮肤出现花斑。

【救护要点】

1. 密切观察病情变化，持续心电、血压、血氧饱和度监测，每15分钟记录1次生命体征及意识。

2. 保持呼吸道通畅，给予鼻导管或面罩吸氧。

3. 迅速建立2~3条静脉通路，采集血常规、血型、生化、凝血三项、降钙素原（procalcitonin，PCT）、C反应蛋白（C reactive protein，CRP）、血气分析血乳酸、血培养等标本，合理安排输液顺序、输液速度、输液量。

4. 进行中心静脉压监测，以正确指导液体复苏。脓毒症休克时液体复苏目标应在6小时内达到以下标准。

（1）中心静脉压>8mmHg。

（2）平均静脉压≥65mmHg。

（3）尿量≥0.5ml/（kg·h）。

（4）静脉血氧饱和度≥70%。

5. 遵医嘱积极抗感染，协助医生进行有效的清创引流，及早应用抗生素。

6. 按医嘱正确应用血管活性药物和糖皮质激素，如去甲肾上腺素、甲泼尼龙等，密切观察患者用药后反应，并及时记录。

7. 注意保暖，尤其是体温不升者；液体复苏时，可应用输液加温器。

8. 定时监测患者血糖变化，注意有效控制血糖。

9. 留置尿管，记出入量和进行尿液分析。

10. 注意患者安全，上床栏，防坠床。

11. 根据病情必要时留置胃管，注意观察胃液颜色、质、量，及早发现消化道应激出血。

12. 体温不升者，在补充液体的同时可艾灸百会、气海、关元、神阙穴；如高热者可采取十宣放血；意识不清及昏迷者，可针刺人中、涌泉。

【转运护理】

1. 根据患者的病情准备转运工具、车载急救药物、仪器等，安排有经验的医护人员护送。

2. 持续心电、血压、血氧饱和度监测，每15分钟记录1次；注意观察患者意识、面色等情况。

3. 保持呼吸道通畅，确保持续有效的氧疗。

4. 注意保暖。

5. 维持各种管道通畅，确保输液、输血速度正常。

6. 电话通知急诊科或接收科室做好继续抢救的准备工作。

7. 与患者、家属做好沟通工作，及时安慰鼓励患者，缓解其恐惧焦虑情绪。

8. 回院后立即安排患者进入重症监护室，持续心电、血压、血氧饱和度监测，配合医生进行抢救。

【辨证施护】

1. 邪毒袭肺，气壅喘逆　发热，恶风，无汗，周身酸楚，气短乏力，喘促，口渴，咽干，小便黄赤。舌边尖红，苔薄黄，脉数有力。

（1）病房环境温湿度、衣服被褥厚薄适宜。

（2）中药汤剂宜温服，多喝水，以助发汗。

（3）饮食宜清热解毒、宣肺通络之流质食物，如金荞麦煲瘦肉汤、绿豆汤等。

2. 热盛腑实，气营两燔　高热，大汗出，大渴饮冷，咽痛，喘息气促，小便短赤，大便秘结。舌质红绛，苔黄燥，脉沉数或沉伏。

（1）根据病情，选择物理降温措施，如冰敷等。

（2）饮食宜清热凉血、泻火之流质食物，如生地黄汁、竹蔗茅根水等。

（3）保持大便通畅，便秘者可用大承气汤灌肠，或用生大黄或番泻叶泡服，使邪有出路。

3. 毒陷心包，热甚风动　高热烦躁，神昏谵语，口渴唇焦，尿赤便秘。舌红，苔黄垢腻，脉滑数。

（1）病房室温宜偏低，衣服被褥厚薄适宜，避免冷风直吹。

（2）保持口腔清洁，用银荷漱口液漱口或口腔护理。

（3）遵医嘱将安宫牛黄丸溶解后通过胃管注入。

4. 瘀毒内阻，脉络受损　高热，或神昏，疼痛状如针刺刀割，痛处固定不移，常在夜间加重。舌质紫黯或有瘀斑，脉涩或沉迟或沉弦。

（1）按医嘱应用活血化瘀之药物，如复方丹参注射液、盐酸川芎嗪注射液等，合理控制输液速度，密切观察用药后反应。

（2）饮食宜清淡、易消化、活血化瘀之品，如田七煲瘦肉、丹参煎水代茶等。

（3）中药汤剂宜温服。

5. 正虚毒陷，阳气暴脱　喘急，神昏，大汗淋漓，四肢厥冷，少尿，或神昏，或发热。舌淡，苔白水滑，脉微欲绝。

（1）加强病情观察，注意保暖；神志不清者可按压人中、涌泉穴。

（2）正确煎煮参附汤，附子应先煎 30~60 分钟，防止中毒。

6. 瘀毒损络，气阴两虚　身热骤降，烦躁不安，颧红，神疲气短，汗出，口干不欲饮。舌质红，少苔，脉细数无力。

（1）选用肉桂敷贴涌泉、足三里穴，以缓解神疲乏力。

（2）选用中药药包热敷。

（3）饮食宜补气祛瘀之流质食物，如黄芪、山药、瘦肉汤、红花泡茶等。

【应急流程】

脓毒症应急流程见图 6-3。

【关注点】

1. 严密监测生命体征；积极遵医嘱进行液体复苏与抗感染治疗，合理安排输液顺序、输液速度和输液量。

2. 禁止从外周静脉直接输入血管活性药物如去甲肾上腺素等，防止外渗；及时建立中心静脉导管通路。

患者出现寒战、发热、血压下降、尿量减少、呼吸困难、头晕、头痛甚至意识模糊等

↓

立即通知医生到场；呼叫其他人员携带抢救物品到场

↓

取合适体位，注意保暖

↓

持续心电、血压、血氧饱和度监测；中、高流量吸氧

↓

保持呼吸道通畅，痰多无力咳嗽者予吸痰；呼吸困难严重、缺氧未改善者，配合医生给予呼吸机辅助通气

↓

迅速开通2条以上静脉通路（选用大号留置针，近心端粗直的大血管）；留取标本如血常规、生化、凝血三项、血乳酸、血培养、血气分析、PCT、CRP等；配合医生留置深静脉管，连接中心静脉测压装置

↓

遵医嘱进行液体复苏及抗感染治疗，应用血管活性药物；病情严重者，应用血液净化技术

↓

严密观察患者生命体征、意识情况、皮肤黏膜颜色变化，并及时记录

↓

加强基础护理，预防压力性损伤及坠床；加强心理护理，鼓励患者配合治疗护理。及时与家属沟通并告知操作治疗的意义

图 6-3　脓毒症应急流程图

第四节　急性心力衰竭

心力衰竭（heart failure）是由于心脏器质性或功能性疾病损害心室充盈和射血能力而引起的一组临床综合征。急性心力衰竭临床上以急性左心衰竭多见，最为常见的临床表现是急性肺水肿或心源性休克。

急性左心衰竭多因急性心肌梗死、急性心肌炎、急性容量负荷过重、慢性心力衰竭在诱因如感染等促发下，左心排血量骤然减少，进而发生急性肺水肿，肺静脉压增加超过血浆胶体渗透压，致使血液成分渗透到肺间质和肺泡内，影响气体交换而出现临床综合征。根据其临床表现，大致属中医学的“暴喘”“心水”“心衰”等病范畴。

【病情判断】

1. 既往多有基础性心脏疾病如冠心病、心律失常、急性重症心肌炎、扩张

型心肌病、心脏瓣膜疾病及慢性心功能不全等病史。

2. 患者呼吸急促、喘息不止或端坐呼吸，大汗淋漓，烦躁不安，焦虑。

3. 频繁咳嗽、咳吐大量泡沫样痰，甚至血块。

4. 面色苍白，口、唇、肢体末端发绀，皮肤湿冷，四肢冷；血氧饱和度可下降。

5. 尿量显著减少甚至无尿。

【救护要点】

1. 患者应取坐位或半卧位，两腿下垂，减少回心血量。

2. 密切观察生命体征及神志情况，持续心电、血压、血氧饱和度监测，每15分钟记录1次。

3. 保持呼吸道通畅，呼吸道分泌物多且无力咳出者及时吸痰。

4. 持续中、高流量鼻导管或面罩吸氧。呼吸困难仍然不能缓解、缺氧未改善者，使用呼吸机辅助通气。

5. 迅速开放2条静脉通路，遵医嘱正确使用吗啡及强心、利尿等药物，注意输液速度、用药后反应，及时记录。

6. 留置尿管，记出入量。

7. 给予心理疏导，助患者身心放松，减轻恐惧焦虑。

8. 加强基础护理，预防压力性损伤及下肢静脉血栓形成；及时更换汗湿的衣服，以免感受外邪加重病情。

9. 注意患者安全，上床栏，防坠床。

【转运护理】

1. 根据病情准备转运工具、车载急救药物、仪器等，安排有经验医护人员护送。

2. 取合适体位。

3. 保持呼吸道通畅，确保持续有效的氧疗；正确调节呼吸机参数。

4. 持续心电、血压、血氧饱和度监测，每15分钟记录1次患者意识、心律、心率、血压、脉搏、呼吸、血氧饱和度、瞳孔大小、出入量等。

5. 保持各种管道通畅，维持正确的输液速度。

6. 电话通知急诊科或接收科室做好抢救的准备工作。

7. 与患者、家属做好沟通工作，及时安慰鼓励患者，缓解其恐惧焦虑情绪。

8. 回院后立即安排患者进入重症监护室，持续心电、血压、呼吸监护，配合医生进行抢救。

【辨证施护】

1. 痰饮阻肺　心悸气急，咳嗽喘促，不能平卧，咯白痰或痰黄黏稠，胸脘痞闷，头晕目眩，尿少浮肿，或伴痰鸣，或发热口渴。舌苔白腻或黄腻，脉弦滑或滑数。

（1）绝对卧床休息，心悸怔忡者，可按压内关、神门、少冲等穴。

（2）中药汤剂以泻肺化痰为主，适宜餐后 1~2 小时服用。

（3）饮食应注意避免辛辣燥热、肥甘厚腻之品，可取茯苓、车前草煲瘦肉汤。

（4）纳呆者，可予丁香开胃贴敷贴神阙穴。

2. 阳虚水泛　心悸气促，动则喘甚，形寒肢冷，尿少浮肿，腰酸乏力，腹胀纳呆。舌体胖大有齿痕，舌苔水滑或白腻水滑，脉沉细或结代。

（1）保持病室温暖、空气清新，注意防寒保暖。

（2）加强皮肤护理，观察水肿消退情况。

（3）饮食宜温阳利水、活血祛瘀通络之品，如附子粥、杜仲黄芪煲瘦肉、三七薏仁煲鲫鱼汤。

3. 气虚血瘀　心悸气短，胸胁作痛，颈部青筋暴露，胁下痞块，下肢浮肿，面色灰青，唇青甲紫。舌质紫黯或有瘀斑，脉涩或结代。

（1）加强情志护理，保持心情舒畅，因情志不畅易致气滞，气滞则血行不畅而加重病情。

（2）饮食宜益气活血、化瘀利水之品，如三七薤白鸡肉汤、党参薏米丹参瘦肉汤、玉米须煎水代茶。

4. 阳衰气脱　喘悸不休，烦躁不安，或表情淡漠，意识模糊，汗出如雨或油，四肢厥冷，尿少浮肿，面色苍白。舌青紫，脉微欲绝或疾数无力。

（1）加强病情监测，做好抢救准备。

（2）如病情稳定者，适宜多晒太阳，以少量出汗为宜，以免耗竭阳气。

（3）饮食宜益气温阳、活血祛瘀之品，如人参三七炖鸡、归参鳝鱼汤、杜仲黄芪瘦肉汤，三七薏米鲫鱼汤等。

【应急流程】

急性心力衰竭应急流程见图 6-4。

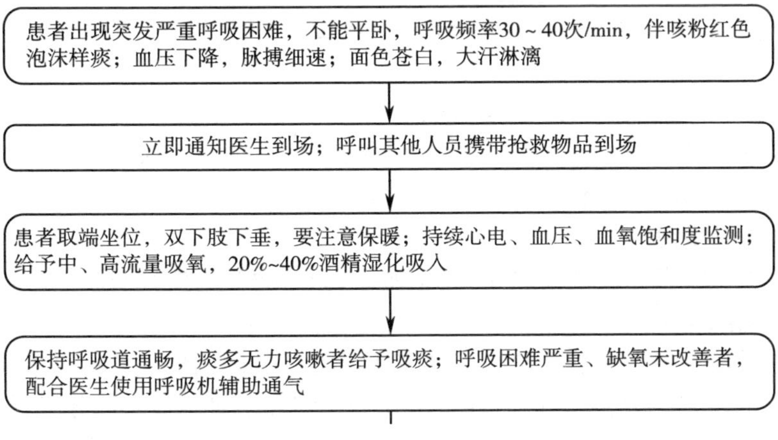

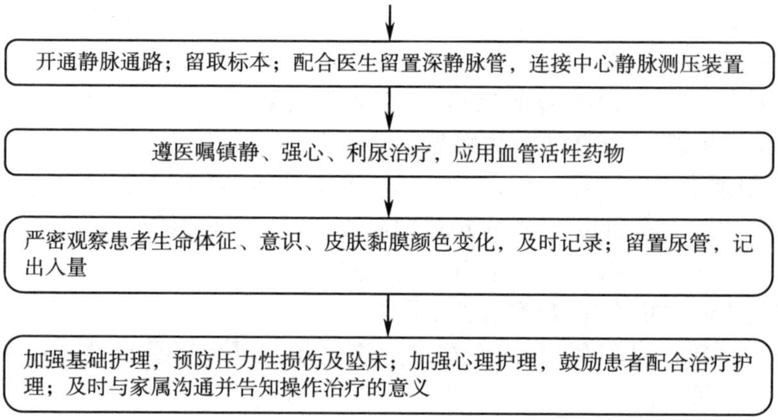

图 6-4　急性心力衰竭应急流程图

【关注点】

1. 氧疗时如用少量酒精置于湿化瓶中以减少肺泡表面张力，应观察患者对酒精的反应，如不适应需立即撤除。

2. 严密观察电解质情况，及时发现异常心电图表现，汇报医生处理。

3. 应用血管活性药物如硝普钠需避光，4~6 小时更换，并关注药物不良反应。

第五节　急性冠脉综合征

急性冠脉综合征（acute coronary syndrome，ACS）是一组由急性心肌缺血引起的临床综合征，主要是病变的冠脉发生急剧变化，包括冠脉内粥样斑块破裂或表面破损，继而出血和血栓形成，外因冠脉痉挛，引发冠脉不完全或完全闭塞，导致冠脉血流突然减少甚或中断。ACS 包括急性心肌梗死及不稳定型心绞痛，其中急性心肌梗死又分为 ST 段抬高型心肌梗死及非 ST 段抬高型心肌梗死。

急性冠脉综合征常见于冠心病和动脉粥样硬化的患者，遇精神因素、劳累、气候变化等因素诱发，其发病急、变化快、死亡率高。根据其临床表现，属于中医学“胸痹”“心痛”“真心痛”等范畴。

【病情判断】

1. 患者多有原发性高血压、高脂血症、糖尿病等病史，因精神、劳累、气候变化等因素诱发。

2. 患者大多有胸骨后及心前区疼痛或不适，可放射至手臂、手指；胸痛常为压榨样、紧缩感；疼痛持续时间可从几分钟到几小时不等。部分患者表现为心绞痛进行性加重或者初发的急性胸痛，休息或轻劳动时出现心绞痛。

3. 患者常伴有烦躁不安、出汗、恶心、呕吐、上腹胀痛。

4. 女性、老年人、糖尿病患者常表现为不典型胸痛或胸闷，甚至少数患者无胸闷、胸痛的症状。

【救护要点】

1. 嘱患者绝对卧床休息，立即吸氧，持续心电、血压、血氧饱和度监测。迅速建立静脉通路，采集血标本，尽量使用留置针，按医嘱静脉用药，根据病情调节滴速。

2. 协助医生做 18 导联心电图对病情做出初步判断。

3. 遵医嘱服用抗血小板聚集、抗凝药物。

4. 按医嘱给予迅速止痛，可选用吗啡静脉注射。使用吗啡时，需注意有无神志变化、血压降低及呼吸抑制情况。若出现呼吸抑制，则需气管插管、呼吸机辅助通气。

5. 密切观察患者的自觉症状，是否有气促、胸闷、心前区疼痛加重等生命体征变化，及时了解检验和特殊检查结果。

6. 严密观察心电监测情况，必要时遵医嘱使用抗心律失常药物。若患者出现心室颤动，应立即采用非同步直流电除颤。

7. 患者如出现烦躁不安、皮肤苍白、四肢湿冷、大汗淋漓、脉搏细速、脉压减少、尿量减少、反应迟钝，甚至昏迷，即发生心源性休克。应立即遵嘱使用升压药、血管扩张剂等。留置尿管，监测尿量。

8. 如需行急诊介入手术，迅速做好术前准备。

9. 耐心安抚患者，舒缓其紧张、焦虑情绪，进行各项操作前后做好解释工作。

【转运护理】

1. 根据病情准备转运工具、车载急救药物、仪器等，安排有经验医护人员护送。

2. 向患者家属或陪同人员说明病情和转运风险，取得同意和理解；对患者做好解释工作，缓解其焦虑、紧张情绪。

3. 转运前与急诊科或接收科室取得联系，汇报患者病情并告知需准备的急救物品。

4. 转运前检查患者所有管道是否通畅，有无受压。

5. 转运过程中严密观察患者生命体征及病情变化，及时记录；保持各类管道通畅；一旦出现心搏骤停，应立即就地复苏抢救。

【辨证施护】

1. 寒凝心脉　胸痛彻背，感寒则甚，畏寒肢冷，手足不温；重则喘息不得卧，面色苍白，四肢厥冷。脉沉细。

（1）胸痛发作时，可舌下含化硝酸甘油片，或用沉香、肉桂粉各1g温水调服。

（2）艾灸膻中、内关等穴。

（3）饮食宜温热，可用干姜、川椒等调味或饮用少量米酒以温阳散寒，中药应热服。

2. 痰阻血瘀　胸部憋闷疼痛，肥胖体沉，痰多气短，遇阴雨天而易发作加重，伴有倦怠乏力，纳呆便溏。舌苔白腻或白滑，脉滑。

（1）对咳嗽、痰多者，应定时翻身叩背，有利痰液排出。

（2）饮食配合薏苡仁粥可辅以健脾化痰之功。

（3）对肢体沉重、浮肿、肥胖者，要观察尿量、体重变化。

3. 气虚血瘀　心胸阵阵隐痛，胸闷，气短，动则尤甚；心悸，倦怠乏力，自汗。舌淡红，舌体胖，边有齿痕，苔薄白，脉虚缓或结代。

（1）中药宜热服，若胸痛甚者，除吸氧外，可遵嘱服硝酸甘油片、速效救心丸或三七粉1.5g、沉香粉1g温水调服。

（2）艾灸内关、阴郄、神门等穴。

4. 气阴两虚　胸闷隐痛，时作时止，心悸气短，倦怠懒言，面色少华，头晕目眩，或五心烦热，口干盗汗。舌红少津、少苔或无苔，脉细数。

（1）病房宜安静。

（2）睡眠不佳者可用夜交藤、酸枣仁各10g煎汤于睡前服用；或用太子参、麦门冬、五味子各10g煎水代茶饮，或山药熬粥以调补。

【应急流程】

急性冠脉综合征应急流程见图6-5。

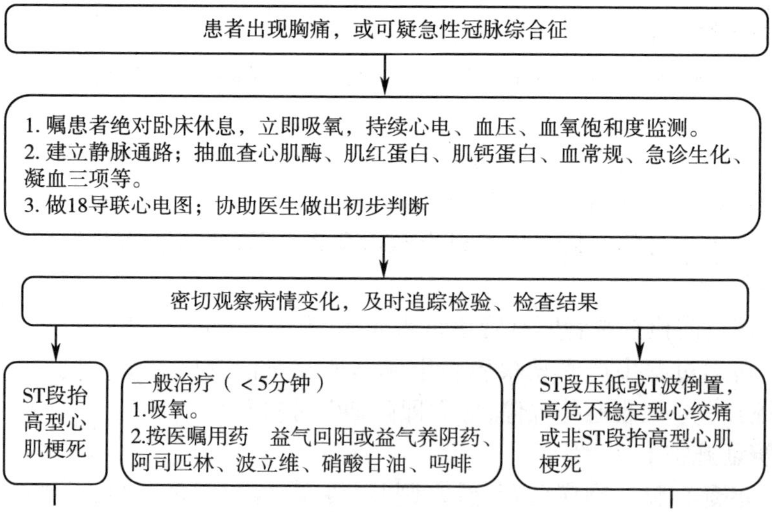

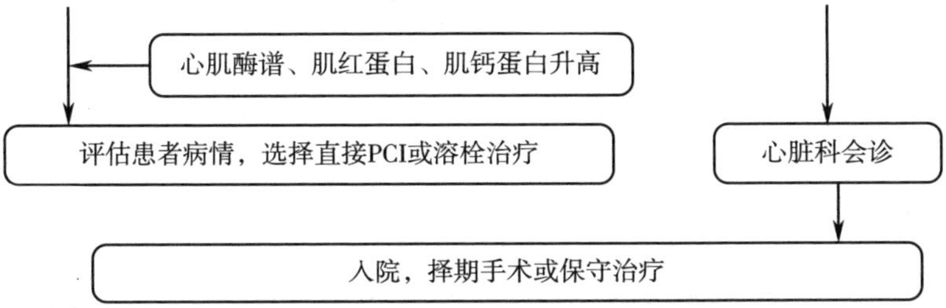

图 6-5 急性冠脉综合征应急流程图

【关注点】

1. 转运前做好病情评估;途中携带除颤仪和抢救箱,确保安全。

2. 严密观察心电图和生命体征变化,及时发现恶性心律失常(特别是心室颤动)并处理。

第六节 恶性心律失常

心律失常是指心脏冲动的频率、节律、起源部位、传导速度或激动次序的异常。恶性心律失常指在短时间内引起血流动力学障碍,导致患者短暂意识丧失或猝死的一类心律失常。绝大多数恶性心律失常并发于器质性心脏病,只有少数特殊类型可为原发,如先天性 QT 延长综合征、Brugada 综合征、特发性心室颤动等。根据其临床表现,属中医学"心悸""怔忡""眩晕""厥脱"等范畴。

【病情判断】

恶性心律失常分为快心室率型和慢心室率型,根据心律失常类型的不同,其临床表现及体征各异。

1. 血流动力学稳定的单形性室性心动过速出现心悸、胸闷、无或有乏力;心率在 100~150 次 /min,心律可规则或略不规则。

2. 多形性室性心动过速出现心悸、胸闷、乏力,发作性头晕,重者出现昏厥、休克,甚则猝死;当血流动力学障碍时血压下降,老年患者可出现意识模糊。

3. 心室纤颤或无脉性室性心动过速一旦发生立即出现意识丧失、抽搐、血压下降等表现,继而呼吸、循环停止,大动脉搏动消失。

【救护要点】

1. 绝对卧床休息,并给予持续低流量氧气吸入。

2. 持续心电监测,注意电极片贴放的位置要避开电复律的位置。及时协助医生完善心电图检查。

3. 迅速建立静脉通路，首选左侧上肢静脉（如前臂静脉、头静脉）穿刺和给药。

4. 准备好各种抢救仪器和药品，将除颤仪、呼吸机、吸引装置、气管插管等所需物品放在适当位置。

5. 抗心律失常药物应用的监测　密切观察患者的意识、心率、心律、血压、血氧饱和度、呼吸的变化及临床表现，每 15 分钟记录 1 次；严密观察患者有无胸闷胸痛加重、呼吸困难、血压下降等心源性休克、心力衰竭并发症的发生。

6. 心理护理　稳定患者情绪，做好解释工作，取得患者和家属的积极配合。

7. 如患者需电复律，按电复律流程处理。

8. 如需行急诊射频消融术，则应做好术前准备。

【转运护理】

1. 根据病情准备转运工具、车载急救药物、仪器等，安排有经验的医护人员护送，全程监测患者心电图和意识变化，随时做好抢救准备工作。

2. 评估病情，告知患者家属转运的必要性和途中可能存在的风险。

3. 对需做介入治疗和安装起搏器的患者，通知相关科室提前做好准备，电梯等后勤保障及时到位。

4. 转运时患者取平卧位，头偏向一侧，动作轻柔，注意保持车床平稳，速度不可过快。

5. 保持输液管通畅，输液速度可用输液泵控制。

6. 与转入科室护士做好详细交接班。

【辨证施护】

1. 心虚胆怯　心悸不安，善惊易怒，坐卧不宁，气短自汗，神倦乏力，少寐多梦。舌苔薄白，脉虚或弱

（1）加强情志护理，避免精神刺激，逐渐消除患者的思想顾虑。

（2）耳穴贴压：取心、肾、副交感等穴，可镇惊安神，改善睡眠。

（3）饮食宜镇静安神，补血养心的食物，如酸枣仁汤、小麦百合生地汤等。

（4）中药汤剂宜温服。

2. 心血不足　心慌不安，动则加重，头晕乏力，面色无华。舌淡红，脉细弱。

（1）发作时卧床休息，遵医嘱给予补血安神药口服。

（2）注意观察血压的变化，专人陪护，防跌倒。

（3）饮食宜益气补血，养心安神，清淡易消化之品，如桂圆、莲子、黑木耳、猪心等。

（4）中药汤剂宜温服。

3. 阴虚火旺　心悸不安，心烦少寐，头晕目眩，腰酸耳鸣，手足心热，口干

咽燥。舌红少苔，脉细数。

（1）病室内宜凉爽湿润，保持安静。

（2）避免情绪激动，及时安慰、疏导患者。

（3）卧床休息，注意腰部保暖，勿负重，起坐动作宜缓慢。

（4）饮食以宜清淡养阴、降火而富营养为原则，如甲鱼、银耳、红枣、莲子等。

（5）中药汤剂宜温服。

4. 心阳不足　心悸不安，面色苍白、胸闷气短，形寒肢冷。舌质淡白，脉细弱或沉细。

（1）注意保暖，居室宜向阳，保持温暖干燥。

（2）安抚患者，缓解其恐惧、焦虑情绪。

（3）卧床休息，取半卧位，给予氧气吸入。

（4）心悸，气短者，可灸神阙。

（5）饮食宜温阳之品，如羊肉、胡桃肉、海参等。

（6）中药汤剂宜浓煎、热服。

5. 水饮凌心　心悸气短，胸脘痞满，形寒肢冷，小便短少，或下肢浮肿，渴不欲饮，恶心呕吐。舌苔白滑，脉弦滑。

（1）卧床休息，注意保暖，适当增加衣被。

（2）重度心力衰竭者取半卧位，双腿下垂，给予氧气吸入。

（3）密切观察心率、脉搏、血压及尿量的变化，记出入量。

（4）保持大便通畅。

（5）给予低盐或无盐饮食，宜振奋心阳，化气行水之品，如扁豆、莲子、胡桃、龙眼、瘦肉、牛肉、羊肉等。

（6）中药汤剂宜温服。

6. 心血瘀阻　心悸不安，胸闷不适，心痛时作，甚则唇甲青紫。舌质黯或有瘀斑，脉涩或结代。

（1）脉搏低于 60 次 /min 者，应多卧床休息。

（2）稳定患者情绪。

（3）胸闷、心痛者可按医嘱用药。

（4）如出现剧烈胸痛、面色苍白、汗出肢冷、脉结代或细微欲绝，予头低卧位或平卧位，配合医生抢救。

（5）中药汤剂宜温服。

【应急流程】

恶性心律失常应急流程见图 6-6。

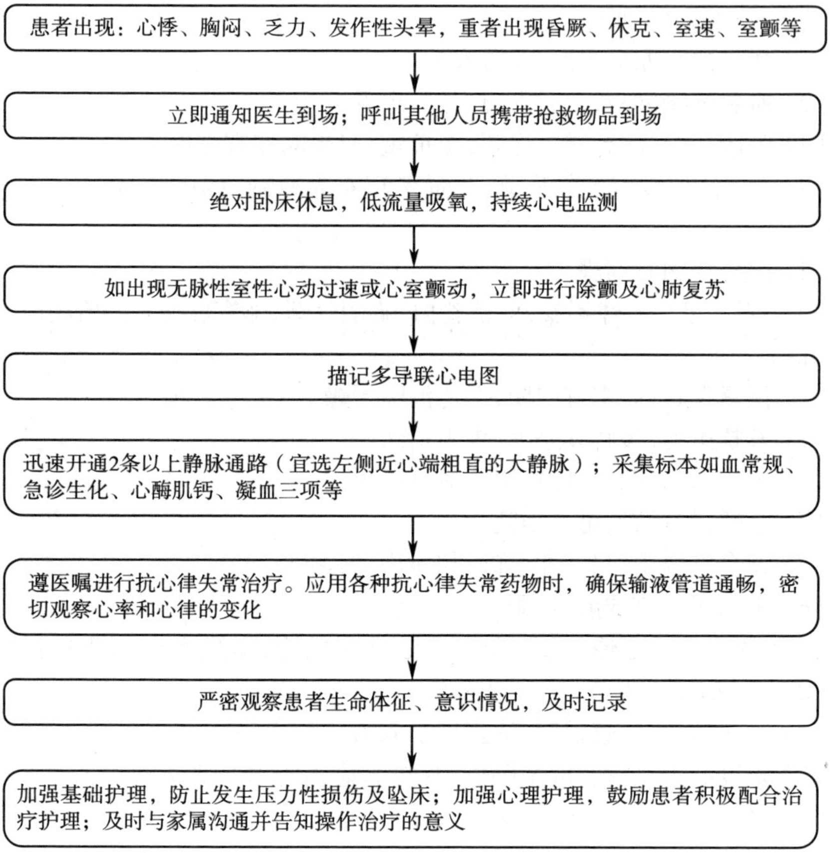

图 6-6　恶性心律失常应急流程图

【关注点】

1. 输注抗心律失常药物时，尽量选择大血管，并保持输液管道通畅，防止外渗。

2. 电复律的标准操作与安全。

3. 保持大便通畅，避免过度用力或屏气。

第七节　主动脉瘤与主动脉夹层

主动脉瘤是指主动脉由于先天性或后天性疾病造成动脉壁中层正常结构损害，管壁变薄，在高压血流冲击下向外膨胀呈瘤样扩张性改变的病变，瘤状破裂为其主要危险。

主动脉夹层（aortic dissection，AD）是指由于各种原因造成主动脉内膜破裂，并在内膜与中膜之间损伤并出现一个或多个破口，从而在内膜与中层壁间形成有活动的血液假腔，假腔随夹层分离而扩大膨出，所形成的病变称为主动脉夹层动脉瘤，又称主动脉夹层。两者根据其临床表现，均属中医学“痛症”范畴。

【病情判断】

（一）主动脉瘤

主动脉瘤患者早期多无临床表现，随着瘤体增大，可逐渐出现疼痛或瘤体压迫、牵拉、侵蚀周围组织引起的相应症状和体征。

1. 疼痛　急性主动脉瘤常表现为突发性刀割样疼痛；慢性主动脉瘤则表现为持续性钝痛；升主动脉瘤及主动脉弓瘤常表现为胸前区疼痛，可放射至颈部及下颌部；降主动脉瘤常表现为胸背痛，可向左肩部放射，疼痛突然加剧则预示动脉瘤可能破裂。

2. 搏动性肿块　高位主动脉瘤患者可出现胸锁关节处搏动，或在胸骨上窝出现可触及的搏动性肿块。当动脉瘤逐渐增大至前胸壁，侵蚀胸骨时，会导致剧烈疼痛，严重时瘤体可穿出胸壁，表现为搏动性肿块。降主动脉瘤可侵蚀胸椎横突或肋骨，甚至在背部外凸于体表。

3. 动脉瘤瘤体压迫症状　当瘤体压迫不同的静脉时，可有相应不同的症状、体征。急性发病时，患者可出现严重头痛、头晕、头胀、嗜睡和憋气等症状，甚至颅内压增高，导致颅内静脉破裂而死亡。

4. 动脉瘤侵犯主动脉瓣　当动脉瘤侵犯主动脉瓣并使其扩大时，可导致继发性主动脉瓣关闭不全。患者初期无明显临床表现，当发展至主动脉瓣中度（或以上）关闭不全时，可表现为心悸、呼吸困难、胸痛、晕厥等，严重时可有充血性心力衰竭表现。

5. 主动脉瘤破裂　主动脉瘤内径越大，破裂的可能性越大。

（1）主动脉瘤破裂或濒临破裂时，患者会突发剧烈胸背部或腹部疼痛，出现腹部搏动性肿块。突发剧烈腹痛（可向腰背部、骨盆、会阴及下肢扩散）、血压下降和休克为腹主动脉瘤破裂三联征。

（2）主动脉瘤破入心包可引起心脏压塞，典型者可出现静脉压升高、动脉压下降、心音遥远（Beck 三联征）。

（3）当动脉瘤破入气管或支气管时，可引起咯血，咯血量大时可导致窒息；动脉瘤破入食管可引起呕血；破入胸腔可致呼吸困难及血胸。

（4）破入腹腔可致腹腔积血。当出血量超过血容量的 30% 时，患者可发生休克。

（5）腹主动脉瘤约占主动脉瘤的 3/4，早期可无症状，患者常因查体时发现腹部搏动性肿块而就诊。腹部听诊可闻及收缩期血管杂音，偶及震颤。当瘤体逐渐增大并压迫周围组织或器官时，患者可出现脐周或中上腹痛或不适，可放射至腰背部，严重时可出现肠梗阻相关症状。

（二）主动脉夹层

1. 疼痛　疼痛是主动脉夹层首发的最常见症状，约见于 90% 以上患者，性质为突发性剧烈刀割样、撕裂样疼痛，呈持续性，难以缓解，可向颈项、肩胛间区、背、腰、腹部转移，首诊常误诊为心肌梗死、急腹症，缓解疼痛常需吗啡类药物。

2. 休克　急性期约半数或 1/3 患者发病后有面色苍白、大汗淋漓、四肢皮肤湿冷、脉搏快而弱、呼吸急促等，两侧肢体血压及脉搏明显不对称，常高度提示本病。若主动脉夹层发生外膜破裂引起大出血，则患者血压迅速降低，常伴晕厥，甚至死亡。

3. 夹层影响各器官的表现

（1）心血管系统：心脏压塞症状、主动脉关闭不全及左心衰竭、急性心肌缺血或心肌梗死的心电图和酶学改变、四肢脉搏不对称。

（2）神经系统：头晕、意识模糊、定向力障碍、失语、昏迷、截瘫、声音嘶哑等。

（3）消化系统：剧烈腹痛、恶心呕吐、吞咽困难、呕血、血便等。

（4）泌尿系统：腰痛、血尿、肾衰竭、肾性高血压。

（5）呼吸系统：胸腔积血、胸痛、咳嗽、呼吸困难、咯血等。

【救护要点】

1. 疼痛与休克的护理　突发剧烈疼痛为发病开始时最常见的症状，往往为难以忍受的搏动样、撕裂样疼痛。如果疼痛减轻后又反复出现提示夹层分离继续扩展；疼痛突然加重则提示血肿有破裂趋势。因此，疼痛与休克的加重与缓解都是病情变化的重要指标之一。

（1）应严密观察疼痛的部位、性质、时间、程度。使用强镇痛剂后，观察疼痛是否改善。

（2）缓解疼痛常用吗啡，遵医嘱稀释后缓慢静脉注射。吗啡的镇痛、镇静效果较强，呕吐等不良反应相对较少，但需注意其有降低血压和抑制呼吸等不良反应。

（3）有条件者使用芬太尼止痛泵，可有效止痛。

2. 血压、心率的观察和护理　迅速降低血压和左心室收缩力和收缩速率，以减少对主动脉壁的冲击力，是有效遏制夹层剥离、继续扩展的关键措施。使收缩压降到 100~110mmHg 或使重要脏器达到适合灌注的相应血压水平，心率控制在 60~75 次 /min。

（1）建立静脉通路，采集血标本送检。降压以硝普钠最有效和最常用，硝普钠遇光易分解变质，应注意避光，现用现配，超过 6 小时应重新配制。大剂量或使用时间长时应注意有无恶心、呕吐头痛、精神错乱、震颤、嗜睡、昏迷等不良反应。

（2）同时测量四肢血压，观察各肢体之间血压的差异，为诊疗提供依据。

（3）降低血压过程中须密切观察血压、心率、神志、心电图、尿量及疼痛等情况。血压下降后疼痛明显减轻或消失是夹层动脉瘤停止其扩展的临床指征，收缩压可维持在 100~110mmHg。

3. 保持呼吸道通畅，吸氧。患者取头高脚低位或平卧位，把头偏向一侧，以免呕吐物吸入呼吸道而引起窒息。

4. 基础护理

（1）嘱患者严格卧床休息，避免用力过度（如排便用力、剧烈咳嗽）。

（2）协助患者进餐、床上排便、翻身。

（3）饮食以清淡、易消化、富含维生素的流质或半流质食物为宜，指导患者多食用新鲜水果蔬菜及粗纤维食物，保持大便通畅。

5. 心理护理　安抚患者，缓解其焦虑、恐惧心理。

6. 夹层累及相关系统的观察和护理　应严密观察有无呼吸困难、咳嗽、咯血；有无头痛、头晕、晕厥；有无偏瘫、失语、视力模糊、肢体麻木无力、大小便失禁、意识丧失等征象以及双侧颈动脉、桡动脉、股动脉、足背动脉搏动情况，持续心电、血压监测，严格记录液体出入量。

【转运护理】

1. 迅速评估病情，并告知患者家属转运的必要性和途中可能存在的风险。

2. 根据病情准备转运工具、急救药物、仪器等，安排有经验的医护人员护送。

3. 院内转运前电话通知相关门岗、电梯做好准备。

4. 运送途中持续监测心率、血压、脉搏、呼吸及血氧饱和度的变化，严密观察意识状态、疼痛部位、性质、程度等病情变化。

5. 保持静脉通路通畅，随时做好急救准备。

6. 嘱患者绝对卧床，不可自行起床和用力，搬动患者时动作要轻柔。

7. 与转入科室护士做好详细交接班。

【辨证施护】

中医学在主动脉夹层动脉瘤急症方面研究较少，对于其中医证候特点、辨证分型、用药规律有待研究。

【应急流程】

主动脉夹层破裂应急流程见图 6-7。

【关注点】

1. 使用吗啡镇痛时，观察患者疼痛缓解情况及有无呼吸抑制等不良反应。

2. 监测并对比四肢血压变化，遵医嘱使用降压药。

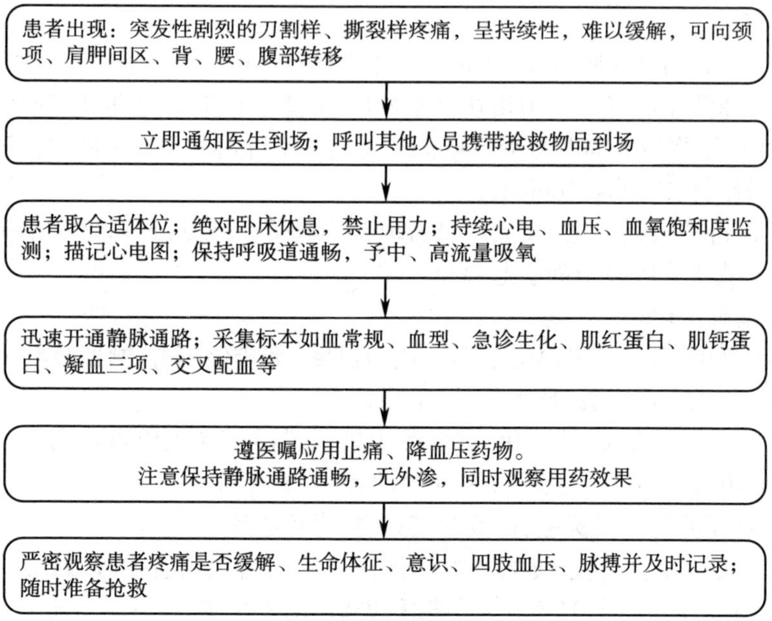

图 6-7　主动脉夹层破裂应急流程图

第八节　高血压急症

高血压急症是指原发性或继发性高血压在病情发展过程中，或在某些诱因的作用下，血压急剧升高，舒张压 >120mmHg 和 / 或收缩压 >180mmHg，伴急性进行性靶器官病变，如心、脑、肾等，需立即降压治疗的一种临床危急状态。如果仅有血压显著升高，但不伴有靶器官功能损害，则定义为高血压亚急症。高血压急症和高血压亚急症是以有无新近发生的、急性进行性的严重靶器官损害为唯一标准。

常见的高血压急症包括高血压脑病、脑卒中、急性心力衰竭、肺水肿、急性冠脉综合征、主动脉夹层动脉瘤、子痫等。根据其临床表现，大致属于中医学的“厥证”“眩晕”“头痛”等范畴。

【病情判断】

1. 评估患者　多数有高血压病史，有高血压急症诱发因素，如精神、创伤、过度紧张、疲劳、内分泌功能失调、服用导致血压升高的药物、突然停用降压药。

2. 常见高血压急症的临床表现

（1）高血压脑病：原有脑动脉硬化的患者，突发血压升高，舒张压常超过 120mmHg，有头痛，呕吐，烦躁不安，心动过缓，视力模糊，酒醉貌等。

（2）脑卒中：患者除有高血压脑病的表现外，还有意识不清、半身不遂、口舌歪斜、言语不利或偏身麻木，CT 或 MRI 检查显示脑出血或脑梗死等。

（3）急性冠脉综合征：患者有高血压病史，面色苍白、大汗淋漓，主诉心前区压榨性疼痛并放射至左肩胛部，含服硝酸甘油片无效，心电图检查有心肌缺血表现，实验室检查见心肌酶及肌钙蛋白升高。

（4）主动脉夹层动脉瘤：患者面色苍白、大汗淋漓，胸部或肩背部突发性剧痛，可沿脊柱下移至腹部，或放射至上肢及颈部，CT 检查示主动脉夹层动脉瘤。

（5）子痫：既往血压正常的妊娠期妇女，出现高血压，伴有水肿、蛋白尿，并出现剧烈头痛、头晕、恶心呕吐、右上腹痛、胸闷，视力模糊、忧虑、易激动，甚至昏迷、抽搐症状。

【救护要点】

1. 患者绝对卧床休息，根据病情选择合适体位，急性肺水肿患者选取坐位或半卧位，减少静脉回流。脑出血急性期患者避免过度搬动。

2. 持续心电、血压监测，严密观察血压波动情况，防止血压下降过快。

3. 保持呼吸道通畅，持续低流量吸氧，呕吐时将头偏向一侧，及时清理呕吐物；意识障碍者及时吸痰。

4. 建立静脉通路，遵医嘱使用降压药物。使用硝普钠降压时应注意避光、现配现用，每 5~10 分钟测量血压并记录，直至将血压降至正常或接近正常范围。血压平稳后每 30 分钟测 1 次。停止静脉用药后，慎防患者发生体位性低血压。

5. 严密观察病情变化，注意患者有无肢体麻木、活动不灵、言语不清、口角歪斜、嗜睡等症状；当患者出现剧烈头痛、恶心、呕吐时，应迅速汇报医生，遵嘱采取降低颅内压措施，用 20% 甘露醇 250ml 快速静脉滴注；当患者出现呼吸困难、咳嗽、咳泡沫样痰应立即遵医嘱用药，准确记录 24 小时出入量；对昏迷或抽搐患者应加强基础护理，保持呼吸道通畅，防止咬伤舌唇、坠床等意外。

6. 对并发心绞痛与心肌梗死的患者首选硝酸甘油，密切观察用药后患者有无头痛、恶心、呕吐、心动过速等不良反应，有无严重心律失常、急性左心衰竭、休克等并发症。

7. 向患者说明情绪变化与疾病的关系。嘱患者保持情绪稳定和乐观心态，以利于血压的控制。

【转运护理】

1. 根据病情准备转运工具、急救药物、仪器等，安排有经验的医护人员护送。

2. 向患者家属或随同人员说明病情和途中可能出现的风险。

3. 为患者安置合适体位。

4. 保持呼吸道通畅，确保持续有效的氧疗。

5. 持续心电、血压监测，观察并记录患者意识状态、心律、心率、血压、脉搏、呼吸、瞳孔大小、出入量等。

6. 保持各种管道通畅，维持输液正确速度，尤其注意使用降压药的护理要点。

7. 转运途中，注意安全，防坠床。

8. 电话通知急诊科或接收科室做好抢救的准备工作。

9. 与患者、家属做好沟通工作，及时安慰、鼓励患者，缓解其恐惧、焦虑情绪。

10. 回院后立即安排患者进入重症监护室，持续心电、血压、呼吸监测，正确调节各类仪器的参数，配合医生进行抢救。

【辨证施护】

1. 肝阳上亢　平素时有头晕或头痛，眩晕耳鸣，头痛而胀，心烦易怒，面色潮红；突然头痛加剧，面赤，行走不稳，甚则昏倒，不省人事，便秘。舌红，苔黄，脉弦紧。

（1）注意观察血压变化，可用菊花、决明子泡水饮用以清肝火，或用决明子、番泻叶泡水饮用以清肝通便。

（2）艾灸风池、太冲、合谷或肝俞、肾俞、三阴交等穴。

（3）耳穴贴压，取心、神门、肝、肾、皮质下。

（4）保持心情舒畅，避免气愤、紧张、激动等不良精神刺激。

2. 痰浊上扰　平素头晕头胀，痰多泛恶，突然头晕头胀或头痛加剧，或呕吐泛涎，昏厥倒地。舌淡黯，苔白腻，脉弦滑数。

（1）注意病房环境的通风干燥，光线充足，湿度适宜。

（2）艾灸内关、中脘、头维、丰隆、足三里等穴以止吐定眩。

（3）耳穴贴压，取心、神门、脑、脾、胃。

（4）保持心情舒畅，养成良好的生活习惯，注意休息，忌熬夜；饮食宜清淡、健脾涤痰之品，少食肥甘厚腻之品。

3. 阴虚阳亢　平素腰酸耳鸣，心烦健忘，突发情志相激而发病，头痛剧烈，恶心眩晕，躁扰不宁，便干尿赤。舌红苔少，脉弦细而数。

（1）注意病房环境的通风凉爽，光线柔和。

（2）加强情志护理，劝说患者少生气动怒，保持精神舒畅，心情愉悦；与家属沟通，尽量避免外界不良刺激。

（3）饮食宜滋阴清润之品，如沙参玉竹老鸭汤、石斛炖瘦肉、百合银耳羹等。

【应急流程】

高血压急症应急流程见图 6-8。

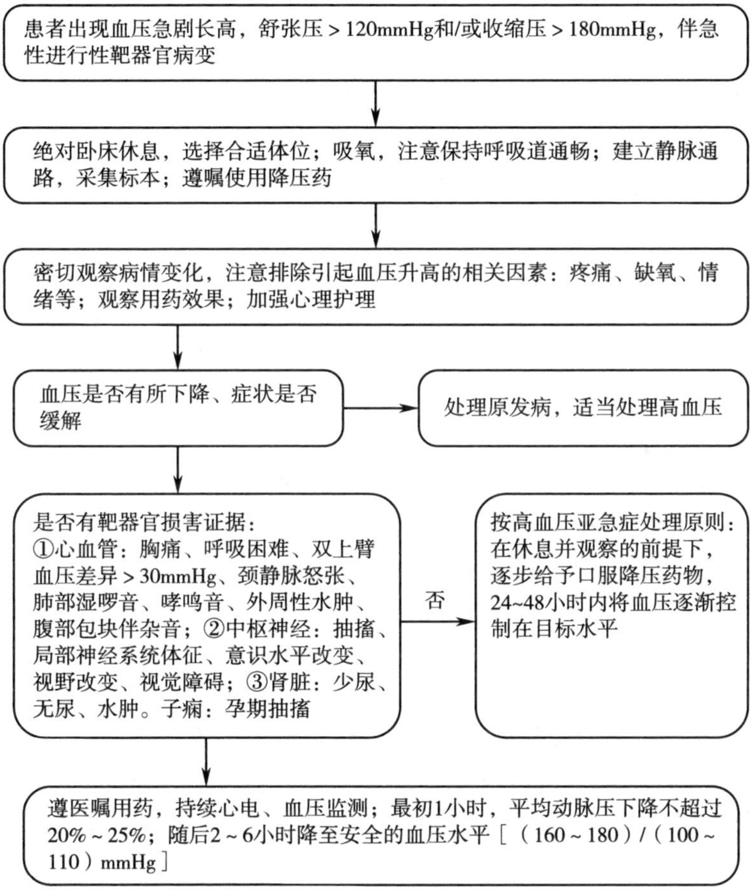

图 6-8　高血压急症应急流程图

【关注点】

1. 做好安全管理，上床栏，防止坠床或跌倒。

2. 观察药物的降压效果，使用降压药初期应缩短测量血压的间隔时间，防止血压骤降等不良反应。

第九节　急性呼吸衰竭

急性呼吸衰竭是各种原因引起肺通气和 / 或换气功能严重障碍，以至不能进行有效的气体交换，产生缺氧或合并二氧化碳潴留，从而引起以低氧血症和高碳酸血症为主的一系列生理功能和代谢功能紊乱的临床综合征。

急性呼吸衰竭见于多种突发因素，如脑炎、脑外伤、电击、药物麻醉或中毒等直接或间接抑制呼吸中枢，或见于神经 - 肌肉疾病，如急性多发性神经根炎、重症肌无力等，也见于慢性呼吸衰竭急性发作。根据其临床表现，大致属于中医学“喘病”“肺胀”的范畴。

【病情判断】

1. 患者有急性呼吸衰竭的诱因以及原发病。

2. 有明显的呼吸困难并有频率、节律的改变，口唇、舌头、甲床出现发绀，出现三凹征。

3. 精神错乱，烦躁不安，谵妄，皮肤温暖、红润、多汗，球结膜充血、水肿，头痛，抽搐或嗜睡，甚至昏迷等缺氧和二氧化碳潴留的相关症状。

4. 心率加快，血压升高，继而出现心律不齐，心室颤动，血压下降，最后引起心脏停搏，循环衰竭。

【救护要点】

1. 畅通气道，取坐位或半坐卧位，用手轻拍患者背部，促排痰。如患者痰液较多时，立即使用吸痰器吸出痰液。当患者呼吸骤停，或出现昏迷，应及早建立人工气道，进行气管插管及呼吸机辅助呼吸。

2. 经鼻或面罩给氧，在氧疗过程中应密切观察病情变化，注意发绀是否改善。

3. 建立有效的静脉通路，遵医嘱用药，采集血液标本，维持循环。

4. 持续呼吸、血压、血氧饱和度监测，密切观察患者神志、面色以及生命体征的变化并详细记录，如有异常立即报告医生，并配合处理。

5. 患者情况稳定后，立即安全转送回医院。电话通知急诊科做好抢救的准备工作。

6. 回院后安排患者进入抢救室，给予半坐卧位或端坐位。根据病情调整吸氧的浓度。Ⅰ型呼吸衰竭患者可予以高浓度氧疗（$FiO_2>50\%$），使动脉血氧分压（PaO_2）迅速提高到 60mmHg 或血氧饱和度（SaO_2）>90%；Ⅱ型呼吸衰竭患者一般在 $PaO_2<60$mmHg 时才开始进行氧疗，应给予低浓度持续氧疗（$FiO_2<35\%$），使 PaO_2 控制在 60mmHg 或使 SaO_2 控制在 90% 或略高。注意加强气道湿化。

7. 如患者已行气管插管，应立即为患者接上呼吸机，注意调整呼吸机参数。

8. 密切观察患者用药前后病情变化，并做好记录。

9. 定时复查血气分析，并根据病情和血气分析结果及时调整给氧浓度。

【转运护理】

1. 观察患者神志、面色、唇甲发绀情况以及呼吸频率、节律的变化，根据病情及时调整吸氧流量。

2. 保持呼吸道通畅，使用呼吸兴奋剂时适当提高吸入氧气的浓度。

3. 保持静脉通路通畅，根据所用药物调好滴速，注意输液速度不宜过快。

4. 途中持续心电、血压、血氧饱和度监测，密切观察患者生命体征变化并做好记录。

5. 备吸痰机，必要时吸痰。

6. 如患者已行气管插管，途中通知科室备好呼吸机。

7. 如患者烦躁不安，应适当给予制动。

8. 保持患者体位舒适，注意保暖。

【辨证施护】

1. 痰热壅盛　喘促气急，喉间痰鸣，痰稠且黄，发热口渴，烦躁不安，时有抽风，口干。舌质红，苔黄厚，脉滑数。

（1）遵医嘱补液，保持静脉通路通畅，使用清开灵、痰热清注射液等中成药时，注意用药后反应。

（2）饮食宜清肺化痰、平喘的流质或半流，如白果小排汤、川贝炖瘦肉等。

（3）勤拍背，必要时吸痰，以保持呼吸道通畅。

（4）指压天突穴：在穴位处以拇指指甲贴喉，指端着穴，垂直向下用力。指端一起一点，令喉痒咳嗽，可刺激患者主动排痰。

2. 热犯心包　喘促气急，高热夜甚，谵语神昏，心烦不寐，口不甚渴。舌质红绛，脉细数。

（1）遵医嘱用药，保持静脉通路通畅，使用醒脑静注射液等中成药时，注意用药后反应；安宫牛黄丸溶解后服用或通过胃管注入。

（2）保持气道通畅。

（3）饮食宜清心开窍之流质或半流质食物，如莲心茶、白莲子瘦肉汤等。

3. 阳明腑实　发热不恶寒，喘促气憋，腹胀满痛，大便秘结，小便短赤。舌苔黄燥，脉洪数。

（1）保持病室安静，避风寒。

（2）使用清开灵注射液等中成药时，注意用药后反应。

（3）按医嘱给予自制大黄胶囊或通腑醒神胶囊口服或通过胃管注入，必要时以大承气汤灌肠。

（4）宣肺泻下之中药汤剂宜偏凉服。

4. 气阴两竭　呼吸微弱，间断不续，或叹气样呼吸，时有抽搐，神志昏沉，精神萎靡，汗出如油。舌红无苔，脉虚细数。

（1）密切观察病情变化，做好抢救准备，出现异常及时配合医生处理。

（2）患者取平卧位，头偏向一侧，保持气道通畅。

(3) 注意保暖，及时更换汗出沾湿的衣服被褥；四肢不温者可适当使用热水袋保暖，艾灸肾俞、肺俞、涌泉等穴位。

(4) 通过胃管注入参附汤。

【应急流程】

急性呼吸衰竭应急流程见图 6-9。

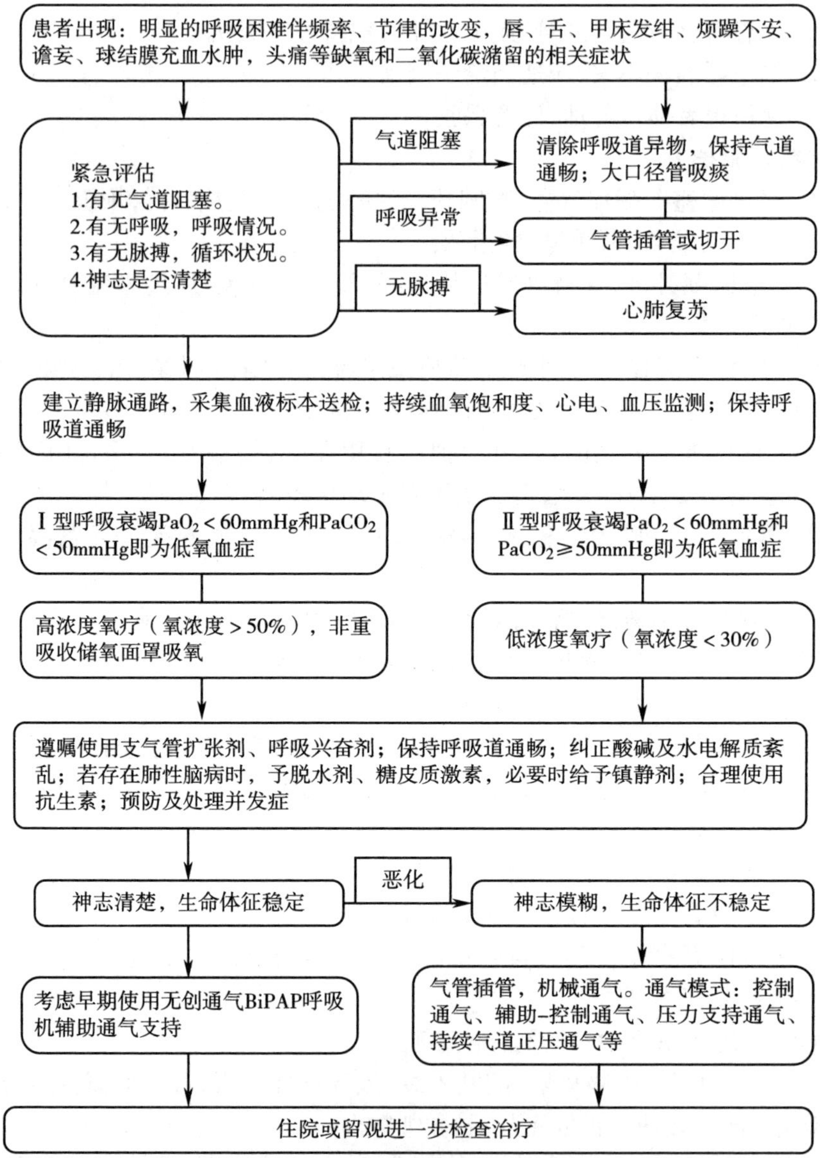

图 6-9　急性呼吸衰竭应急流程图

【关注点】

1. 吸痰时须严格执行无菌操作技术，动作轻柔，每次吸痰时间不能超过15秒。

2. 鼻饲进食前应先吸痰，取半卧位或坐位，降低误吸风险。

3. 机械通气指征　动脉血二氧化碳分压（$PaCO_2$）进行性升高，或绝对值超过70~80mmHg；严重的低氧血症，PaO_2<40mmHg；呼吸频率超过35次/min，或出现呼吸抑制；并发肺性脑病。

第十节　肺　栓　塞

肺栓塞（pulmonary embolism，PE）是内源性或外源性栓子堵塞肺动脉及其分支，引起肺循环障碍的临床和病理生理综合征。常见的栓子是血栓、肿瘤、脂肪、空气、组织碎片或其他异物。当栓子堵塞肺动脉，如其支配区的肺组织因血流受阻或中断发生出血或坏死，称为肺梗死（pulmonary infarction，PI）。

由于肺组织受支气管动脉和肺动脉双重血供，而且肺组织和肺泡间也可直接进行气体交换，所以大多数肺栓塞不一定引起肺梗死。根据其临床表现，属中医学"喘病""咳血""胸痹"等范畴。

【病情判断】

1. 突然发生的呼吸困难或在原有的基础上加重，动则更甚。

2. 晕厥，可为肺栓塞的唯一或首发症状。

3. 胸痛，呈心绞痛样疼痛或胸膜炎性胸痛。

4. 咯血，约占10%~30%，多于梗死后24小时内发生，常为小量咯血，色鲜红。

5. 缺乏特异性体征，可有乏力、呼吸急促、心动过速、发热、发绀、颈静脉怒张或充盈等。

【救护要点】

1. 绝对卧床休息，抬高床头，注意保暖，保持环境安静。

2. 保持呼吸道通畅，吸氧，必要时气管插管，呼吸机辅助通气。

3. 建立静脉通路，遵医嘱用药。

4. 严密监测生命体征、心电图、中心静脉压和血气等变化，以及双下肢肿胀及下肢静脉回流情况，并记录。

5. 患者使用抗凝治疗前后进行血小板计数，监测凝血功能指标；密切观察有无出血倾向、过敏反应等。

6. 如需溶栓治疗者，加强病情观察，尤其关注出血、低血压、过敏等情况，如有异常应立即向医生汇报。

【转运护理】

1. 向患者家属或随同人员说明病情和途中可能出现的风险。

2. 根据病情准备转运工具、急救药物、仪器等，安排有经验的医护人员护送。

3. 为患者安置合适体位，绝对卧床休息，避免不必要的搬动或活动，防止栓子再次脱落栓塞其他部位。

4. 保持呼吸道通畅，确保持续有效的氧疗。

5. 持续心电、血压、血氧饱和度监测，观察并记录患者意识状态、心律、心率、血压、脉搏、呼吸等。

6. 电话通知急诊科或接收科室做好抢救的准备工作。

7. 加强心理护理，做好沟通工作。

8. 回院后立即安排患者进入监护室或抢救室，持续心电、血压、呼吸监测，配合医生进行抢救。

【辨证施护】

1. 气滞血瘀　久病后突发胸痛，疼痛多在右胸或右后胸部，伴胸闷、心悸、气短、倦怠乏力，面色晦暗或青紫。舌紫黯，脉结代或涩。（此型多见于较小的肺血栓栓塞症。）

（1）配合医生行针法，取关元、气海、足三里、脾俞、膈俞等穴。

（2）遵医嘱使用丹参注射液，中药汤剂宜温服。

（3）饮食宜活血化瘀，如田七炖瘦肉、丹参煎水代茶等。

2. 痰湿壅肺　咳嗽，咳痰量多，甚则气喘不能平卧，胸闷气短，食少脘痞纳呆，体倦，便溏。舌淡，苔白腻，脉沉弦。

（1）病房温湿度适宜。

（2）配合医生行针法：取承浆、中脘、气海、足三里、丰隆等。

（3）饮食宜健脾燥湿，化痰止咳之品，如苍术、陈皮、茯苓茶、桔梗粥等。

3. 气阴两虚　胸痛，气短气促，自汗乏力，五心烦热，口干，咳嗽，量少而黏或痰中带血。舌红少津，苔薄或剥，脉细数或结代。

（1）病房温湿度适宜。

（2）遵医嘱使用参麦注射液，中药汤剂宜温服。

（3）饮食宜益气养阴，润肺止咳之品，如桑果汁、银耳百合莲子羹、北沙参麦冬鹌鹑汤等。

4. 阳气虚脱　心悸胸痛，胸闷气促，自汗，动则更甚，面色苍白，四肢逆冷或肿胀，伴短气乏力，神志呆滞，尿少；甚或烦躁不安，唇指发绀，呼吸短促。舌淡胖，苔白腻或滑润少苔，脉微欲绝。

（1）注意保暖。

(2) 遵嘱使用参附注射液,服用参附汤,注意熟附片充分先煎。

(3) 艾灸神阙、关元、足三里,配合医生针刺百会、素髎、内关、足三里穴。

【应急流程】

肺栓塞应急流程见图 6-10。

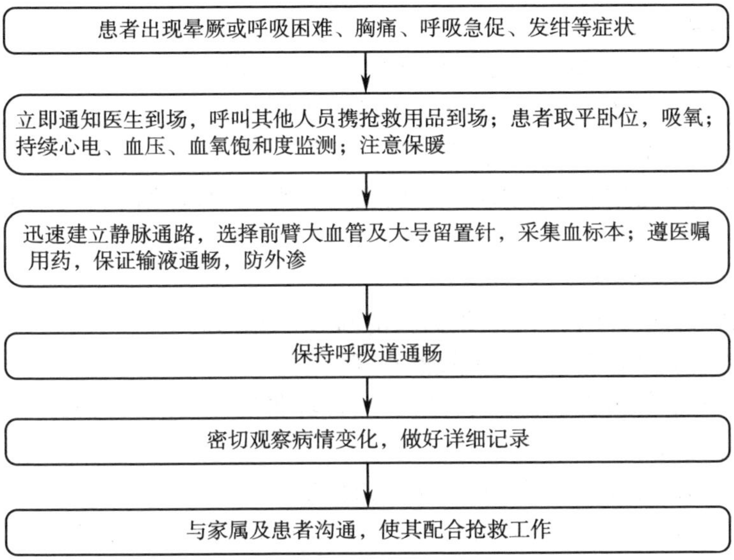

图 6-10　肺栓塞应急流程图

【关注点】

1. 溶栓患者密切监测活化部分凝血活酶时间(activated partial thromboplastin time,APTT)、凝血酶原时间(prothrombin time,PT)、国际标准化比值(international normalized ratio,INR)等凝血指标,抽血、拔针后加强局部压迫止血。

2. 留置大号留置针进行采血,避免反复穿刺。

3. 保持大便通畅。

4. 定时用皮尺测量双下肢周径。大腿的测量位置在髂前上棘下 20cm 平面处,或者在髌骨上缘上 15cm 处;小腿的测量位置在胫骨结节下 15cm 平面处,或者在髌骨下缘下 10~15cm 处,并记录。

第十一节　重度持续哮喘

重度持续哮喘是在支气管哮喘的基础上,因感染或某些激发因素使哮喘严重急性发作,经常规治疗不能缓解,并继续恶化或伴发严重并发症,多是在哮喘发作数天或数周后得不到有效控制的基础上再次急性加重,部分患者是在哮喘发作数小时甚至数分钟后发生。

重度持续哮喘的诊断不在于其发作时间的长短，而在于其严重程度，该病的诱发因素包括接触大量致敏原、精神创伤、呼吸道感染、过量使用 β_2 受体激动剂、对病情缺乏恰当的评估与监测等。据其相关表现，大致属于中医学“哮病”“喘脱”的范畴。

【病情判断】

1. 既往有支气管哮喘病史，常规用药不能缓解。

2. 患者烦躁不安或意识障碍，大汗淋漓，讲话不连贯或发单音，出现呼气性呼吸困难，不能平卧，唇甲发绀。

3. 闻及广泛哮鸣音，胸廓饱满，出现三凹征，心率增快，常大于 120 次 /min。

【救护要点】

1. 患者取端坐位。

2. 鼻导管或者面罩给氧，根据病情调整吸氧浓度。

3. 持续监测心电、血压、血氧饱和度并记录。

4. 开通静脉通路，遵医嘱使用支气管舒张剂和糖皮质激素，注意用药速度及剂量，并观察用药后效果。

5. 回院后安排患者进入抢救室或监护室。

6. 若患者出现意识障碍，呼吸表浅，尽早配合医生进行气管插管及呼吸机辅助通气。

【转运护理】

1. 用车床转运患者时需抬高床头，尽量减少患者的活动量。

2. 观察患者神志、面色以及呼吸频率、节律的变化，保持气道通畅，根据病情及时调整吸氧流量。

3. 途中严密监测患者生命体征变化并记录。

4. 保持静脉通路通畅，注意控制药物输入速度。

5. 加强心理护理，安抚患者，舒缓其紧张、焦虑情绪。

6. 途中电话通知急诊科做好接收患者的准备，备好吸痰机等抢救用物。

【辨证施护】

1. 寒哮　呼吸急促，喉中哮鸣如水鸡声，胸膈满闷如塞，咳不甚，痰少，色白，稀薄而有泡沫，面色晦滞带青，形寒怕冷，口不渴或渴喜热饮；寒冷季节或受寒易发。苔白滑，脉弦紧或浮紧。

(1) 保持病室安静、温暖，避风寒，防外感。

(2) 饮食宜宣肺散寒、豁痰平喘、清淡、富含营养的温热食物，忌生冷、鱼腥、辛辣、肥腻等食物。

(3) 艾灸大椎、肺俞等穴。

（4）中药汤剂宜热服。

2. 热哮　喘而气粗息涌，喉中痰鸣如吼，胸高胁胀，呛咳阵作，咳痰黏浊稠厚，排吐不利，或黄或白，烦闷不安，汗出，面赤，口苦，口渴喜饮，不恶寒。舌质红，苔黄腻，脉滑数或弦滑。

（1）遵医嘱应用中药雾化；配合医生针刺定喘、天突、内关。

（2）给予拍背排痰，必要时吸痰。

（3）保持出入量平衡。

（4）饮食宜宣肺清热，化痰降逆，如红萝卜荸荠猪肺汤；可适当喝清凉饮料，如梨汁、荸荠汁。

3. 喘脱　哮病反复久发，喘息，鼻翼扇动，张口抬肩，气短息促，烦躁，昏蒙，汗出如油，四肢厥冷。舌质青黯，苔腻，脉数无根。

（1）注意保暖，汗湿衣物及时更换。

（2）保持出入量平衡。

（3）按医嘱应用回阳固脱之中成药，如参附注射液、参麦注射液等，静脉滴注过程中合理控制输液速度，及时记录生命体征变化。

【应急流程】

重度持续哮喘应急流程见图 6-11。

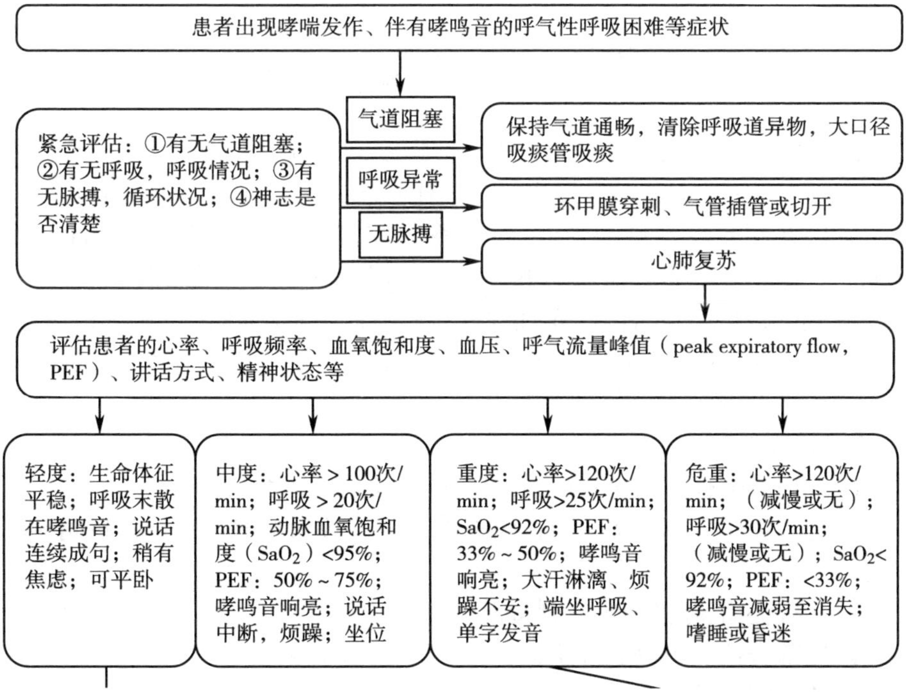

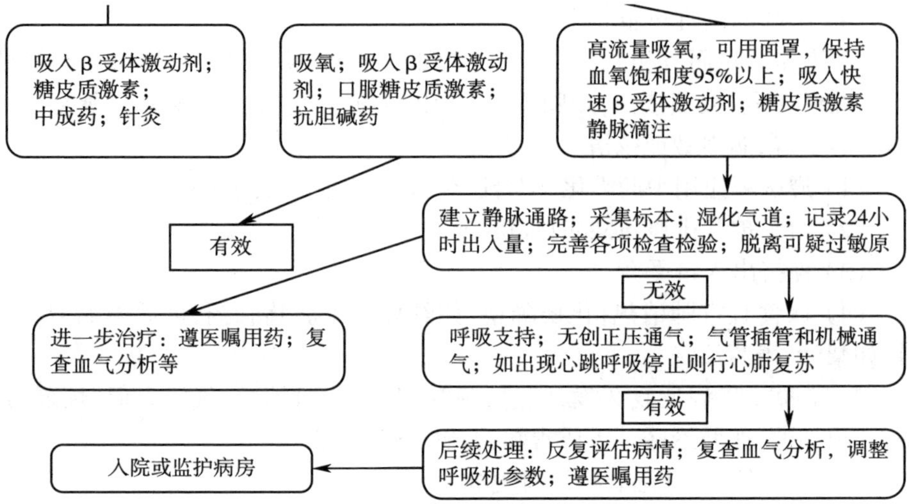

图 6-11　重度持续哮喘应急流程图

【关注点】

1. 使用硫酸镁静脉注射时，速度宜慢，20 分钟以上。
2. 指导患者正确使用雾化器及喷雾用药物，确保雾化效果。
3. 护士应及时关注并处理呼吸机报警。

第十二节　自发性气胸

任何原因使胸膜破损，空气进入胸膜腔，形成胸膜腔积气和肺脏萎缩，称为气胸（pneumothorax）。其中，在没有创伤或人为因素的情况下，肺组织及脏层胸膜自发性破裂，空气进入胸膜腔，称为自发性气胸（spontaneous pneumothorax，SP）。根据脏层胸膜破口的情况和气胸发生后对胸膜腔内压力的影响，SP 又可分为闭合性（单纯性）气胸、开放性（交通性）气胸、张力性（高压性）气胸 3 种类型；其共同表现为突然胸痛，呼吸困难以及咳嗽，大致属于中医学“喘病”“胸痛”“咳嗽”的范畴。

【病情判断】

1. 发病前曾有憋气、咳嗽、提重物、剧烈运动等诱发因素。
2. 患者突感一侧胸痛，呈针刺样或刀割样，放射至肩部、背部、腋侧，吸气加剧。
3. 伴有胸闷、呼吸困难或刺激性干咳。
4. 胸部查体　患侧胸部饱满，呼吸运动减弱，触觉语颤减弱或消失，叩诊呈鼓音，听诊呼吸音减弱或消失。

【救护要点】

1. 鼻导管或者面罩给氧，根据病情调整吸氧浓度。

2. 尽早行胸部X线检查。

3. 开通静脉通路，采集血标本送检。

4. 持续监测患者生命体征并记录，特别关注血氧的变化。

5. 肺压缩 <20% 的闭合性气胸可单纯观察待其自行吸收；呼吸困难明显，肺压缩 >20%，需行胸腔闭式引流；张力性气胸应迅速解除胸腔内正压，紧急时可用粗针头胸腔穿刺，同时准备行胸腔闭式引流并负压持续吸引。

6. 安抚患者及家属，缓解其恐惧心理，配合治疗护理。

7. 准备穿刺用物，配合医生进行胸腔闭式引流术，穿刺过程监测患者生命体征特别是血氧饱和度的变化，术后观察引流管的通畅、引流液及排气情况并记录。

【转运护理】

1. 转运患者时需抬高床头，取半坐卧位或端坐位。

2. 保持呼吸道通畅。

3. 鼻导管或面罩中、高流量吸氧。

4. 维持各类管道通畅。

5. 严密监测患者的生命体征并记录。

6. 做好心理护理，嘱其避免用力、屏气等动作。

7. 如患者已行胸腔闭式引流术，在运送时一定要保持引流瓶低于穿刺口水平60cm，过床时必须夹管，保持胸腔闭式引流管通畅，无扭曲、反折。

8. 如未行引流术者，应严密观察患者呼吸情况，备好胸腔穿刺的相关物品，必要时紧急胸腔穿刺放气。

9. 院前急救接到可疑气胸的患者，应电话通知科室准备胸腔穿刺的相关物品。

【辨证施护】

1. 肺气虚　面色㿠白，自汗畏风，语声低怯，怠倦懒言，咳嗽有白稀痰。舌质淡胖，苔薄白，脉虚弱。

（1）避风寒，注意保暖。

（2）饮食上以营养丰富、易于消化的食物为宜，可进食人参蛤蚧沙参及紫河车瘦肉汤、玉竹煲鸡肉汤、黄芪党参粥等补益肺肾之品。

2. 肾虚不纳　气急喘促，胸部憋闷或痛，呼多吸少，气不得续，汗出肢冷。舌淡苔白或黑而润滑，脉细弱或沉弱。

（1）卧床休息，观察生命体征变化。

（2）饮食宜温肾纳气，可进食冬虫夏草炖瘦肉、黄芪熟地当归炖紫河车等，忌寒凉、辛辣、燥热之品。

（3）中药汤剂宜温服。

3. 气滞血瘀　外伤久病出现的气促胸痛。舌质紫黯，有瘀斑，苔薄，脉弦涩。

（1）调情志。

（2）观察气促、胸痛症状改善情况。胸痛剧烈者，可行耳穴贴压，取神门、交感、痛点等穴。

（3）饮食宜活血祛瘀之品，如当归川芎炖鱼头、田七瘦肉汤等。

【应急流程】

自发性气胸应急流程见图 6-12。

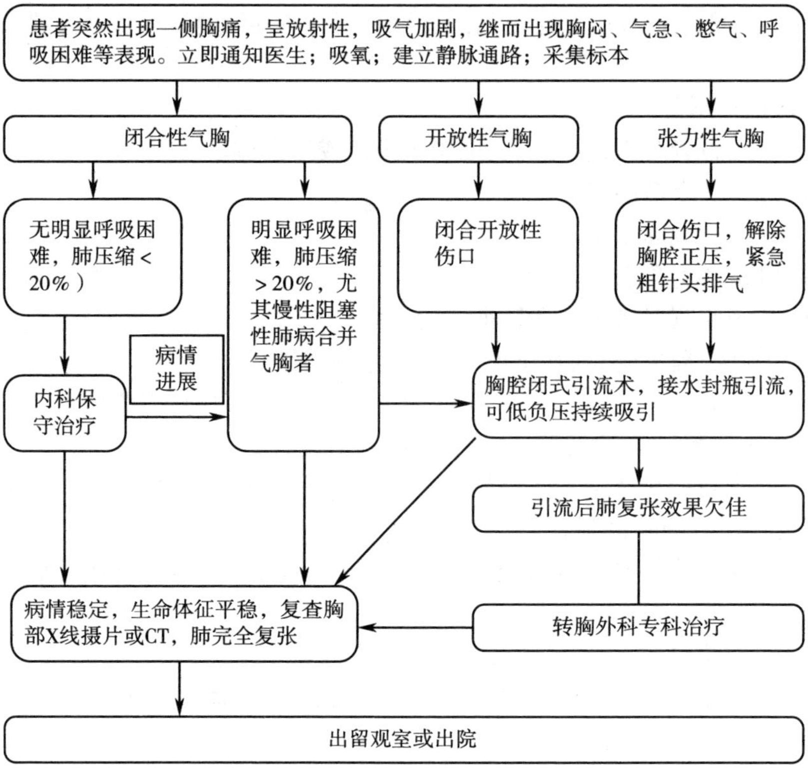

图 6-12　自发性气胸应急流程图

【关注点】

1. 如抽气后发生胸痛，呼吸急促，面色发绀，情绪不安等表现，提示有张力性气胸的可能，须及时处理。

2. 密切观察胸腔闭式引流瓶水柱波动情况，是否有水泡逸出；引流瓶的位置应低于穿刺口水平 60cm，必要时可在医生的指导下使用低负压吸引器进行吸引。

3. 保持引流管道的通畅，防止受压或打折。

4. 保持手术切口敷料干燥、清洁，定时更换或有渗血时随时更换。

第十三节　急性脑卒中

急性脑卒中（stroke）是一种突然起病的，因各种诱发因素引起脑内动脉狭窄、闭塞或破裂，而造成的急性脑血液循环障碍，临床上表现为一过性或永久性脑功能障碍的症状和体征。脑卒中分为缺血性脑卒中和出血性脑卒中。

急性脑卒中好发于中老年人，患者多有高血压、糖尿病、心脏病或高脂血症病史。其发病的危险因素有：高血压、糖尿病、心脏疾病、短暂性脑缺血发作（transient ischemic attack，TIA）、吸烟与酗酒、血液流变学紊乱、肥胖等。本病相当于中医学“中风”范畴，有中经络、中脏腑之分。

【病情判断】

1. 评估患者既往有无高血压、糖尿病、高脂血症及 TIA 病史；有无不良生活习惯，如吸烟、偏嗜高盐高脂饮食；有无劳倦、饮食不节或情志失调等诱因。

2. 患者突然发病，头晕、偏身或一侧手足麻木，半身不遂、口舌歪斜、言语不利、舌强言謇或不语，神志恍惚或不同程度的意识障碍、剧烈头痛、呕吐、瞳孔大小及对光反射变化等；神经系统体查出现阳性体征。

【救护要点】

1. 绝对卧床休息，避免不必要的搬动；抬高床头 30°，避免情绪激动。

2. 保持呼吸道通畅，松解衣领，卸掉义齿；吸氧；取侧卧位，防止舌后坠，必要时使用口咽通气管。

3. 建立静脉通路，遵医嘱用药，第 1 瓶液体使用 0.9% 生理盐水，合理控制输液量、输液速度等。

4. 采集血液标本，如血常规、血型、生化、凝血功能等。

5. 严密监测生命体征、瞳孔、神志变化并记录，尤其注意血压波动情况。

6. 必要时留置胃管、尿管，记出入量。

7. 确保患者安全，防坠床，防跌倒。

8. 安慰、鼓励患者，使之配合治疗护理。

9. 如需紧急手术者，迅速做好术前准备。

【转运护理】

1. 吸氧，保持静脉通路通畅，严密监测生命体征。

2. 保持呼吸道通畅，及时清除口腔呕吐物或分泌物，必要时吸痰。

3. 转运途中注意车速平稳，保护患者头部免受震动。

4. 及时进行对症处理,如颅内压升高、血压过高或过低、抽搐等。

5. 途中应提前通知科室,做好抢救准备。

【辨证施护】

(一)辨证施护常规

1. 猝然仆倒者,应立即指压人中穴。

2. 便秘者,遵医嘱用通腑醒神胶囊或开塞露行保留灌肠,达到通腑泻热,涤痰开窍的作用。

3. 偏身不遂、偏瘫者,应用自制舒筋活络洗剂外洗、浸泡。

4. 头晕目眩者,选用邓老足浴方沐足;或头部开天门手法按摩以减轻头晕症状;或艾灸大椎、百会穴。

5. 饮食宜清淡、易消化之品,忌辛辣、燥热及肥甘厚腻之品。

6. 肝阳暴亢、痰热腑实、阴虚风动者,中药宜凉服;气虚血瘀者,中药宜温服。

(二)中经络

1. 肝阳暴亢,风火上扰　半身不遂,口舌歪斜,舌强语謇或不语,偏身麻木,眩晕头痛,面红耳赤,口苦咽干,心烦易怒,尿赤便干。舌红或红绛,苔薄黄,脉弦有力。

(1) 饮食宜清淡、甘寒之品,如绿豆、芹菜、冬瓜、丝瓜、梨等。忌羊肉、鸡肉、狗肉、大蒜、韭菜等辛香走窜之品。中药宜凉服。

(2) 对于肝火旺盛、情绪暴躁、睡眠不安者,可指导其按压涌泉、神门等穴,促进睡眠。

(3) 使用清脑开窍的药枕。

2. 风痰瘀血,痹阻脉络　半身不遂,口舌歪斜,舌强语謇或不语,偏身麻木,眩晕头痛。舌黯淡或红绛,苔薄白或白腻,脉弦滑。

(1) 对眩晕头痛、不能入寐者,可予开天门手法按摩以促进血液循环,利于睡眠。

(2) 饮食宜理气化痰之品,如萝卜、黑大豆、藕、香菇等,忌羊肉、鸡肉、狗肉及过于酸甜滋腻食品。中药宜温服。

(3) 使用活血化瘀通络的药枕。

3. 痰热腑实,风痰上扰　半身不遂,口舌歪斜,舌强语謇或不语,偏身麻木,腹胀,便干便秘,头晕目眩,咯痰或痰多。舌暗红或暗淡,苔黄或黄腻,脉弦滑或偏瘫侧弦滑而大。

(1) 协助医生进行针刺治疗。

(2) 腹胀患者可选用吴茱萸药包热熨腹部。

(3) 使用清脑开窍的药枕。

（4）饮食宜清淡、化痰、润燥之品，如绿豆、鲜荸荠、萝卜、丝瓜、梨等。忌羊肉、鸡肉、狗肉、鱼、辣椒、大蒜等辛香走窜之品。

4. 气虚血瘀　半身不遂，言语謇涩或不语，偏身麻木，气短乏力，口流涎，自汗出，心悸便溏，手足肿胀。舌黯淡，苔薄白或白腻，脉沉细、细缓或细弦。

（1）艾灸气海、足三里穴，以益气健脾，温中补虚。

（2）饮食宜益气、健脾、通络之品，如山楂、白菜、木耳、莲子薏仁瘦肉汤、川芎黄芪粥等。中药宜温服。

（3）使用活血化瘀通络的药枕。

5. 阴虚风动　半身不遂，口舌歪斜，舌强语謇或不语，偏身麻木，烦躁失眠，眩晕耳鸣，手足心热。舌红绛或暗红，少苔或无苔，脉细弦或细弦数。

（1）使用清脑开窍的药枕。

（2）饮食宜养阴、清热之品，如百合莲子薏苡粥、石斛瘦肉汤、银耳鸡蛋羹、黄瓜、芹菜等。中药宜凉服。

（三）中脏腑

1. 风火上扰清窍　平素多有眩晕，麻木之症状，情志相激病势突变，神志恍惚，迷蒙，半身不遂，而肢体强痉拘急，便干便秘。舌红绛，苔白腻，脉沉滑或沉缓。

（1）中药灌肠：用自制通腑醒神胶囊配液保留灌肠，达到通腑泻热，涤痰开窍的作用。

（2）使用清脑开窍的药枕。

（3）饮食可加白菜汤、丝瓜汤、萝卜汤、西瓜汁、杞菊决明子茶等，忌油腻，肥甘厚味等生湿助火之品。中药宜凉服。

2. 痰湿蒙塞心神　病发神昏，半身不遂，肢体松懈瘫软不温，甚则四肢逆冷，面白唇暗，痰涎壅盛。舌黯淡，苔白腻，脉沉缓或沉滑。

（1）艾灸百会、隐白穴以温阳救逆，开窍醒神。

（2）注意保暖。

（3）痰涎壅盛者注意将头部偏向一侧，及时吸痰，保持呼吸道通畅。

（4）通过胃管灌服除痰浊、开窍闭的中成药，中药宜温服。

（5）饮食宜偏温性食物，如萝卜汤、菠菜等，注意补充足够的水分和营养。

3. 痰热内闭心窍　起病骤急，神昏，鼻鼾痰鸣，半身不遂而肢体强痉拘急，项强身热，躁扰不宁，甚则手足厥冷，频繁抽搐，偶见呕血。舌红绛，苔褐黄干腻，脉弦滑数。

（1）躁扰不宁者必要时以约束带制动。

（2）高热时可行中药擦拭；便秘者可通过胃管灌服番泻叶茶或中药灌肠。

（3）中药宜凉服。安宫牛黄丸以水溶化后用消毒棉签蘸药液点于舌侧或舌下，达到舌下吸收的目的。

(4) 使用清脑开窍的药枕。

(5) 饮食可加白菜汤、丝瓜汤、萝卜汤、西瓜汁等，忌油腻，肥甘厚味等生湿助火之品。

4. 元气败脱，心神散乱　突然神昏，肢体瘫软，手撒肢冷汗多，重则周身湿冷，二便自遗。舌萎，舌紫黯，苔白腻，脉沉滑、沉微。

(1) 注意保暖，取头低足高位。

(2) 艾灸神阙、气海、关元等穴，以助回阳固脱；艾灸关元、百会、中脘穴有助于回阳救逆。

(3) 参附汤鼻饲，以回阳固脱。

【应急流程】

急性脑卒中应急流程见图 6-13。

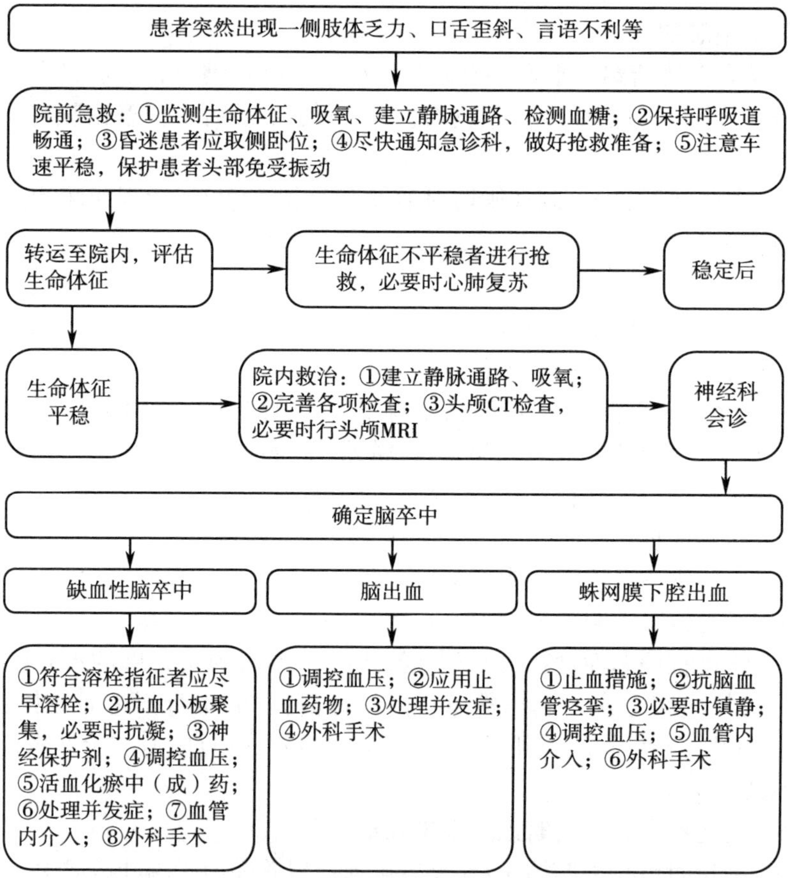

图 6-13　急性脑卒中应急流程图

【关注点】

1. 根据患者神志和咽喉反射强弱，可选择合适型号的口或鼻咽通气管，防舌后坠。

2. 脑出血需要紧急手术时，头部备皮应快速、轻柔，尽量做到无损伤；一般不剃眉毛。

第十四节　癫痫持续状态

癫痫持续状态(status epilepticus, SE)，是指癫痫连续发作之间意识尚未完全恢复又频繁再发，或癫痫发作持续30分钟以上不自行停止。癫痫持续状态主要分为全面性发作持续状态和部分性发作持续状态2种类型，其中全身性强直-阵挛发作持续状态和单纯部分性运动发作持续状态最多见。

癫痫状态多发生于癫痫患者，常见诱因：无规律服用抗癫痫药、急性中枢神经损伤、药物中毒、感染等。根据其临床表现，属于中医学“痫证”“癫病”的范畴。

【病情判断】

1. 评估病史　既往有脑部疾病，如脑部先天性疾病、颅脑外伤、颅内感染、脑血管病等，以及中毒、脑缺氧等。

2. 患者表现　突发意识丧失、四肢抽搐、口吐白沫、双目上视、喉中痰鸣、口中不断怪叫，抽搐持续30分钟以上。

【救护要点】

1. 绝对卧床休息。

2. 保持呼吸道通畅。鼻导管或面罩给氧，头部转向一侧，及时清除口咽分泌物，放置牙垫，防舌咬伤。

3. 严密监测心电、血压、呼吸、脉搏、血氧饱和度并记录。注意体温波动。

4. 迅速建立静脉通路，遵医嘱用抗癫痫药物如地西泮(安定)、苯妥英钠等，合理控制输液速度；并密切观察呼吸情况，防止引起呼吸抑制。

5. 发作期间，确保患者安全，防止坠床，禁止用力按压强直痉挛的肢体。

6. 抽搐发作时，按压人中、涌泉等穴；牙关紧闭者按压下关、颊车等穴。

7. 密切观察有无低血压等并发症。

【转运护理】

1. 持续吸氧。

2. 保持呼吸道通畅，平卧，头侧向一边，必要时使用压舌板或口咽通气管，避免咬伤口舌；随时吸出口腔分泌物及痰液。

3. 发现患者有前驱症状时，马上采取措施保证患者安全。

4. 按医嘱用药，继续控制癫痫发作。

5. 密切观察生命体征、神志、面色等病情变化并记录。

6. 电话通知科室做好接收患者的准备。

7. 回院后立即安排患者进入抢救室或监护室，配合医生进行抢救。

【辨证施护】

1. 痰热扰神　猝然仆倒，不省人事，四肢强痉拘挛，口中有声，口吐白沫，烦躁不安，气高息粗，痰鸣辘辘，口臭便干。舌红或黯红，苔黄腻，脉弦滑。

（1）饮食宜清淡、化痰之品，可食西瓜、冬瓜、薏苡仁、赤小豆等。忌食肥甘厚腻、生冷、辛辣、刺激之物，禁烟酒。口臭便干者，宜多食蔬菜水果。

（2）中药宜凉服。

2. 风痰闭窍　或猝然昏仆，目睛上视，口吐白沫，手足抽搐，喉中痰鸣。舌淡红，苔白腻，脉滑。

（1）饮食宜化痰、息风之品，忌食肥甘厚腻、辛辣刺激食物，可食冬瓜、薏苡仁、天麻鱼头粥等。

（2）中药宜凉服。

【应急流程】

癫痫持续状态应急流程见图 6-14。

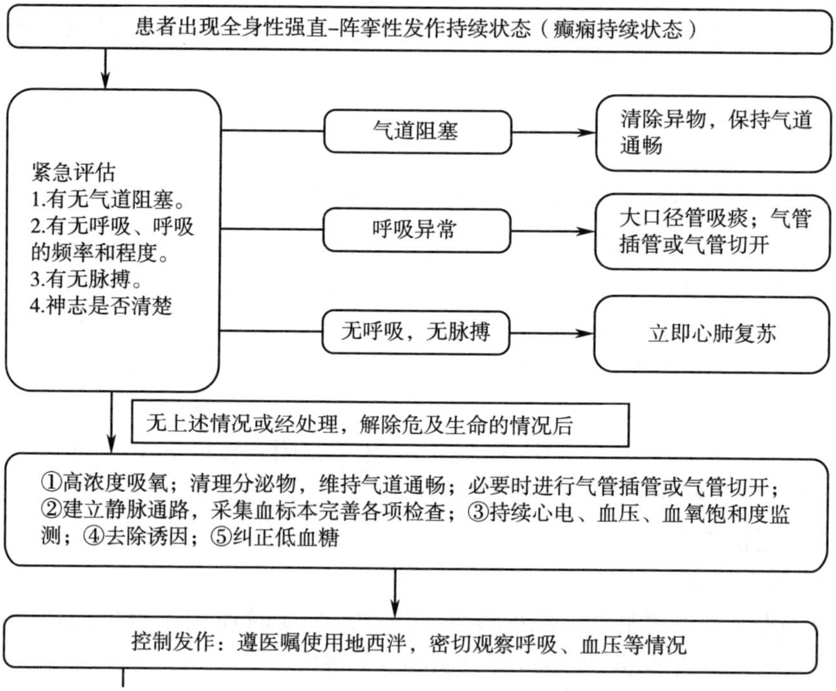

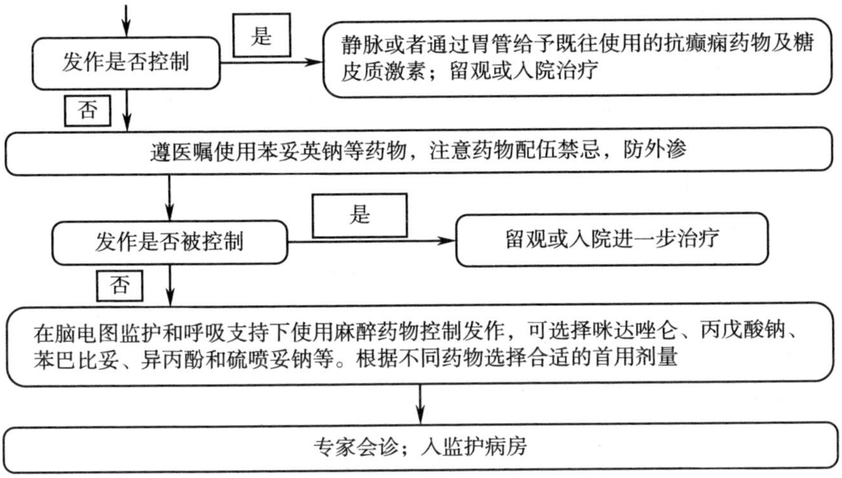

图 6-14　癫痫持续状态应急流程图

【关注点】

癫痫发作后，若发现患者口腔出血，应及时查看是否有舌咬伤、牙齿脱落或口腔其他部位的损伤。

第十五节　周期性瘫痪

周期性瘫痪（periodic paralysis）是指以反复发作性的骨骼肌弛缓性瘫痪为主要表现，发作时常伴血钾改变的一组疾病。

周期性瘫痪按发作时血清钾含量的变化可分为低钾型、正钾型和高钾型3类，急诊科以低钾型最多见。按病因可分为原发性和继发性2类。原发性系指发病机制尚不明确和具有遗传性者；继发性则是继发于其他疾病引起的血钾改变而致病者，见于甲状腺功能亢进、原发性醛固酮增多症、17-α-羟化酶缺乏和钡剂中毒等。其发病诱因主要包括饱餐、酗酒、寒冷、焦虑、剧烈运动等。根据其主要临床表现，属于中医学“痿病”的范畴。本节主要讨论低血钾型周期性瘫痪。

【病情判断】

1. 多在夜间或清晨醒来时发病，表现为四肢弛缓性瘫痪，程度可轻可重，肌无力常由双下肢开始，后延及双上肢，两侧对称，近端较重；肌张力减低，腱反射减弱或消失。患者神志清楚，构音正常，头眼面部、咽喉肌肉很少受累，排便功能正常。严重病例，可累及膈肌、呼吸肌、心肌等，出现血压下降、严重的心律失常，治疗不及时可能发生心搏骤停或因呼吸肌麻痹而死亡。

2. 发作一般持续6~24小时,或1~2天,个别病例可持续1周。

3. 发作时血清钾低于3.5mmol/L以下,尿钾减少,血钠可升高。

4. 心电图可呈低血钾改变,如出现U波、QT间期延长、S-T段下降等。

5. 肌电图显示电位幅度降低或消失,严重者电刺激无反应。

【救护要点】

1. 卧床休息,注意保暖。

2. 建立静脉通路,遵医嘱补钾,注意补钾速度。

3. 严密监测心电、血压并记录;密切观察心电图变化,严重心律失常者应积极纠正;注意观察血清钾的波动。

4. 呼吸肌麻痹者应立即气管插管,呼吸机辅助通气。

5. 观察患者尿量,做好记录。

6. 按医嘱口服补钾,并给予低钠高钾饮食。

【转运护理】

1. 保持呼吸道通畅,吸氧。

2. 保持静脉通路通畅,调节补钾速度,防止药液外渗。

3. 持续监测心电、血压、血氧饱和度,密切观察呼吸情况,做好气管插管的准备。

4. 如出现心室颤动,立即进行除颤。

5. 电话通知科室做好抢救准备。

6. 回院后立即安排患者进入抢救室或监护室。

【辨证施护】

1. 湿热浸淫　四肢疲软,身体困重麻木,小便短赤涩痛。舌红,苔黄腻,脉细数。

(1) 敷贴疗法:自拟方中药研末调糊敷贴神阙穴。

(2) 饮食以清热祛湿为主,可食用薏苡仁粥、苦瓜黄豆排骨汤等。

(3) 指导患者练习八段锦、太极拳等,以调节周身气血。

2. 脾胃亏虚　肢体疲软无力,逐渐加重,食少便溏,腹胀。舌胖大,苔薄白,脉细。

(1) 中药沐足并配合按摩足三里、涌泉等穴。

(2) 饮食以健脾益气为主,可食用山药粥、扁豆等。

(3) 指导患者练习八段锦、太极拳等,以调节周身气血。

3. 肝肾亏损　四肢乏力,腰脊酸软,目眩咽干耳鸣。舌红少苔,脉细数。

(1) 中药沐足并配合按摩足三里、涌泉等穴。

(2) 敷贴疗法:自拟方中药研末调糊敷贴肾俞、三阴交等穴。

(3) 饮食宜滋补肝肾,可食乌骨鸡、芝麻、枸杞子粳米粥等。

(4) 指导患者练习八段锦、太极拳等,以调节周身气血。

【应急流程】

周期性瘫痪应急流程见图 6-15。

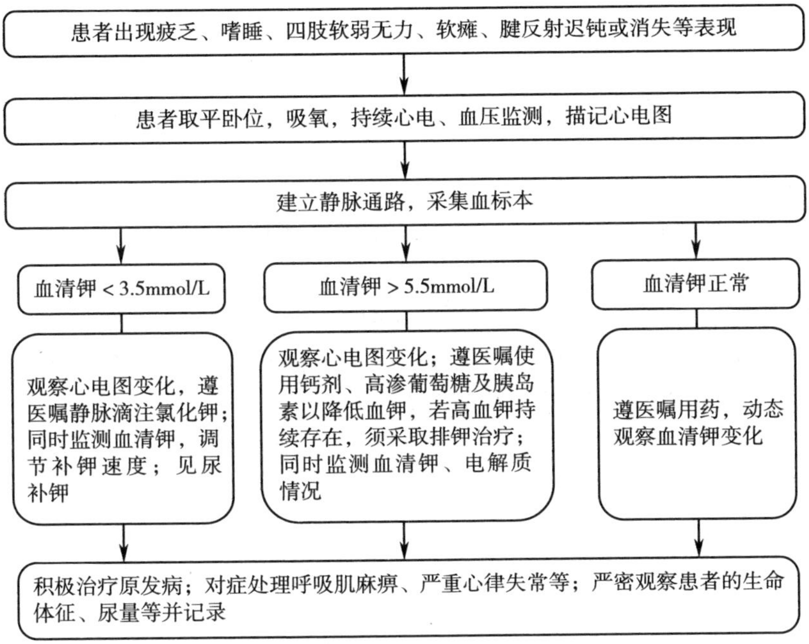

图 6-15　周期性瘫痪应急流程图

【关注点】

1. 静脉补钾切忌滴速过快,一般速度为 30~40 滴 /min 为宜;补钾浓度一般不宜超过 3g/L。

2. 严禁静脉注射氯化钾。

3. 注意血钾回升速度,重症患者定时复查血钾。

第十六节　急性上消化道出血

上消化道出血(upper gastrointestinal hemorrhage,UGIH)是指屈氏(Treitz)韧带以上的消化道,包括食管、胃、十二指肠和胰、胆道病变、机械损伤引起的出血,以及胃空肠吻合术后的空肠病变的出血。

急性上消化道出血是临床常见急症,常见于消化性溃疡、食管 - 胃底静脉曲张破裂、急性糜烂出血性胃炎、胃癌等疾病,严重出血时可出现休克,甚至死亡。根据其临床表现,属中医学“呕血”“便血”的范畴。

【病情判断】

1. 既往有消化性溃疡、肝病、口服非甾体类解热镇痛药、酗酒、严重创伤、严重感染等病史和诱因。

2. 患者主诉排柏油样大便，或呕血，或便血，并伴有上腹部闷胀不适、反酸、嗳气、头晕。

3. 面色苍白，心悸，脉搏细速，血压低，出冷汗，口渴，尿少或无尿。

4. 当出血量超过 1 000ml 时，呈现休克早期表现，如晕厥、四肢冷、烦躁不安、血压持续下降等。

【救护要点】

1. 绝对卧床休息，头偏向一侧；休克时予休克体位。

2. 保持呼吸道通畅，吸氧。

3. 严密监测生命体征、神志、尿量并记录。

4. 迅速开通 2 条或以上静脉通路，采集血标本查血常规、急诊生化、肝肾功能、凝血功能等，必要时抽交叉配血准备输血。

5. 遵医嘱用药，合理安排输液顺序和速度，观察用药效果；必要时配合医生行深静脉置管术。

6. 如有呕血或便血，及时留置标本送检。

7. 必要时行急诊胃镜下止血治疗，需做好相关准备工作；如为食管 - 胃底静脉曲张所致的出血则留置三腔二囊管以压迫止血。

8. 做好心理护理，缓解患者紧张、恐惧情绪，使之配合治疗护理。

9. 密切观察患者病情变化，如出现下列情况应考虑继续出血或再出血。

（1）患者反复呕血，或黑便次数增多、粪质稀薄，伴有肠鸣音亢进。

（2）周围循环衰竭的表现经充分补液、输血而未见明显改善。

【转运护理】

1. 平卧，头偏向一侧，吸氧，保持呼吸道通畅。

2. 保持静脉通路通畅，按医嘱使用止血扩容药物。

3. 严密监测生命体征，密切观察神志、尿量、呕血及黑便情况。

4. 转运途中力求平稳，避免颠簸。

5. 回院后立即安排患者进入抢救室或监护室，配合医生进行抢救。

6. 与患者家属做好沟通工作。

【辨证施护】

（一）呕血

1. 胃热壅盛　胃脘灼痛，脘腹胀闷，吐血色红或紫黯，常夹有食物残渣，口臭，便秘或大便色黑。舌红，苔黄腻，脉滑数。

（1）禁食，出血停止后从流质、半流质、软食循序渐进进食，并注意禁忌生冷、粗糙、刺激性食物。

（2）中药汤剂宜空腹冷服。

2. 脾虚失摄　吐血绵绵不止，时轻时重，血色黯淡，神疲乏力，心悸气短，面色苍白。舌淡，苔白，脉细微。

（1）艾灸百会、气海、关元等穴，以健脾温肾，益气固摄。

（2）禁食，出血停止后从流质无渣、半流质、软食循序渐进进食，并注意禁忌生冷、粗糙、刺激性食物。

（3）中药汤剂宜饭前温服。

3. 肝火犯胃　吐血色红或紫黯，口苦胁痛，心烦易怒，寐少梦多。舌红绛，苔薄黄，脉弦数。

（1）吐血量多者应绝对卧床休息，保持呼吸道通畅，必要时采用三腔二囊管压迫止血。

（2）中药汤剂宜空腹凉服。

（二）便血

1. 肠道湿热　便血紫黑、晦暗不鲜，大便不畅或稀溏，肛门灼痛；或兼脘腹胀痛、呕恶食少。舌质红，苔黄腻，脉濡数或滑数。

（1）饮食给予清热、凉血、止血之品，可用绿豆煎水饮，亦可进食黄瓜、冬瓜、白萝卜、菠菜等。

（2）中药汤剂宜空腹凉服。

2. 脾胃虚寒　便血紫黯，甚则黑色，畏寒肢冷，腹部隐痛，喜热饮，喜按喜暖，面色不华，神疲懒言，便溏。舌淡，苔薄白，脉细弱无力。

（1）卧床休息，注意保暖。

（2）艾灸中脘、足三里、三阴交等穴。

（3）饮食宜温热、健脾暖胃之品，如山药、扁豆、红枣粳米大枣粥和豆蔻粥等。

（4）中药汤剂宜饭前温服。

【应急流程】

急性上消化道出血应急流程见图 6-16。

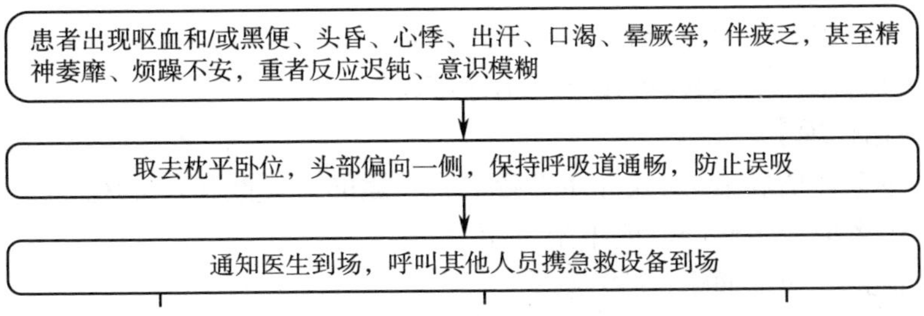

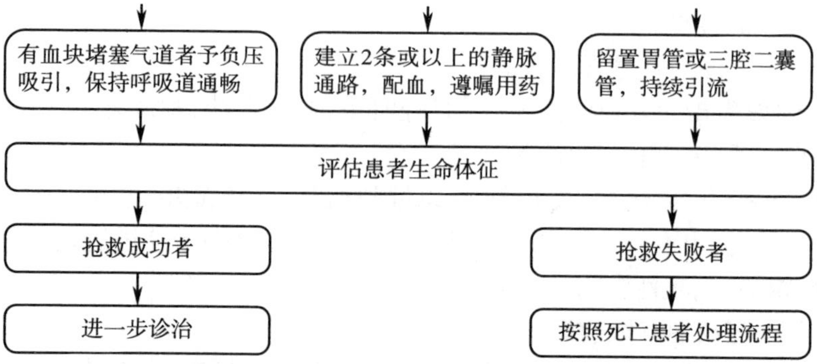

图 6-16　急性上消化道出血应急流程图

【关注点】

1. 大出血者应及时气管插管以防误吸。

2. 关注血压与微循环的变化，及时发现失血性休克。

第十七节　消化道穿孔

由于不同诱因导致内容物外溢至腹膜腔而引起的化学性腹膜炎称消化道穿孔。常见诱因：长期胃、十二指肠溃疡病史；饱餐、酗酒、进食刺激及粗糙性食物；情绪波动、过度劳累；服用某些药物（如激素、阿司匹林等）。根据其临床表现，属中医学“脘结”“脘痛”的范畴。

【病情判断】

1. 急性痛苦面容、蜷屈位。

2. 患者突发性上腹部刀割样剧痛，迅速波及全腹；体查可见板状腹；伴恶心、呕吐。

3. 面色苍白、出冷汗、脉搏细速、血压下降，四肢厥冷。

【救护要点】

1. 禁饮禁食，停留胃管，持续胃肠减压。

2. 建立 2 条或以上静脉通路，采集血标本，如血常规、生化、凝血三项、血型、交叉配血。合理安排液体种类、输液量。

3. 严密观察生命体征和尿量，记出入量。

4. 需行急诊手术者，迅速做好术前准备。

【转运护理】

1. 迅速评估病情，充分告知患者家属转运的必要性和转运风险。

2. 患者取屈膝侧卧位或半坐卧位。

3. 保持呼吸道通畅，持续吸氧。

4. 严密监测生命体征并记录。

5. 保持静脉通路通畅，遵医嘱用药。

6. 保持胃管通畅，妥善固定管道，防止脱出。

7. 通知科室做好接收抢救准备。

【辨证施护】

1. 肝气郁结　脘胁疼痛，嗳气反酸，食欲不佳。舌红，苔薄白，脉沉弦。

（1）加强情志疏导，使其安心治疗。

（2）保持大便通畅。

2. 脾胃虚寒　胃痛隐隐，喜温喜按，空腹痛甚，得食痛减，泛吐清水，纳差乏力。舌淡苔白，脉弦缓无力。

（1）室温宜偏高，室内空气流通。

（2）可用灸法缓解症状。

【应急流程】

消化道穿孔应急流程见图 6-17。

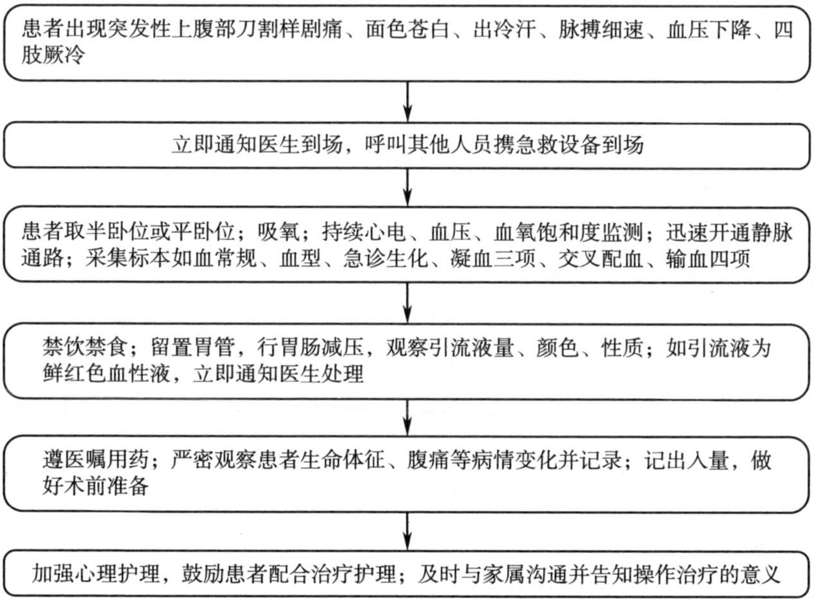

图 6-17　消化道穿孔应急流程图

【关注点】

1. 保持胃管通畅，维持有效引流。

2. 妥善固定胃管和负压瓶。

3. 避免胃管受压、扭曲、折叠。

4. 观察和记录引流液的量、性质和颜色，如发现异常情况，及时向医生汇报。

5. 关注循环尤其是血压、心率、微循环情况，及时发现并处理休克。

第十八节　急性胰腺炎

急性胰腺炎（acute pancreatitis，AP）是由各种病因引起的胰酶在胰腺内被提前激活从而导致胰腺的自身消化所引起的胰腺水肿、出血甚至坏死等急性化学性炎症反应。

急性胰腺炎主要病因为胆道疾病、酗酒和高脂血症。临床上以急性上腹痛、恶心呕吐、发热、血尿淀粉酶升高为特点；病变轻重程度不同，有水肿型和出血型 2 种：水肿型病变较轻，较常见；出血型又称坏死型，约占急性胰腺炎的 10%，病变严重，易产生休克，常继发感染、腹膜炎和休克等多种并发症，死亡率高。依其临床表现，属中医学“腹痛”“胰瘅”的范畴。

【病情判断】

1. 突发、持续剧烈性的上腹痛，并向腰背部放射，伴有恶心、呕吐和腹胀。严重时出现高热、黄疸或休克。

2. 上腹或全腹肌紧张，压痛、反跳痛，肠鸣音减弱或消失。

3. 脐周皮肤出现青紫色瘀斑或两侧肋腹部出现蓝色瘀斑，为晚期表现，见于重症胰腺炎者。

【救护要点】

1. 禁饮禁食，停留胃管，持续胃肠减压。

2. 建立 2 条或以上静脉通路，采集血标本，如血常规、生化、淀粉酶等；合理安排液体种类、输液量。

3. 密切观察患者神志、生命体征、尿量以及腹痛、恶心、呕吐情况，记出入量。

4. 耳穴贴压　取胰、胆，以助解痉止痛。

【转运护理】

1. 取屈膝侧卧位或半坐卧位，以减轻疼痛。

2. 转运过程中，为患者系安全带，防坠床。

3. 低流量吸氧，密切观察患者生命体征、神志、疼痛程度的变化，并记录。

4. 保持呼吸道通畅，呕吐剧烈者应将头偏向一侧。

5. 保持静脉通路通畅，纠正水电解质紊乱及酸碱平衡失调。

6. 持续胃肠减压，保持胃管固定通畅。

7. 疼痛剧烈时可遵医嘱使用盐酸哌替啶（杜冷丁）止痛。

8. 回院后立即安排患者进入抢救室或监护室，配合医生进行抢救。

9. 与患者家属做好沟通工作。

【辨证施护】

1. 肝郁气滞　上腹胀痛，痛及两胁，时发时止，恶心，呕吐苦黄水，口苦，嗳气，大便秘结，或低热。舌红苔薄黄，脉弦。

（1）急性期遵医嘱行中药保留灌肠。

（2）恢复期饮食宜清淡、易消化、少油腻之品，少量多餐，平时可选用解郁通络之品，如佛手、莲藕、瓜蒌、丝瓜等。

（3）中药汤剂宜饭前温服。

2. 脾胃实热　身热口渴，脘腹胀满，疼痛拒按，大便不通，小便短赤。舌质红，苔黄薄腻或燥黄，脉滑数。

（1）急性期禁食，遵医嘱静脉补液。

（2）恢复期饮食宜清淡、易消化之品，少量多餐，平时可选用鲜藕汁、芦根水、绿豆芽汁、荸荠汁等以清热利水通便。

（3）中药汤剂宜饭前温服，或痛时即服。

3. 肝胆湿热　胁肋胀痛，胸脘痞满，发热，身黄，倦怠乏力，肢体困重，恶心，呕吐，呕吐黄苦水。舌红，苔黄腻，脉弦滑数。

（1）恢复期饮食宜清淡、易消化、少油腻之品，多吃蔬菜、水果或果汁，可选用赤小豆冬瓜汤、绿豆汤、西瓜汁等以清热祛湿；忌辛辣、煎炸、生冷食物。

（2）热偏重者，中药汤剂宜饭前稍凉服；湿偏重者，宜饭前温服；若胁痛剧烈，呕吐者，汤药宜在胁痛减轻时分次服或加姜汁同服。

4. 蛔虫上扰　持续上腹部疼痛，伴阵发性钻顶样疼痛，痛时汗出肢冷，伴呕吐低热。舌淡红，苔薄白，脉弦紧。

（1）可给乌梅丸温水化服。

（2）恢复期饮食宜清淡少油、易消化、富营养之品，可选用绿豆百合汤、冬瓜汤、西瓜汁等。忌暴饮暴食、肥甘厚腻之品。

（3）中药汤剂宜温服。

【应急流程】

急性胰腺炎应急流程见图 6-18。

【关注点】

1. 保持胃管通畅，维持有效引流：妥善固定胃管和负压瓶；避免胃管受压、扭曲、折叠。

2. 观察和记录引流液的量、性质和颜色，如发现异常情况，及时汇报医生。

3. 动态监测血脂肪酶与淀粉酶。

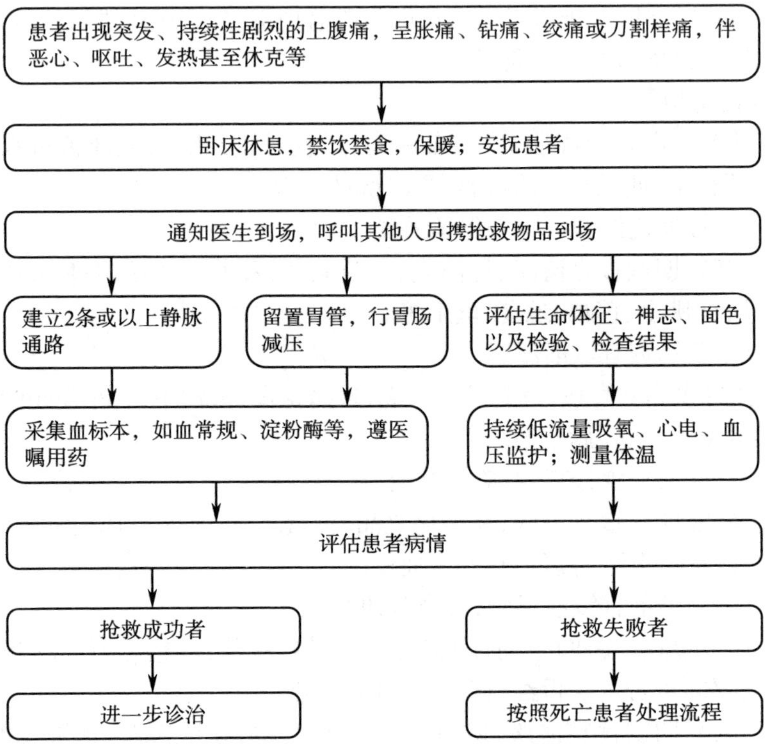

图 6-18　急性胰腺炎应急流程图

第十九节　糖尿病酮症酸中毒

糖尿病酮症酸中毒（diabetic ketoacidosis，DKA）是糖尿病最常见的急性并发症之一。由于胰岛素严重缺乏，体内葡萄糖不能被利用，大量脂肪在肝脏经β氧化产生大量乙酰乙酸、β-羟丁酸和丙酮，所引起的以高血糖、高酮血症和代谢性酸中毒为主要改变的临床综合征。

糖尿病酮症酸中毒常见于感染、胰岛素治疗中断或不适当减量、饮食不当、应激、创伤、手术；也可见于妊娠、分娩、急性心肌梗死、脑血管意外等。根据其临床表现，属于中医学“消渴”“昏聩”等范畴。

【病情判断】

1. 初期表现为恶心、呕吐、口渴、头痛，严重者可发生嗜睡或烦躁，呼吸深快且伴有烂苹果味；后期血压下降，四肢厥冷；重者昏迷。

2. 评估患者有无双眼球凹陷、皮肤弹性差；脉快、血压低或偏低、舌干是估计脱水程度重要而敏感的体征。

3. 评估有无感染、心脑血管病变等诱因。

【救护要点】

1. 低流量吸氧。

2. 密切观察病情变化，持续监测生命体征以及神志、瞳孔变化，记出入量。

3. 建立 2 条或以上静脉通路，补充液体，最初 2 小时宜快速输入 1 000~2 000ml，第 2~6 小时继续输入 1 000~2 000ml，保证第 1 个 24 小时输液总量达 4 000~5 000ml，严重失水者 6 000~8 000ml。注意快速输液对心血管系统的影响。

4. 遵医嘱给予降糖消酮治疗；条件许可时，可使用胰岛素泵治疗。

5. 每 1~2 小时监测血糖 1 次，定时复测酮体、电解质、肝肾功能、动脉血气。

【转运护理】

1. 密切观察患者生命体征及神志变化。

2. 维持静脉通路通畅，确保足够的补液量和胰岛素的准确输入。

3. 低流量吸氧，保持呼吸道通畅，头偏向一侧，预防窒息。

4. 烦躁不安者，适当约束以防坠床。

5. 与患者家属做好沟通工作。

【辨证施护】

1. 阴虚燥热　心烦，口渴喜冷饮，饮后稍快，疲乏倦怠，纳呆，或见恶心欲呕。舌黯红，苔薄黄而干或微腻，脉细数或滑数。

（1）病房温湿度适宜，室温略偏低。

（2）保持皮肤清洁，如皮肤干燥发痒者，可用自制消炎止痒霜外涂，或自制香莲外洗液浸泡或擦拭；勿抓挠皮肤。

（3）肉桂敷贴涌泉、足三里穴，以缓解疲乏。

（4）口渴喜冷饮者，可以白茅根或地骨皮煎水代茶，或选用五汁饮（荸荠汁、麦冬汁、藕汁、鲜芦根汁、梨汁混合煎煮而成）。

2. 浊毒中阻　口燥唇焦，大渴引饮，渴饮无度，皮肤干，精神萎靡，嗜睡，胸闷纳呆，恶心呕吐，口有秽臭，时有少腹疼痛如绞，大便秘结。舌红苔垢而燥，脉沉细。

（1）便秘者遵医嘱以番泻叶焗服、口服自制通腑醒神胶囊或大承气汤灌肠，以清热泻浊、畅通大便。

（2）川朴药包热熨腹部。

（3）艾灸足三里穴以缓解恶心、呕吐等症状。

（4）可食用李子或鲜李汁，冬瓜连皮带仁煎水代茶，或莴苣鱼片汤。

3. 浊毒闭窍　口干微渴，心烦不寐，烦躁不安，或嗜睡，甚则昏迷不醒，呼吸深快，食欲不振，口臭呕吐，小便短赤。舌黯红而绛、苔黄燥或黑，舌有灰晕，脉细数。

（1）室温可偏低，注意通风；烦躁不安者注意加床栏或适当约束。

（2）以银荷漱口液漱口或口腔护理，保持口腔清洁。

（3）中药汤剂偏凉服用，或从胃管注入。

（4）饮食以清营解毒的流质为主，如生地、麦冬瘦肉汤，金银花煎水代茶等。

4. 虚风内动　神倦欲寐，耳聋眼花，手足蠕动，甚则抽搐，惊厥。舌红绛少苔，脉虚细数。

（1）当发生抽搐、惊厥时，立即指压人中、合谷等穴。

（2）畅情志。

（3）饮食宜滋阴清热、柔肝息风之品，如百合银耳羹、石斛瘦肉汤、天麻枸杞玉竹鱼头汤等。

【应急流程】

糖尿病酮症酸中毒应急流程见图 6-19。

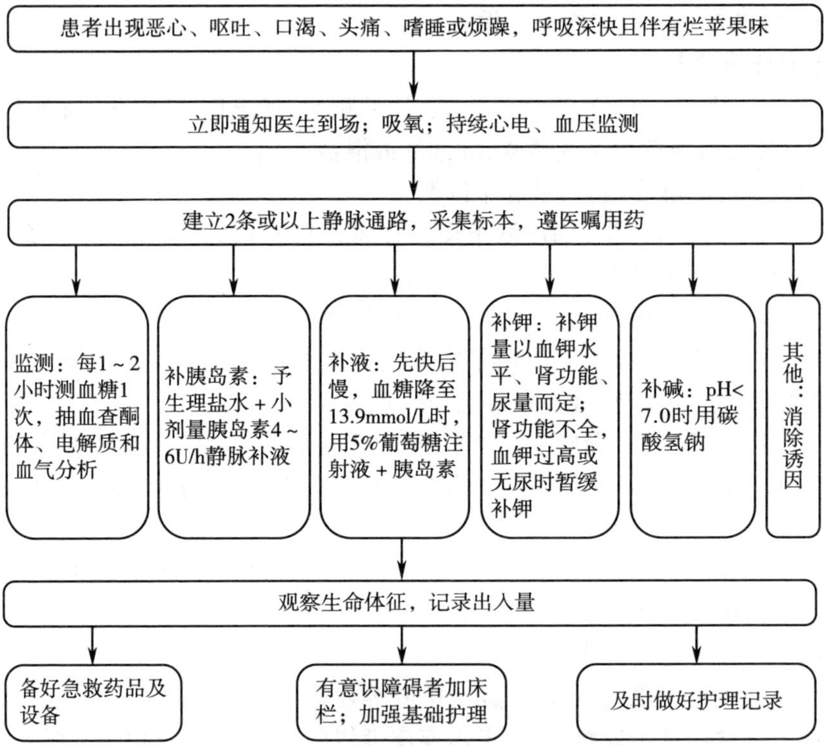

图 6-19　糖尿病酮症酸中毒应急流程图

【关注点】

1. 按医嘱及时、准确使用胰岛素及监测血糖，当血糖降到 13.9mmol/L 以下，向医生汇报，并改用 5% 葡萄糖注射液加入胰岛素持续静脉滴注。

2. 关注血钾的变化，及时纠正低血钾。

第二十节　低血糖昏迷

低血糖是指静脉血浆葡萄糖浓度低于 2.8mmol/L（50mg/dl）。由低血糖导致的昏迷称低血糖昏迷。低血糖对机体的影响以神经系统为主，尤其是交感神经和脑部。

低血糖昏迷是糖尿病的一种严重的急性并发症，它使糖尿病迅速恶化，并有可能危及生命。低血糖昏迷常因服药或注射胰岛素后未按时进食，或患者自己盲目加药，突然加大运动量或减少进食，空腹等原因；糖尿病肾病患者肾功能恶化时，胰岛素排泄延缓，此时如不减少胰岛素用量，均易致低血糖昏迷。低血糖昏迷也是某些 2 型糖尿病患者的最初症状。本病属于中医学的“厥证”范畴。

【病情判断】

1. 患者既往有糖尿病病史。

2. 轻或中度低血糖常突然发生，有出虚汗、眩晕、心慌、心跳加快、双手颤抖、饥饿感、乏力；手、足、唇麻木或刺痛，视力模糊、眼冒金星，说话不清、行走不稳，伴有注意力不集中、心情焦虑、行为怪异等表现。严重者抽搐、昏迷。

3. 快速检测血糖。

【救护要点】

1. 迅速协助患者平卧，松解衣领和裤带，头偏向一侧，及时清除口鼻分泌物。禁止强行喂水喂药，防止窒息。

2. 低流量吸氧。

3. 建立静脉通路，遵医嘱静脉注射 50% 葡萄糖注射液，5% 或 10% 葡萄糖注射液静脉滴注。

4. 密切监测生命体征、瞳孔和神志变化，每 1~2 小时检测血糖 1 次。

5. 必要时留置尿管，记出入量。

【转运要点】

1. 保持呼吸道通畅，持续吸氧。

2. 严密监测患者意识状态、生命体征、瞳孔、出入量及血糖情况并记录。

3. 保持静脉通路通畅，遵医嘱用药。

4. 电话通知科室做好抢救准备。

5. 回院后立即安排患者进入抢救室或监护室，配合医生进行抢救。

6. 与患者、家属做好沟通解释工作。

【辨证施护】

1. 阴虚热盛　口渴喜饮，易饥多食，急躁易怒，怕热心烦。舌红，苔黄，脉弦数或滑数。

（1）保持心情舒畅，避免紧张、恼怒等不良情绪。

（2）饮食宜清淡，选用凉而滋补的食品，如猪肉、冬瓜、苦瓜、豆类、白菜等。

（3）嘱肥胖者注意控制体重。

（4）中药宜凉服。

2. 气阴两虚　疲倦乏力，气短懒言，五心烦热。舌红，少津，舌体胖大，苔薄或花剥，脉弦细或细数无力。

（1）室温适宜，空气流通。

（2）饮食宜益气养阴之品，如兔肉、香菇、百合等。

（3）中药宜温服。

3. 阴阳两虚　形寒怕冷，面色苍白无华，四肢欠温。舌质淡红，舌体胖嫩，边有齿痕，苔薄或白腻，脉细沉或细数无力。

（1）注意保暖，防外感。

（2）桂蜡外敷双涌泉穴。

（3）中药宜温服。

4. 气滞血瘀　心胸疼痛，胸闷憋气，心慌气短，唇舌黯紫。舌下静脉曲张，脉沉细或细涩。

（1）室内温暖，空气流通。

（2）指导患者保持心情愉快。

（3）饮食宜温热、活血化瘀之品，如金针菜、木耳、山楂等。

（4）中药宜温服。

【应急流程】

低血糖昏迷应急流程见图 6-20。

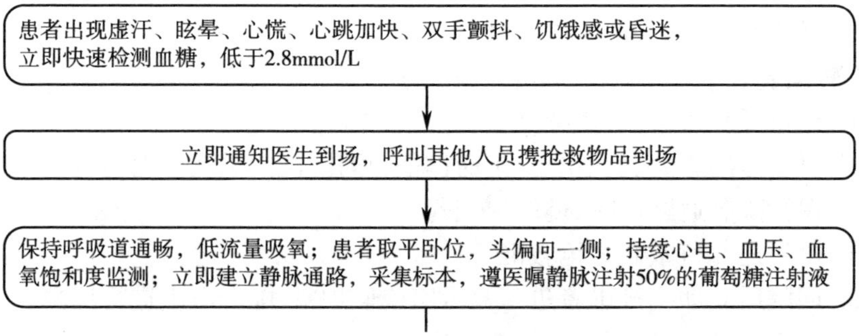

遵嘱继续予5%或10%的葡萄糖溶液维持静脉滴注；密切观察生命体征，定时检测血糖并记录；必要时留置尿管，记出入量

加强基础护理，防止压力性损伤及坠床；加强心理护理，鼓励患者配合治疗护理。及时与家属沟通并告知操作治疗的意义

图 6-20　低血糖昏迷应急流程图

【关注点】

1. 及时静脉注射 50% 葡萄糖注射液，30 分钟后复测血糖。

2. 指导患者了解低血糖反应的症状和体征，及时发现并有效处理。

第二十一节　甲状腺危象

甲状腺危象（thyroid storm/thyrotoxic crisis），也称甲状腺功能亢进危象（简称甲亢危象），是指甲状腺功能亢进症患者在各种诱因的刺激下，发生大量的甲状腺激素释放至循环血中，影响并致使多个脏器功能衰竭、危及生命的一系列临床症状。其发病原因可能与血液中游离甲状腺激素增高、心脏和神经系统的儿茶酚胺受体数目增加、机体对甲状腺激素敏感性增强有关。

甲亢危象常诱发于严重感染、甲状腺手术、放射性碘治疗、精神极度紧张、工作过度劳累、高温、饥饿、妊娠、严重药物反应（如药物过敏、白细胞明显减少、洋地黄中毒等）、不适当停用碘剂等。根据其临床表现，属中医学“瘿病”的范畴。

【病情判断】

1. 既往有甲状腺功能亢进病史，有诱发因素。

2. 患者原有的甲状腺功能亢进症状加重。

3. 皮肤潮红，大汗淋漓，呼吸急促，高热，体温在 39℃以上。

4. 心率加快，达到 160 次 /min 以上，并有不同程度的心律失常。

【救护要点】

1. 患者取半坐卧位，持续监测心电、血压、血氧饱和度及神志等并记录。

2. 保持呼吸道通畅，吸氧。

3. 迅速建立静脉通路，保证足够的液体补充。

4. 密切观察患者的体温变化，合理使用降温措施。

5. 记出入量。

6. 遵医嘱应用丙硫氧嘧啶、镇静药等药物，注意观察用药后反应。

【转运护理】

1. 保持呼吸道通畅，吸氧。

2. 密切观察患者生命体征及神志变化，并记录。

3. 保持静脉通路通畅，合理控制输液速度、输液量。

4. 对意识障碍者，适当使用约束措施以防止意外发生。

5. 电话通知科室做好抢救准备工作。

6. 及时安慰、鼓励患者，解除其恐惧焦虑情绪。

7. 回院后立即安排患者进入抢救室或监护室，配合医生进行抢救。

【辨证施护】

1. 气郁痰阻　颈前喉结两旁结块肿大，质软不痛，颈部觉胀，胸闷，喜太息或兼胸胁窜痛。舌淡红，苔薄白，脉弦。

（1）胸闷或胸胁窜痛时使用自制四子散热熨。

（2）饮食宜理气疏郁，化痰消瘿之品，如用陈皮煲粥，用玫瑰花泡水代茶饮用。

（3）调情志，畅气机，指导患者练习八段锦。

2. 痰结血瘀　颈部肿块按之较硬或有结节，肿块经久未消，胸闷，纳差。舌黯或紫，苔薄白或白腻，脉弦或涩。

（1）自制四黄水蜜冷敷颈部肿块，以祛瘀消肿。

（2）督脉循行刮痧，以活血化瘀。

（3）饮食宜化痰、理气活血之品，如陈皮甘草泡茶、田七当归瘦肉汤等，忌辛辣、肥甘厚腻之品。

3. 肝火旺盛　颈部肿块光滑柔软，烦热，容易出汗，性情急躁易怒，消谷善饥，突眼，手指颤抖，面部烘热，口干或口苦咽干，渴欲冷饮，大便秘结，或头晕目眩。舌红，苔黄，脉弦数。

（1）用清热凉血、活血散结之中药外敷颈前肿块。

（2）头晕、失眠者可行开天门头部按摩法。

（3）肉桂粉敷贴涌泉以引火下行。

（4）调情志，畅气机，指导患者练习八段锦。

（5）可选用夏枯草、菊花煎水代茶，决明子瘦肉汤以清泻肝火。中药汤剂宜凉服。

4. 心肝阴虚　颈部肿块质软，心悸不宁，心烦少寐，易出汗，手指颤抖，眼干，目眩。舌红，苔少，或无苔，舌体颤动，脉弦细数。

（1）耳穴贴压：取甲状腺、内分泌、心、肝、肾等，促进睡眠。

（2）开天门按摩法以宁心养神助眠。

（3）饮食宜滋阴降火之品，如用冬瓜、枸杞子、天冬、麦冬煲汤或煲粥，用鳖甲、生地酸枣仁煲汤。

【应急流程】

甲状腺危象应急流程见图 6-21。

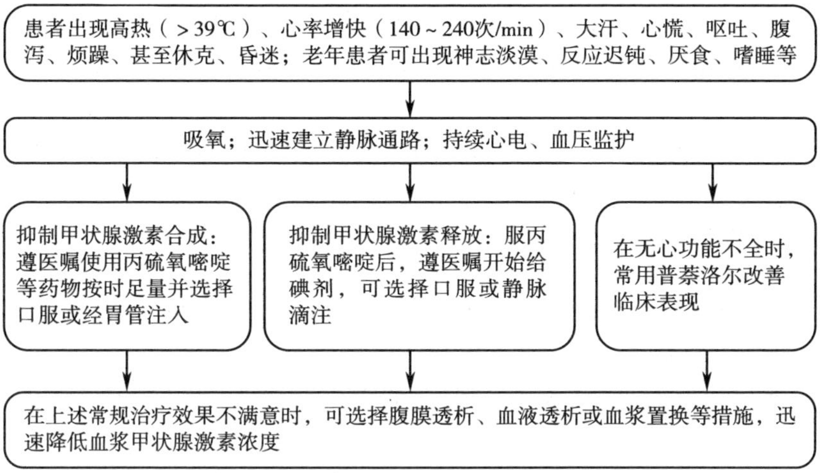

图 6-21　甲状腺危象应急流程图

【关注点】

1. 密切观察体温和心率的变化，关注血钾等检验结果，出现异常立即汇报医生。

2. 躁动不安的患者，合理使用约束。

3. 及时准确按医嘱用药，并观察用药效果。

第二十二节　急性肾衰竭

急性肾衰竭（acute renal failure，ARF），是指各种病因引起的肾功能短时间内（几小时至几天）突然下降而出现的临床综合征。主要表现为溶质清除能力及肾小球滤过率明显降低所致的进行性氮质血症，以及肾小管重吸收和排泄功能低下所致的水、电解质和酸碱平衡紊乱。近年来国际肾脏病和急救医学界趋向于用急性肾损伤来取代 ARF 的概念，强调肾功能从轻微病变向终末期肾衰竭演变的全过程。

急性肾衰竭常见于肾前性，如：失血、休克、严重失水、电解质平衡紊乱，急性循环衰竭等；肾性，如：急性肾小球肾炎、急性肾小管坏死、大面积挤压伤等；肾后性，如：完全性尿路梗阻等。其中以急性肾小管坏死最为常见，也最具特征性，而且肾前性衰竭持续发展也会转化为急性肾小管坏死。根据其临床表现,属中医学“癃闭”“关格”“水肿”等范畴。

【病情判断】

1. 评估既往有无肾病病史;或有无呕吐、腹泻、大量出汗、烧伤、使用利尿剂或其他对肾脏损伤药物、尿路梗阻情况等诱因。

2. 患者有精神改变甚至昏睡、昏迷,恶心、呕吐、食欲不振、皮肤黏膜干燥、皮肤弹性差、四肢温度降低、口渴、体位性血压降低、脉率增加、水肿、心力衰竭等表现。

3. 在纠正或排除急性血容量不足、脱水、尿路梗阻的情况下,观察尿量仍≤17ml/h 或尿量仍≤400ml/d。

【救护要点】

1. 卧床休息。

2. 迅速建立静脉通路,基于保护造瘘后备血管的原则,尽量不要在左上肢血管补液或抽血。

3. 及时留取血、尿标本,了解肾功能变化、水电解质及酸碱平衡情况,及时处理高钾血症。

4. 持续监测生命体征,记录每小时尿量与 24 小时出入量;观察膀胱区的浊音情况,必要时留置尿管。

5. 严密观察病情。高血钾和水中毒是急性肾衰竭常见的致死原因。一旦患者出现嗜睡、心律失常、心电图显示高尖 P 波和 QRS 波增宽等高血钾症状或血压增高、头痛、呕吐、抽搐、昏迷等脑水肿表现,呼吸困难、咳血性泡沫痰等肺水肿表现,及时汇报医生,并采取急救措施。

6. 严格控制水、钠、钾摄入量,适当限制蛋白质摄入,增加多种维生素和必需氨基酸。

7. 如需急诊连续性肾脏替代治疗(continuous renal replacement therapy, CRRT),及时做好相关准备工作。

【转运护理】

1. 保持静脉通路通畅,有效维持血压稳定,按医嘱用药,防外渗。

2. 持续心电、血压监测,并密切观察呼吸、神志、面色等变化。

3. 保持尿管固定通畅,记录出入量及每小时尿量。

4. 如需紧急血液透析,电话通知血透室做好准备工作。

5. 回院后立即安排患者进入抢救室或监护室,配合医生进行抢救。

【辨证施护】

(一)少尿期

1. 邪毒内侵　尿量急骤减少,甚至闭塞不通,或发热不退,头痛身痛,烦躁不安,或神昏嗜睡,恶心呕吐,口干欲饮。舌质绛红,舌苔厚腻,脉濡滑或细滑。

（1）限制蛋白质摄入量，尽量选用优质动物蛋白质，如禽蛋、牛奶、瘦猪肉等，忌食植物蛋白含量高的食物，如豆类、豆制品等。

（2）监测体温变化，高热者遵医嘱行物理降温或药物治疗。

（3）艾灸中极、膀胱俞、阴陵泉等穴，以化气利水。

2. 热毒瘀滞　尿点滴而出，或尿闭、尿血，或高热，神昏，谵语，吐血，血衄，斑疹紫黑或鲜红。舌质紫黯，苔黄焦或芒刺遍起，脉细数。

（1）躁动不安时，上床栏或适当约束，防坠床或自伤。

（2）观察神志、呼吸、皮肤黏膜出血等情况。

（3）选用银荷漱口液漱口或口腔护理。

3. 瘀毒内阻　严重外伤及挤压伤之后出现血尿、尿少、尿闭、瘀斑累累，全身疼痛，恶心呕吐。舌质瘀紫，苔腻，脉涩。

（1）严密观察病情变化，并及时汇报医生处理。

（2）中药宜温服；若血尿者，中药可凉服。

4. 津亏气脱　大汗大泻、大失血后，血压下降，尿少或无尿，气微欲绝，或喘咳急促，唇黑甲青，进一步出现汗出肢冷。舌淡或淡白，脉微细欲绝。

（1）注意观察有无血容量不足的表现，如皮肤弹性差、四肢温度低、血压下降、脉率增加等。

（2）加强基础护理，定时翻身拍背，预防压力性损伤及呼吸道、泌尿道感染。

（二）多尿期

1. 气阴两虚　全身疲乏，腰膝酸软，五心烦热，咽干思饮，尿多清长。舌淡少津，脉沉。

（1）可用人参、黄芪、黄精、冬虫夏草等煲汤以补益脾肾。

（2）腰酸痛时可用吴茱萸药包热熨局部。

（3）倦怠乏力时可配合按摩内关、足三里等穴。

（4）五心烦热者可行耳穴贴压。

（5）中药汤剂宜温服。

2. 湿热余邪　神疲乏力，头晕心烦，纳呆，恶心，口中黏腻。舌红苔黄腻，脉实有力。

（1）嘱患者卧床休息，忌过劳。

（2）指导患者或家属按摩膀胱俞、三阴交、中极、气海等穴。

（3）饮食宜清化湿热之品，可用车前草、枳实、竹茹煎水代茶饮。

（4）中药汤剂宜温服。

3. 肾气亏损　腹部坠胀，腰酸疲乏，排尿无力，食欲不振，面色无华。舌苔薄白，脉沉细弱。

（1）饮食宜补脾益肾之品，如栗子、葱白、茴香、莲子龙眼粥、枸杞子煲粥等。

（2）艾灸肾俞、足三里、关元、气海等穴。

（3）吴茱萸药包热熨下腹部。

（三）恢复期

尿量恢复正常，临床可见消瘦、乏力等，多属脾胃虚弱兼肾气不固。

（1）尽量避免一切对肾脏有害的因素，如妊娠、手术、外伤及肾毒性药物等。

（2）指导患者养成良好的生活习惯，注意休息，防止受凉、过劳。

（3）饮食上可选用党参、黄芪、茯苓、山药、薏苡仁、扁豆煲汤等以益气健脾固肾。

（4）补益药宜在空腹时服用；补肾药宜黄昏服。

（5）每 1~2 个月复查肾功能。

【应急流程】

急性肾衰竭应急流程见图 6-22。

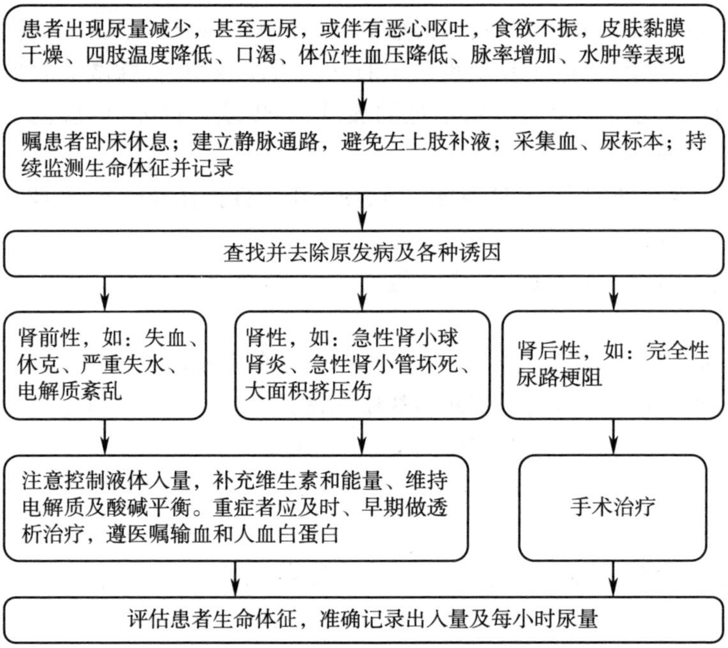

图 6-22　急性肾衰竭应急流程图

【关注点】

1. 及时处理高钾血症，对高钾患者持续心电监测，密切观察其心律变化；注意患者饮食中的钾含量，避免高钾饮食。

2. 遵医嘱做好血透或肾穿刺准备，严格执行无菌操作。

3. 准确测量并记录每小时尿量和24小时出入量。

第二十三节　急性中毒

一、急性酒精中毒

急性酒精中毒(acute alcoholic intoxication),是指短时间内饮酒量超过肝脏代谢能力而蓄积发生的中毒。酒精进入胃肠道后被迅速吸收,快速穿过血脑屏障进入神经中枢,对中枢神经系统产生先兴奋后抑制作用,饮入酒精量大时,可致呼吸中枢麻痹或心脏抑制,出现休克。

急性酒精中毒可引起急性出血性胃炎、急性胰腺炎、室上性心动过速、心绞痛、心律失常等并发症,严重可危及生命。中医学对急性酒精中毒的描述有“酒害”“酒毒”“酒臌”“酒胀”“酒厥”等。

【病情判断】

1. 发病前曾服用含酒精的食物、饮料,呼吸及呕吐物有强烈酒精味。

2. 患者结膜充血、颜面潮红或苍白、欣快感、丧失自控力、言语过多或模糊或语无伦次、步态蹒跚、动作笨拙;也有安静入睡者。

3. 伴有恶心、呕吐、头晕等症状。

4. 部分患者出现面色苍白或潮红,皮肤湿冷,口唇发绀,脉搏细速,瞳孔散大等休克表现。严重者二便失禁,抽搐,昏迷,甚至死亡。

【救护要点】

1. 做好患者安全防护和医护人员的自身防护;为患者取平卧位,注意保暖。

2. 保持呼吸道通畅,头偏向一侧,及时清理口、鼻腔分泌物及呕吐物,必要时留取标本送检;取下义齿;吸氧;必要时行气管插管,应用呼吸机辅助通气。

3. 建立静脉通路,采集血标本,按医嘱用药,根据血压、尿量适当调整输液速度。

4. 严密观察患者生命体征、神志、瞳孔、血糖、呕吐物颜色、出入量等变化并记录。

5. 与患者家属做好沟通。

【转运护理】

1. 保持呼吸道通畅,持续吸氧。患者头偏向一侧,及时清除口、鼻腔的呕吐物。气管插管者需保持有效的人工通气。

2. 严密监测生命体征、神志、瞳孔等并记录。

3. 保持静脉通路通畅,观察用药效果。

4. 若患者四肢躁动,适当采用约束工具。

5. 电话通知科室做好抢救的准备工作。

6. 如遇没有患者家属在场的情况，应立即通知警方协助联系家属。

【辨证施护】

1. 实证　胃脘部不适，恶心，呕吐，呕吐物有酒精气味，或伴头晕，甚则出现腹痛、呕血、便血，狂躁不安等。舌质红，苔黄腻，脉弦数。

（1）无呕吐者，可适当饮用牛奶，绿豆汤，水果汁。

（2）做好安全防护，防止各种意外事件。

（3）给予和中解毒，醒脑开窍的中药汤剂温服。

（4）神志清醒且能合作者，给予中药沐足，以发汗解毒。

2. 虚证　昏不识人，气息微弱，面色苍白，四肢厥冷，语气低微，二便自遗。舌质淡，脉细微。

（1）卧床休息，注意保暖。

（2）指掐人中穴；艾灸涌泉穴、神阙穴。

（3）给予和中养胃，醒脑开窍的中药汤剂温热服。

【应急流程】

急性酒精中毒应急流程见图 6-23。

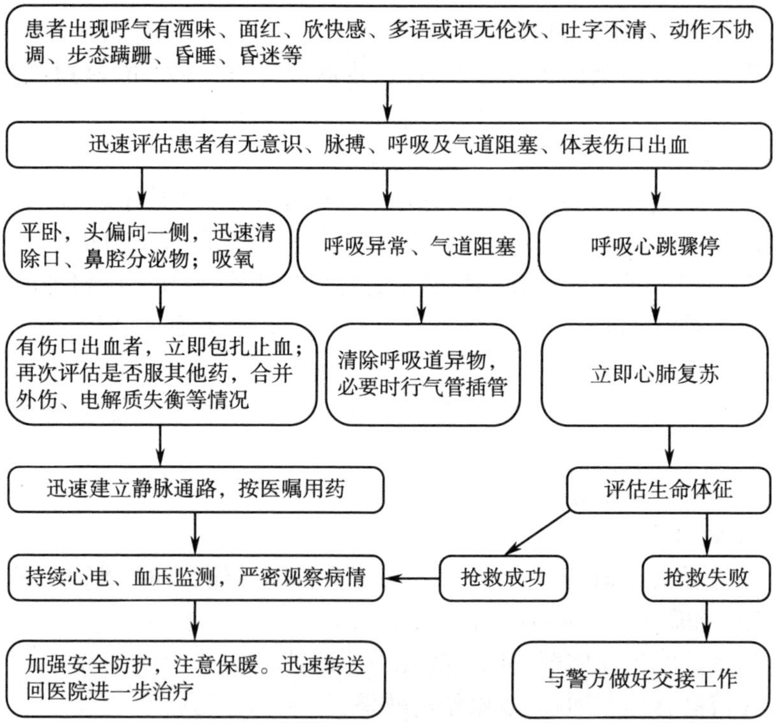

图 6-23　急性酒精中毒应急流程图

【关注点】

1. 保持呼吸道通畅，防误吸。

2. 及时洗胃，必要时灌肠或 CRRT。

3. 躁动患者予以适当约束，防跌倒。

二、镇静催眠药中毒

镇静催眠药中毒是指服用过量或一次大量服用镇静催眠药，出现昏睡不醒，肌肉痉挛，血压下降，呼吸变浅变慢，心跳缓慢，脉搏细弱，甚至出现深昏迷和反射消失等中毒症状。

镇静催眠药种类较多，具有脂溶性，易通过血脑屏障，对中枢神经系统有抑制作用，少量服用可催眠，过量使用则会抑制呼吸中枢及血管运动中枢，导致呼吸衰竭或循环衰竭；部分损伤肝脏功能，发生肝功能障碍，严重者可危及生命。中医学将此病归纳至“厥脱证”范畴。

【病情判断】

1. 曾大量服用镇静催眠药。

2. 患者意识清醒或嗜睡状态，头痛、眩晕、反应迟钝、言语含糊。

3. 部分患者意识模糊或呈浅昏迷状态，脉搏稍快，呼吸稍浅慢，血压正常或偏低，瞳孔缩小，对光反应迟钝。

4. 严重者呈深昏迷状态，脉搏增快，血压下降，呼吸减慢，四肢发绀，瞳孔缩小，对光反射消失。

【救护要点】

1. 保持呼吸道通畅，及时清除呼吸道及口、鼻腔分泌物；吸氧；必要时行气管插管，呼吸机辅助通气。

2. 尽快清除体内毒物，对服药时间短、意识清醒、合作的患者立即催吐；中重度中毒者禁忌催吐，给予洗胃。

3. 建立静脉通路，按医嘱用药，观察用药效果。

4. 严密监测生命体征、意识、瞳孔、出入量并记录。

5. 加强心理护理，稳定患者情绪。

6. 如有需要，配合医生开展床旁血液灌流治疗。

【转运护理】

1. 保持呼吸道通畅，呕吐者头偏向一侧。

2. 持续生命体征监测并记录。

3. 保持各类管道通畅。

4. 电话通知科室做好洗胃等抢救准备。

5. 注意安全防护，上床栏，防坠床。

6. 与患者家属做好沟通工作。

【辨证施护】

1. 邪毒扰神　困倦嗜睡,四肢无力,声低气微,目合口开,面色淡白。舌淡苔白,脉微。

（1）给予清毒醒脑的中药汤剂,温服。

（2）做好口腔护理。

（3）注意安全,防止跌倒、坠床等意外的发生。

（4）调情志,畅气机,慎起居。

2. 亡阴　神昏,汗出,面红身热,手足温,唇舌干红,脉细数。

（1）艾灸太溪、人中、涌泉等穴。

（2）中药汤剂频服,昏迷者鼻饲。

（3）保持静脉通路通畅,及时足量补充液体。

3. 亡阳　神昏,目合口开,鼻鼾息微,手撒肢厥,大汗淋漓,面色苍白,二便自遗,唇舌淡润,甚则口唇青紫,脉微欲绝。

（1）注意保暖。

（2）艾灸关元、气海穴。

（3）中药汤剂宜温服,昏迷者鼻饲。

（4）保持静脉通路通畅,及时足量补充液体。

【应急流程】

镇静催眠药中毒应急流程见图6-24。

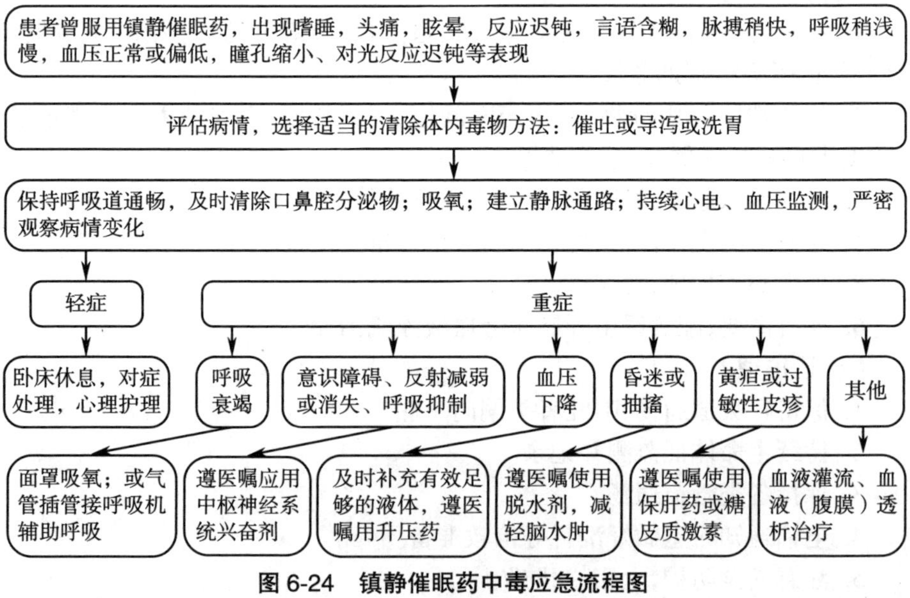

图6-24　镇静催眠药中毒应急流程图

【关注点】

1. 若所服药物不详，洗胃前应先吸出胃内液体进行毒物检测。

2. 洗胃必须彻底。观察洗出液的量、色、质的变化，直至洗出液澄清、无色、无味、无残渣为止。

3. 洗胃正负压力不能过大，如洗出液呈淡红色，警惕出血可能，马上停止洗胃并配合医生处理。

4. 洗胃禁忌证包括胃出血、肝硬化食管静脉曲张破裂出血、食管狭窄、严重呼吸困难、强酸或强碱中毒、严重的心肺功能不全及拒绝合作者。

第二十四节 多发伤

多发伤（multiple injury）是指机体在同一机械致伤因素（直接、间接暴力，混合性暴力）作用下机体同时或相继遭受2个以上解剖部位或器官的较严重的损伤，至少1处损伤危及生命或并发创伤性休克。

多发伤伤情重、变化快，损伤机制复杂，短期内致机体生理失衡，处理不当可迅速危及伤员生命。根据其临床表现，属于中医学“脱证”的范畴。

【病情判断】

凡具有以下2项或2项以上相加即为多发伤。

1. 颅脑伤　颅内血肿、脑挫裂伤或颅底骨折。

2. 面部伤　开放性骨折伴大出血。

3. 颈部伤　颈部伤伴大血管损伤、血肿、颈椎损伤。

4. 胸部伤　多发性肋骨骨折、肺及气管挫裂伤、心脏及大血管损伤、纵隔气肿、心脏压塞、血气胸、膈疝、连枷胸等。

5. 腹部伤　腹腔大出血或内脏器官破裂，如肝破裂、脾破裂、肾破裂等。

6. 骨盆伤　骨折可能导致大出血并危及生命，如骨盆骨折伴休克、四肢骨折伴休克、神经系统损伤等。

7. 脊椎伤　脊椎骨折、脱位伴脊髓伤，或多发脊椎骨折。

8. 软组织伤　广泛软组织损伤伴大出血或挤压综合征。

【救护要点】

1. 判断现场环境安全。

2. 检查伤情，必要时给予气管插管、心肺复苏等急救措施。

3. 保持呼吸道通畅，吸氧。

4. 严密监测生命体征并记录。

5. 迅速开放2条以上静脉通路，采集血标本，必要时进行交叉配血。

6. 根据伤情，给予止血、包扎、固定。

7. 根据病情留置尿管和胃管。

8. 抢救同时做好急诊术前准备，如备皮、皮试、备血等。

9. 安慰患者，舒缓其恐惧及焦虑情绪，使其配合诊疗护理。

10. 针对性处理

（1）颅脑损伤患者：密切观察意识及瞳孔变化；尽早行头颅 CT 检查。

（2）胸部损伤患者：如有液气胸，配合医生行胸腔闭式引流术。

（3）腹部损伤患者：配合医生行诊断性腹腔穿刺术或床边超声检查。

（4）四肢骨盆损伤患者：密切观察生命体征变化，做好术前准备。

【转运护理】

1. 评估病情是否适合转运，根据病情准备转运工具、急救药物、仪器等，安排有经验的医护人员护送。

2. 保持呼吸道通畅，持续吸氧。可疑脊柱损伤患者，给予颈托和脊柱固定板固定。

3. 严密监测生命体征、神志、瞳孔、出入量并记录。

4. 保持各种管道通畅。

5. 及时通知科室做好抢救准备。

6. 加强心理护理，稳定患者情绪。

7. 回院后立即安排患者进入抢救室或监护室，配合医生进行抢救。

【辨证施护】

阴阳耗脱　面色苍白，神志恍惚，气息短促。舌黯淡，脉微欲绝。

（1）神昏者可急刺或指掐人中、十宣、涌泉等穴。

（2）遵医嘱使用益气回阳固脱的中成药，如生脉注射液或参附注射液等。

（3）室温宜偏高，加强保暖。

（4）针对伤情做对症处理。

【应急流程】

多发伤应急流程见图 6-25。

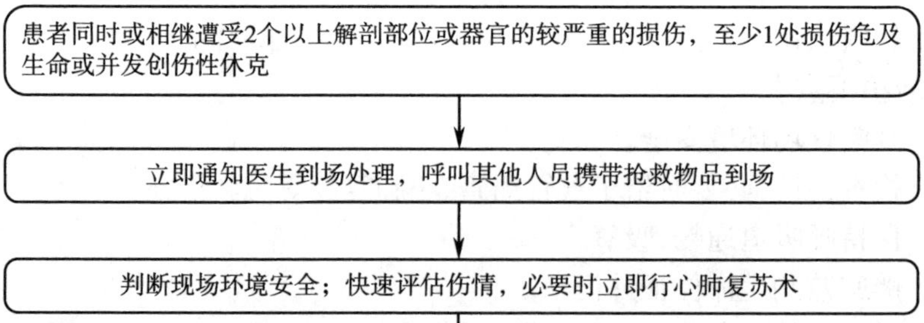

↓

①保持呼吸道通畅；②持续心电、血压、血氧饱和度监测；③观察瞳孔、意识并记录；④迅速开通2条或以上静脉通路，采集血标本查血常规、急诊生化、凝血三项、交叉配血；⑤协助医生进行床边穿刺，尽快完成超声、CT等检查

↓

①遵医嘱使用血管活性药物；②必要时留置尿管、胃管等各种引流管；③有活动性出血者予止血包扎，必要行清创缝合术；④骨折患者给予夹板固定

↓

动态观察、评估伤情，发现隐蔽的深部损伤、继发性损伤、并发症如十二指肠破裂，胰腺损伤，隐性出血，继发颅内、胸内、腹内出血等

↓

根据患者伤情进行针对性处理，确定病因后及早进行手术治疗

↓

加强基础护理，保持各种管道通畅；加强心理护理，鼓励患者配合治疗护理；及时与家属沟通并告知操作治疗的意义

图 6-25　多发伤应急流程图

【关注点】

1. 使用担架运送时，尽量保持伤者身体平衡。伤者足在前、头在后，顺行，并使用安全保护带，防止坠落等意外。

2. 争分夺秒，尽可能为伤员赢得急救“黄金 1 小时”“白金 10 分钟”。

3. 注意选择合适的方法保护好离断的肢体。

4. 对意识清醒的伤员，心理护理应贯穿在整个救护过程中。

第二十五节　异位妊娠

受精卵在子宫体腔以外着床并生长发育称为异位妊娠（ectopic pregnancy），俗称宫外孕。异位妊娠与宫外孕的含义稍有差别，宫外孕仅指在子宫以外的妊娠，不包括宫颈妊娠和子宫残角妊娠；而异位妊娠是指孕卵位于正常着床部位以外的妊娠，因此异位妊娠的含义更广，并被妇产科学界所接受。异位妊娠是妇科常见的急腹症，近年来发病率有上升趋势。

异位妊娠根据孕卵着床的部位可分为输卵管妊娠、卵巢妊娠、腹腔妊娠、宫颈妊娠、残角子宫妊娠、复合妊娠、子宫前壁峡部剖宫产瘢痕处的妊娠等，以输卵管妊娠最多见。异位妊娠未破裂时仅表现为停经后阴道流血或伴腹痛，与中医学的胎动不安、妊娠腹痛相似；当破裂时腹腔内大量积血，此时相当于中医学“少腹血瘀”“癥瘕”的范畴。

【病情判断】

1. 评估患者的经带胎产史与既往病史。

2. 异位妊娠早期

（1）停经：除输卵管间质部妊娠有较长的停经史外，大多停经6~8周，20%~30%患者无明显停经史。

（2）阴道出血：不规则阴道出血，色暗红、量少、淋漓不尽，一般不超过月经量，随阴道出血可排出蜕膜管型或碎片。

（3）腹痛：表现为下腹部或一侧下腹部隐痛或酸胀感。

3. 异位妊娠破裂出血

（1）患者突感下腹部撕裂样疼痛，伴有恶心、呕吐，或肛门有坠胀感，部分患者随病情加重可出现全腹痛。

（2）轻者头晕，重者晕厥，发生失血性休克。其严重程度与腹腔内出血速度及出血量成正比，与阴道出血量不成正比。

【救护要点】

1. 患者取平卧位，必要时取休克体位，注意保暖。

2. 保持呼吸道通畅，吸氧。

3. 严密监测生命体征、神志变化，并记录。

4. 迅速建立2条或以上静脉通路，采集血标本，必要时进行交叉配血。遵医嘱应用止血药。

5. 留置尿管，留取小便标本，记录出入量。

6. 严重内出血并发休克者，应在积极纠正休克、补充血容量的同时，积极准备手术治疗。做好各种术前准备并嘱患者禁食。

7. 加强心理护理，稳定患者情绪，使之积极配合治疗护理。

【转运要点】

1. 维持呼吸道通畅，持续吸氧。

2. 持续心电、血压监护并记录。

3. 保持静脉通路通畅，遵医嘱准确用药。

4. 电话通知科室做好抢救准备。

5. 回院后立即安排患者进入抢救室或监护室；如需紧急手术，迅速做好各种术前准备。

6. 加强心理护理，鼓励患者配合治疗护理。

【辨证施护】

（一）未破损期

1. 胎瘀阻络　短暂停经后下腹一侧隐痛。舌黯红，苔薄白，脉弦细涩。

（1）保持病室安静，卧床休息。

（2）密切观察面色、脉象、腹痛、腹胀、阴道出血等情况。

（3）以活血化瘀为主的汤药宜温服。

（二）已破损期

1. 气陷血脱　停经后突发下腹一侧撕裂样剧痛，面色苍白，四肢厥冷，大汗淋漓，烦躁不安。舌淡黯，苔薄白，脉沉细。

（1）绝对卧床休息，做好手术及抢救准备。

（2）密切观察面色、脉象、血压、腹痛、腹胀、阴道出血等情况。

（3）以活血祛瘀、益气固脱为主的汤药宜温服。

2. 胎瘀阻络，气虚血瘀　停经后下腹一侧轻微疼痛反复发作。舌淡黯，苔薄白，脉细滑。

（1）卧床休息，减少不必要的活动。

（2）密切观察面色、脉象、腹痛、腹胀、阴道出血等情况。

（3）以活血祛瘀为主的汤药宜温服。

【应急流程】

异位妊娠破裂应急流程见图 6-26。

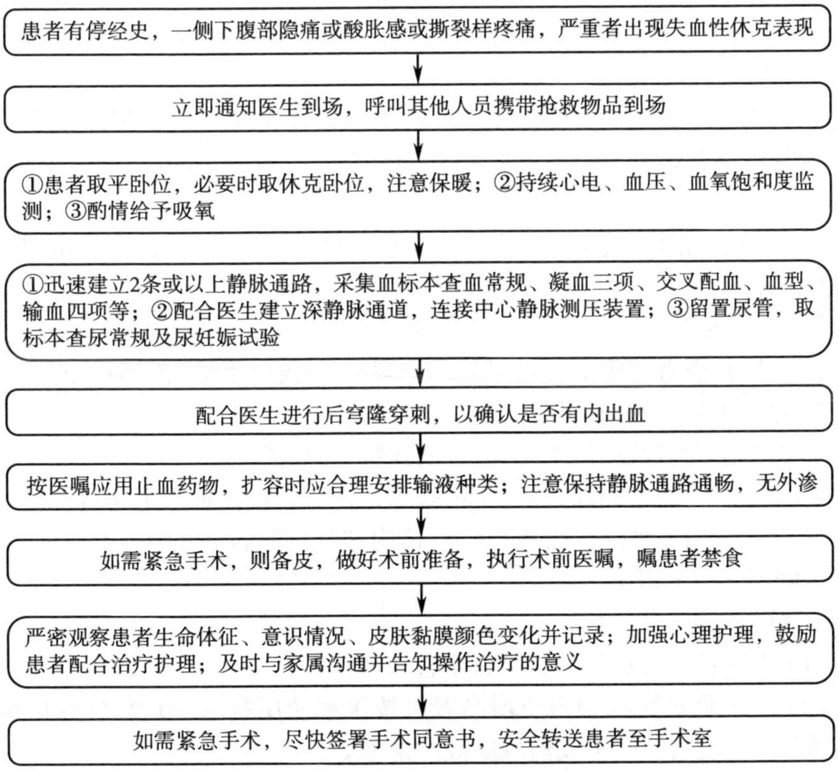

图 6-26　异位妊娠破裂应急流程图

【关注点】

1. 迅速建立静脉通路，做好交叉配血。

2. 密切观察腹痛、出血及其病情变化，及时发现并处理休克。

第二十六节　中　　暑

中暑（heat stroke）是指人体在高温或烈日暴晒下引起体温调节功能紊乱所致的一组临床综合征，以高热、皮肤干燥、无汗及中枢神经系统症状为特征。

中暑常发生于夏季，多有高温劳作史。临床将中暑分为3类：先兆中暑、轻度中暑、重度中暑。其中重度中暑以其发病机制和临床表现分为3型：热痉挛、热衰竭、热射病。中医学认为本病属厥证之“暑厥”范畴，也被称为“伤暑”“中热”“冒暑”等。

【病情判断】

1. 到达现场后立即判断周围环境，了解患者有无睡眠不足、带病工作、过度疲劳等情况。

2. 患者处于高温环境下一定时间后出现头晕、眼花、耳鸣、恶心、胸闷、心悸、无力、口渴、大汗、注意力不集中、四肢发麻等症状；体温正常或稍高，一般不超过37.5℃。

3. 部分患者除上述症状外，还出现体温超过38℃；面色潮红、皮肤灼热；或面色苍白、皮肤四肢湿冷、脉搏细弱、心率增快、血压下降等呼吸、循环衰竭的早期表现。

4. 严重者除了上述症状外，伴有高热39℃以上，或昏厥，或昏迷，或抽搐等表现。

【救护要点】

1. 立即将患者移至阴凉通风处或空调室中，使其平卧，松解衣扣。

2. 保持呼吸道通畅，吸氧。

3. 给予患者口服凉盐水、清凉含盐饮料、绿豆汤。

4. 建立静脉通路，静脉补充生理盐水；遵医嘱用药，观察用药后效果。

5. 综合应用各种降温措施（体外、体内和药物降温），目标在1小时内使中心温度降至38.5℃以下。

6. 对症处理

（1）昏迷：针刺或指掐人中穴；十宣穴放血。

（2）出现脑水肿和颅内压增高者可按医嘱使用脱水、镇静、脑保护剂，如静脉输注20%甘露醇、中成药醒脑静注射液等。

（3）四肢痉挛抽搐者立即将患者去枕平卧，头偏向一侧，保持呼吸道通畅;必要时用裹以纱布的不锈钢压舌板塞入上下臼齿间,以防自伤咬破舌头;遵医嘱给予镇静药;或指掐人中、十宣、曲池、阳陵泉等穴以醒神开窍;加床栏,切忌强拉、强压约束,防止意外。

7. 持续心电、血压、血氧饱和度监测,密切观察患者意识状态、生命体征、皮肤黏膜、末梢循环的变化,降温期间每10~15分钟测量并记录1次生命体征;观察并记录每小时尿量。

【转运护理】

1. 保持呼吸道通畅,吸氧,必要时给予有效的人工通气。
2. 途中可继续给予冰块、冰袋、冰帽等外敷或冷水湿敷额部。
3. 持续监测意识状态、瞳孔、生命体征并记录。
4. 保持静脉通路通畅,按医嘱使用各种急救药物。
5. 注意患者安全,防止意外发生。
6. 电话通知科室做好抢救准备。
7. 回院后立即安排患者进入抢救室或监护室。

【辨证施护】

1. 阳暑　汗出、口渴、多饮、发热、面红,兼见乏力。舌苔黄干,脉洪数。

(1) 刮痧:取大椎、曲池、内关等穴。
(2) 室温宜凉爽,汗多者应及时更换衣服。
(3) 饮食宜清淡,可给予西瓜汁、淡盐水、冰果汁、绿豆汤等。
(4) 中药汤剂宜凉服。

2. 暑厥　突然昏倒,不省人事,手足痉挛,高热无汗。舌红绛,脉细数。

(1) 针刺或指掐人中穴;十宣放血。
(2) 耳穴贴压:取心、枕、交感、皮质下、肾上腺,亦可行耳尖放血。
(3) 在患者胸、腹、颈、背及四肢刮痧,直至皮下出现紫红色痧斑为止。
(4) 中药汤剂宜温服,少量多次分服。
(5) 注意安全,防止跌倒、坠床。

3. 暑风　高热神昏,手足抽搐,角弓反张,牙关紧闭。舌质红,舌苔黄腻,脉弦数或弦滑。

(1) 刮痧:取人中、百会、合谷、大椎、曲池、阳陵泉、少商、委中等穴。
(2) 注意安全,防止跌倒、坠床。
(3) 中药汤剂宜温服。

【应急流程】

中暑应急流程见图6-27。

【关注点】

1. 对于中暑先兆者可以万金油、清凉油、风油精等适量外擦两侧太阳穴、

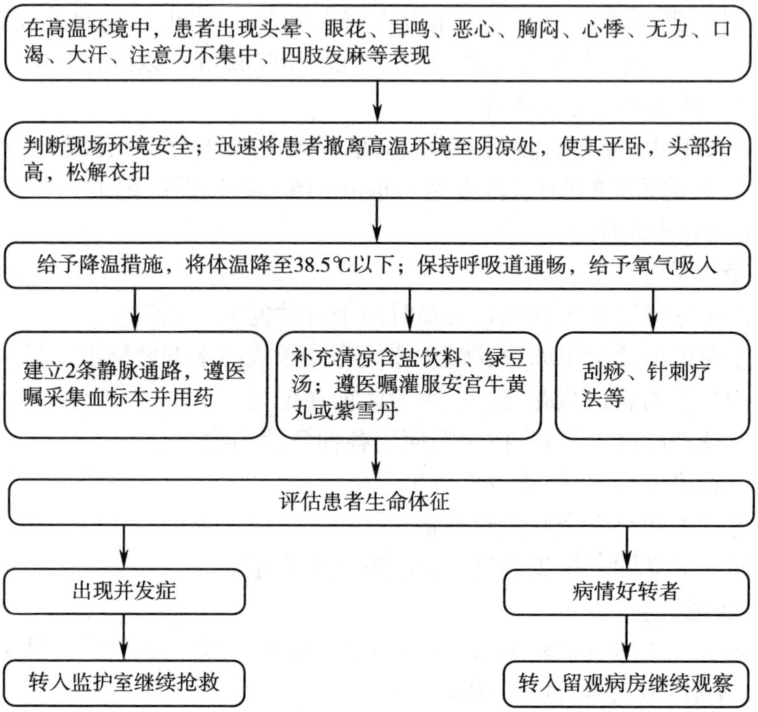

图 6-27 中暑应急流程图

额部,并可予以按摩。

2. 快速有效降温。无论何种降温方法,体温降至 38℃左右即可考虑终止降温。降温期间,血压应维持在收缩压 90mmHg 以上,防止虚脱。

3. 抽搐患者予适当约束及安全防护措施。

4. 注意控制补液量和补液速度,大量过快补液易导致肺水肿、脑水肿。

[附录]重度中暑的降温措施

重度中暑的降温措施如下。

1. 体外降温　头部戴冰帽,颈两侧、腋下、腹股沟大动脉附近放冰袋;对无循环虚脱者,可用冰水擦浴或将躯体浸入 27~30℃水中传导散热降温;对循环虚脱者,可采用蒸发散热降温,用 15℃冷水反复擦拭皮肤,或同时应用电风扇、空气调节器。

2. 体内降温　体外降温无效者,用冰盐水进行胃或直肠灌洗。

3. 药物降温　体内降温无效者可静脉注射或肌内注射氯丙嗪。

第二十七节　溺　　水

溺水（drowning）是指人淹没在水或其他液体中，由于呼吸道被异物堵塞或喉、气管发生反射性痉挛以及水进入肺后阻塞呼吸道，而造成窒息和缺氧，肺泡失去通气或换气功能，使机体处于危急状态。

溺水分为干性溺水和湿性溺水，其区别在于溺水后呼吸道是否吸入水，而湿性溺水又分为淡水溺水和海水溺水。当呼吸道淹没到水中后，溺水者会自主屏气，随着屏气和喉痉挛的延长，会引起溺水者的氧消耗和二氧化碳潴留，导致低氧血症、高碳酸血症和酸中毒，最终继发性引起心脏、脑、肾脏等脏器功能障碍甚至多器官功能障碍。中医学称溺水为“淹溺”。

【病情判断】

1. 有淹溺史及目击者。

2. 迅速判断患者意识情况，可轻拍或大声呼唤。一般患者表现为意识不清甚至昏迷，口、鼻腔有泡沫或淤泥杂草，呼吸心跳微弱甚至停止。

3. 落水片刻者，可吸入或吞入少量液体，有反射性呼吸暂停，神志清楚，血压升高，心率加快。肤色正常或苍白。

4. 溺水后 1~2 分钟，人体因不能耐受缺氧而吸入大量水分，出现剧烈呛咳呕吐，神志模糊或烦躁不安，呼吸不规则或表浅，血压下降，心跳缓慢，反射减弱。

5. 溺水后 3~4 分钟，患者呈昏迷状态，面色紫青或苍白，面部肿胀，眼球突出，四肢厥冷，抽搐，口、鼻腔或气管充满血性泡沫，呼吸、心跳微弱甚至停止。

【救护要点】

1. 医护人员注意自身安全，在安全环境下首先是帮助溺水者脱离险境。

2. 上岸后，立即评估溺水者的意识、呼吸、脉搏等生命体征。

3. 迅速清除溺水者口、鼻腔内异物，保持呼吸道通畅。

4. 经上述处理后患者仍无意识，未恢复呼吸及大动脉搏动者，立即就地进行心肺复苏。由于溺水患者会出现潜水反射，呼吸停止、心率减慢。所以要进行超长时间的心肺复苏。

5. 应用吸引法清除气道内的液体，不推荐用腹部冲击法或海姆立克手法。

6. 保暖，去除湿衣服后给予厚棉被裹盖。

7. 持续高浓度面罩给氧。

8. 建立静脉通路，遵医嘱用药。淡水溺水者宜限制补液量，并用利尿剂。

9. 现场急救必须翻转患者时，应沿长轴保持头、颈、胸、躯体成直线，小心翻转至水平仰卧位；对所有溺水者都应视为可能潜在脊髓损伤，给予固定颈、胸椎，避免进一步损伤。

【转运护理】

1. 持续高浓度吸氧。

2. 注意保暖。

3. 严密观察意识、瞳孔及生命体征的变化并记录。

4. 电话通知科室做好抢救准备。

5. 做好沟通工作，与警察联系寻找家属。

【辨证施护】

心阳欲脱　神志不清，声短息微，四肢逆冷，二便失禁。舌卷而颤，脉微欲绝。

(1) 指压或强刺激针刺人中、涌泉、内关和关元等穴。

(2) 遵医嘱予参附注射液或参麦注射液静脉注射以回阳救逆。

(3) 艾灸内关、肺俞、大椎及足三里穴。

【应急流程】

溺水应急流程见图 6-28。

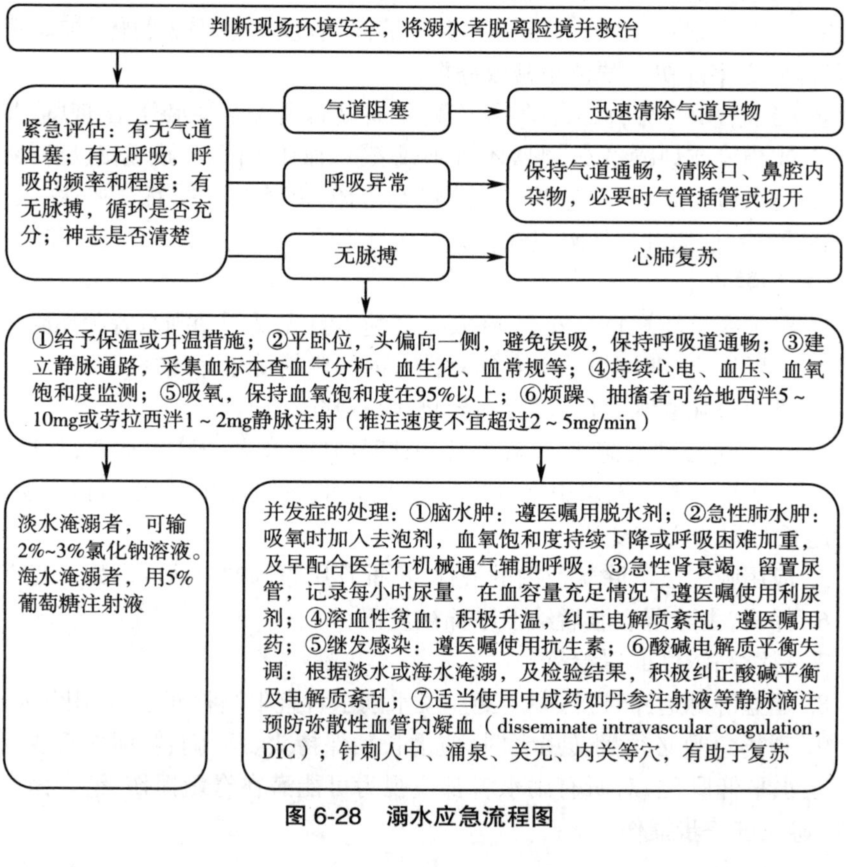

图 6-28　溺水应急流程图

【关注点】

1. 溺水救护的关键环节是心肺复苏与保持呼吸道通畅。

2. 加强保暖，四肢做向心性按摩，促进血液循环。

第二十八节 电 击 伤

一定量的电流或电能量（静电）通过人体引起损伤、功能障碍甚至死亡，称电击伤（electrical injury），俗称触电。由电源直接接触体表而发生的电击最常见，雷击也是一种电击伤。高压电还可引起电热灼伤。

电击伤的损伤程度取决于电流强度、电压高低、电阻、径路、接触时间以及电流种类等。据本病临床表现，可归纳到中医学“神昏”“厥脱”的范畴。

【病情判断】

1. 有明确的触电或被雷、电击伤史。

2. 局部表现　主要是进出口和通电路线上的组织电灼伤。

低电压引起的局部灼伤面积较小，于接触电源及电流穿出部位可见“入电口”与“出电口”。局部损伤处的皮肤被电火花烧伤呈焦黄色或灰褐色，创面干燥。

高压电烧伤呈口小底大，外浅内深的特点，可深达肌肉甚至骨骼，出口常有多个，在入口和出口之间的肌肉常呈夹心性坏死。

如电击伤同时伴有高温电弧闪光或电火花烧伤，可导致周围皮肤热烧伤。

3. 根据电弧的种类、电压高低和接触时间的长短分度。

轻度者可出现头晕、心悸、皮肤及面色苍白、口唇青紫、惊慌和四肢软弱、全身乏力等，可伴有肌肉疼痛，短暂抽搐。

中度者惊恐、面色苍白、表情呆愣，触电肢体麻木感，部分患者甚至昏倒，暂时意识丧失。

重度者立即抽搐、休克、昏迷甚至心室颤动、呼吸心跳停止。

雷电伤的特点是心跳和呼吸立即停止，呈急性心肌损害，皮肤血管收缩呈网状图案。

【救护要点】

1. 判断现场环境安全。以最快、最安全的办法切断电源或使患者脱离电源，关闭电闸，用干木棒、竹竿等绝缘体将电线拨开，将触电者拉开。

2. 呼吸及心跳停止者，立即进行心肺复苏，有条件者行气管插管和心室纤颤者立即行电除颤。

3. 迅速建立双静脉通路，完善实验室检查，遵医嘱用药，如参附针和生脉注射液以回阳救逆、益气固脱。

4. 严密监测生命体征并记录，根据患者情况及时给予对症处理。

5. 神志不清者，可强刺激针刺或指压人中、涌泉、中冲等穴，艾灸关元、气海、神阙等穴。

【转运护理】

1. 患者平卧，怀疑脊柱受伤者注意保护脊柱。

2. 保持气道通畅，已建立高级气道者，移动体位时应妥善固定气管导管。

3. 保持静脉通路通畅，遵医嘱用药。

4. 严密观察患者生命体征。

5. 电话通知科室做好抢救准备。

6. 加强心理护理，做好与患者家属的沟通工作。

【辨证施护】

1. 内闭外脱　神志昏迷，口开目合，肢厥，鼻鼾息微，面色苍白。脉微欲绝。

（1）病室环境安静，温、湿度适宜，空气清新流通，避免对流风。

（2）针刺人中、中冲、涌泉穴以醒脑开窍；艾灸百会、神阙、关元以回阳救逆。

2. 阳气暴脱　神志淡漠，面色苍白，四肢厥冷，冷汗淋漓，息微唇绀，体温不升。舌淡，脉微细欲绝或不能触及。

（1）将患者安置在抢救室，避免不必要的搬运。

（2）艾灸神阙、气海、关元等穴以回阳固脱。

3. 阴阳俱脱　神昏，瞳孔散大，喉间痰鸣，气少息微，甚至气息全无，汗出如油，肢体冰冷，二便失禁。脉不能触及。

（1）保暖，取平卧位，头偏向一侧，保持气道通畅。

（2）强手法针刺人中、十宣、涌泉穴；艾灸百会、神阙、关元等穴以回阳救逆。

【应急流程】

电击伤应急流程见图 6-29。

【关注点】

1. 急救人员注意保护自身安全，遵循“迅速、就地、准确、坚持”的救治原则。

2. 若发生呼吸心跳停止，尽早采取复苏措施；如有必要，及时行除颤术。

3. 给予高浓度氧气或含二氧化碳的混合气体吸入。

4. 电击伤的局部治疗，以暴露疗法为好，注意保护创面，防止感染，可用清洁敷料和衣服包裹。

5. 电击伤无论轻重均需在医院留观 24 小时以上。

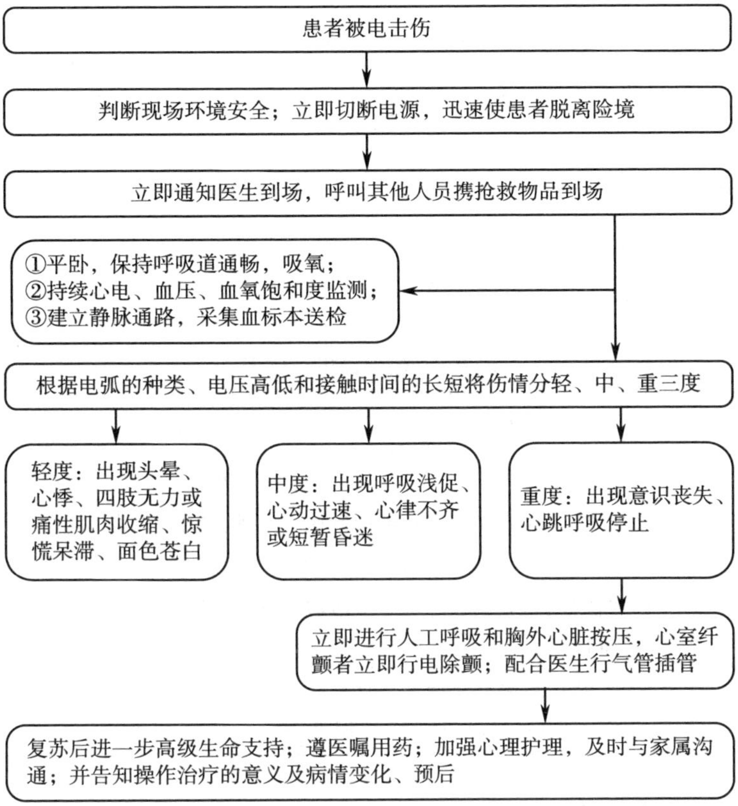

图 6-29　电击伤应急流程图

第二十九节　烧　　伤

烧伤（burn）是由于热力（火焰、热液、灼热的固体或气体）、电能、化学物质、放射线激光、强酸强碱等作用于人体而产生的一种局部或全身急性损伤性疾病。

【病情判断】

（一）烧伤面积的估算

烧伤面积的估算方法见表 6-1

表 6-1　烧伤面积估算表

部位	成人各部位面积（%）	小儿各部位面积（%）
头额	9×1=9（发部 3，面部 3，颈部 3）	9+（12– 年龄）
双上肢	9×2=18（双手 5，双前臂 6，双上臂 7）	9×2

续表

部位	成人各部位面积(%)	小儿各部位面积(%)
躯干	9×3=27(腹侧 13,背侧 13,会阴 1)	9×3
双下肢	9×5+1=46(双臀 5,双大腿 21,双小腿 13,双足 7)	46-(12-年龄)

(二)烧伤深度的估计

烧伤深度的估计方法见表 6-2。

表 6-2　烧伤深度评估表

深度	局部体征	局部感觉	预后
Ⅰ度	仅伤及表皮,局部红肿,干燥,无水疱	灼痛感	3~5 天愈合,不留瘢痕
浅Ⅱ度	伤及真皮浅层,水疱大,壁薄,创面肿胀发红	感觉剧痛	2 周可愈合,不留瘢痕
深Ⅱ度	伤及真皮深层,水疱较小,创面呈浅红或红白相间	感觉迟钝	3~4 周愈合,留有瘢痕
Ⅲ度	伤及皮肤全层,甚至可达皮下、肌肉、骨骼等,创面无水疱,蜡白或焦黄,皮温低	消失	肉芽组织生长后留有瘢痕

(三)烧伤的分度

1. 轻度　总面积 9% 以下的Ⅱ度烧伤。

2. 中度　总面积在 10%~29% 之间或Ⅲ度烧伤面积 10% 以下。

3. 重度　总面积在 30%~49% 之间或Ⅲ度面积在 10%~19% 之间,或烧伤面积不足 30%,但有下列情况之一者:①全身情况严重或有休克;②复合伤;③中度或中度呼吸道烧伤。

4. 特重烧伤　总面积 50% 以上或Ⅲ度烧伤面积达 20% 以上者;或已有严重的并发症。

【救护要点】

1. 判断现场环境安全。

2. 迅速使患者脱离致伤源

(1) 热液或蒸汽应立即去除致伤因素,并给予降温。如立即脱去被热水或热液浸渍的衣服,擦去皮肤上的热液,尽快给予冷水冲洗或浸泡,使创面冷却。冷水冲洗时,水温至少在 15℃以下,持续时间至少 15 分钟。

(2) 火焰烧伤应迅速离开现场,防止吸入烟雾和高热空气引起的吸入性损伤,尽快脱去着火衣服或就地打滚灭火,可用水浇或用棉被、毯子覆盖着火部位。切忌在惊慌中奔跑、叫喊或用手扑打火焰，以免助火燃烧引起头面部、呼吸道和手部烧伤。

（3）接触化学物质应立即脱离化学物质，创面迅速用清水长时间冲洗。冷水冲洗时间不少于30分钟。

（4）电烧伤者，应立即关闭电源，或用木棍、竹竿等绝缘体使患者脱离电源，切不可用手拉患者或电器。

3. 确保呼吸道通畅，吸氧，必要时气管插管、气管切开或环甲膜穿刺。

4. 建立静脉通路，遵医嘱使用止痛药物和扩容药物，同时采集血常规、血型、生化、凝血三项等血标本。

5. 注意保暖，同时保护创面，用无菌敷料或清洁的被单等保护创面，勿使用有色外用药物，如红汞、龙胆紫等。

6. 中、重度烧伤患者可留置胃管、尿管，严格记录出入量。

【转运要点】

1. 转运前，做好患者病情评估；如果患者有脱位、骨折等应先复位或固定骨折部位后再转运；根据病情准备转运工具、急救药物、仪器等，联系烧伤专科医院或烧伤中心，安排有经验的医护人员护送。

2. 保持呼吸道通畅，吸氧。

3. 持续心电、血压、血氧饱和度、尿量监测并记录。

4. 保持各种管道通畅，控制输液速度。

5. 注意保暖并保护好创面。

6. 电话通知科室做好抢救准备。

7. 加强心理护理，与患者、家属做好沟通工作。

8. 回院后立即安排患者进入抢救室或监护室，配合医生进行抢救；或将患者转运至烧伤中心。

【辨证施护】

1. 毒热炽盛　相当于浅Ⅱ度。皮肤创面潮红水肿，起疱或体温升高，懒言。舌质红或红绛，脉数。

饮食宜清营凉血、解毒之品，如西瓜汁、绿豆汤等。

2. 热盛伤阴　相当于深Ⅱ度。皮肤创面潮红水肿，表面大量渗出，自觉灼痛，有时低热，烦躁，口渴而饮水少，尿少。舌质红，有薄黑苔，脉细数。

饮食宜清热解毒，养阴生津之品，如沙参玉竹瘦肉汤。

3. 气血两虚　相当于深Ⅱ度或Ⅲ度。创面肉芽组织不鲜或苍白，患者精神萎靡，纳差或伴有低热。舌质淡红，舌苔少，脉沉细无力。

饮食宜补益气血之品，如党参北芪红枣鸡汤。

【应急流程】

烧伤应急流程见图 6-30。

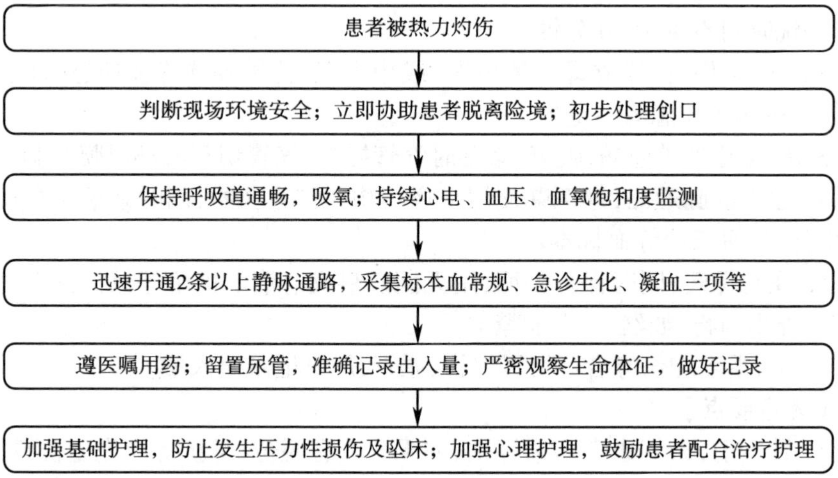

图 6-30　烧伤应急流程图

【关注点】

1. 严重烧伤患者可少量多次口服补液盐，避免过度饮水，尤其是温开水，以免发生水中毒。

2. 迅速建立静脉通路，快速补液，恢复有效循环血容量，注意遵循补液原则。

3. 必要时予以留置尿管、胃管，记录每小时尿量及出入量。

4. 冷水冲洗适用于小面积烧伤和头、面部烧伤；面积 >20% 不宜冷疗，以防引起休克。

第三十节　急 性 喉 炎

急性喉炎（acute laryngitis）是病毒与细菌感染所致，以声门区为主的喉黏膜急性弥漫性卡他性炎症，是一种常见的急性呼吸道感染性疾病，好发于冬、春季节，过度用嗓者容易发病。小儿急性喉炎（acute laryngitis in children）多见于 6 个月至 3 岁的婴幼儿，且男孩多于女孩，与成人相比易发生呼吸困难。主要临床表现为发病初期有微热、犬咳、声嘶，入睡后加重；吸气性喘鸣，重者可发生喉梗阻症状，如面色发绀，烦躁不安，吸气性呼吸困难和三凹征现象以及窒息等；喉部可见喉黏膜红肿，声带充血运动不灵，声门下区黏膜呈水肿状态。根据本病临床表现，属中医学“温病”的范畴。

【病情判断】

1. 声音嘶哑是急性喉炎的主要症状;突发声嘶,由轻微到严重程度不一。

2. 患者有不同程度的喉痛,喉部干痒不适、异物感,发声时喉痛加重,一般不影响吞咽。

3. 伴咳嗽,婴幼儿常出现阵发性“空——空——”样或犬吠样咳嗽。

4. 少数重症急性喉炎患者由于喉腔黏膜水肿引起吸气性呼吸困难,严重者呈三凹征,发绀或烦躁不安,甚至呼吸衰竭、死亡。

5. 成人一般全身症状不明显,较重的细菌感染者可伴有发热、畏寒、乏力、食欲不振等全身症状。

【救护要点】

1. 嘱患者卧床休息,如有烦躁不安者应采用安全措施,防止发生坠床。

2. 吸氧前用无菌棉签蘸生理盐水清洁鼻孔,防止鼻腔分泌物过多堵塞吸氧管,保持呼吸道通畅。

3. 建立静脉通路,遵医嘱用药。

4. 严密观察患者的生命体征及病情变化,发现异常应及时报告医生并及时处理。

5. 备气管切开包和急救药品,确保患者呼吸道通畅,如患者出现喉梗阻症状,且经药物治疗不见好转,或呼吸困难加重,应做好气管插管或气管切开的准备;紧急情况下也可行环甲膜穿刺。

6. 病情危重时暂禁食。

【转运要点】

1. 根据病情准备转运工具、急救药物、仪器等,安排有经验的医护人员护送。

2. 严密观察患者的意识状态,持续监测患者生命体征,做好记录。

3. 保持呼吸道通畅,确保持续有效的氧疗。

4. 保持静脉通路通畅。

5. 做好患者及家属的心理护理,舒缓患者恐惧、焦虑情绪,使其配合治疗。

【辨证施护】

1. 风寒袭喉　声音轻度嘶哑,发音低沉,咳嗽痰白,鼻塞不利,喉黏膜充血,声带淡红,不发热或低热。舌淡红,苔薄白,脉浮紧;小儿指纹浮红在风关。

(1) 注重起居护理,注意保暖,保持口腔卫生。

(2) 宜食利咽之品,如雪梨、萝卜等。

(3) 耳穴贴压:取咽喉、下屏尖、脑为主穴,加肺、对屏尖。

2. 风热侵喉　声音嘶哑、粗糙,咳嗽,痰较稠黄,喉黏膜充血,声带轻度红肿,发热恶风,口稍干,轻度憋气,咽痛。舌尖红,脉浮数;小儿指纹浮紫在风关。

（1）勿吸烟，少讲话，注意声带的休养。

（2）勿食燥热和甜腻之品，宜清淡饮食，多食清肺利咽之品。

（3）耳穴贴压：取咽喉、下屏尖、脑为主穴，加胃、脾。

3. 痰热壅喉　声嘶显著，剧咳，痰黄稠难出，喉黏膜弥漫性充血肿胀，色鲜红，声带红肿明显，或有出血点，高热，口渴喜冷饮，咽痛，喘促，呼吸时胸肋凹陷，口周发绀，甚则躁扰不安，便干尿赤。舌红，苔黄腻，脉浮数；小儿指纹紫可达气关或命关。

（1）卧床休息，避风寒，多饮水，注意口腔卫生，用银荷漱口液或金银花水漱口。

（2）给予患者流质或半流质饮食，少食多餐。

【应急流程】

急性喉炎应急流程见图 6-31。

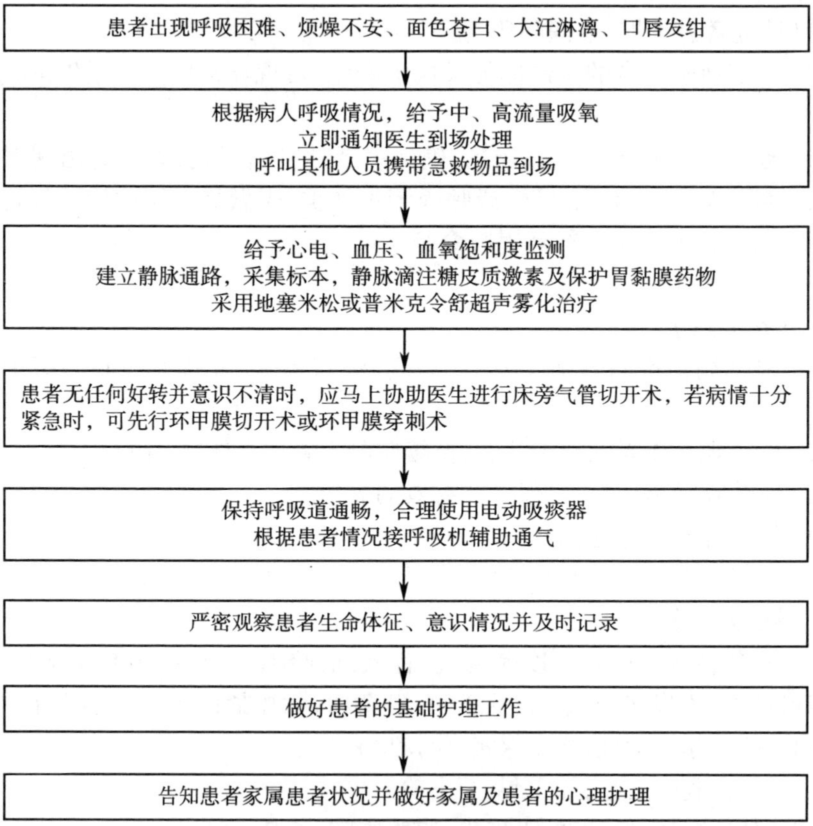

图 6-31　急性喉炎应急流程图

【关注点】

1. 保持呼吸道通畅，改善缺氧。

2. 保持患者安静，适当予以镇静剂。

3. 备好气管插管用物、气管切开包、环甲膜穿刺包，以随时应急。

4. 急性期禁饮食防窒息，必要时可留置胃管。

5. 小儿的呼吸困难分为四度。

一度：患儿仅在活动或哭闹后出现喉鸣和吸气性呼吸困难。

二度：患儿安静时也有上述症状。

三度：上述症状明显，患儿烦躁不安，出冷汗，口唇发绀，心跳快速。

四度：呼吸困难更严重，坐卧不安，手足乱动，面色青紫或苍白，患儿渐显衰竭昏睡，无力哭叫，渐呈半昏迷或昏睡状态，甚至因极度缺氧而窒息。

出现三度、四度呼吸困难的患儿须紧急做环甲膜穿刺、气管插管或气管切开手术，以保持呼吸道通畅。

第七章

发热门诊管理及常见病护理

发热门诊是2003年SARS流行后开始在全国二级以上医院设立的一个新的临床区域。建设之初其主要功能定位是筛查可能出现的SARS患者。SARS疫情过后，部分医院撤销了发热门诊。据统计，SARS流行期间北京市曾有123家医院建立了发热门诊，但后期经过筛选保留了61家。究其原因，首先是发热门诊的特殊定位，传染性疾病发病有一定的规律性，在流行期间，必须设立一套应急筛查诊断机制，在发热门诊进行可疑病例筛查；其次，发热门诊设置标准要求高，不同医院发热门诊在硬件设施和人员配备上差别很大。如果发热门诊的隔离条件和防护水平做不到位，很容易发生严重的交叉感染；在没有传染病流行时，设立发热门诊在很大程度上造成资源闲置。如果要投入相当的设备、场地、人员、物资等成本，对医疗机构来说也是一个沉重的负担。

因此，基于当前我国医疗现状，应该在不同时期采取不同模式，根据传染病流行的规律决定是否将发热门诊设置作为医疗机构的常态。对于非流行地区，每年定期做好筹备工作，一旦出现疫情，立即启动发热门诊；对于大型综合性医院或传染病流行地区，全年开设发热门诊，做好常态管理和应急管理，为传染病的早发现、早诊断、早治疗以及早隔离和检疫提供重要平台。

第一节　发热门诊设置

一、设置原则

1. 发热门诊的设置应纳入医院总体建设规划，根据功能需要合理安排布局。

2. 发热门诊应严格设置三区两通道，三区为污染区、潜在污染区和清洁区，两通道为医护人员通道和患者通道，各区和各通道之间界限清楚，标识明显；严格区分人流、物流的清洁与污染路线流程，无洁污交叉。

3. 发热门诊的各类功能用房应具备良好的灵活性和可扩展性，做到可分可合，能适应公共卫生医疗救治需要。

4. 在硬件设施无法满足需要时，应尽可能通过采取制度、流程、消毒隔离等其他方面的改进措施，以弥补硬件设施上的缺陷和不足，防止发生院内感染。

二、场地设置

1. 发热门诊与普通门诊、病房应保持较远的距离，并具备良好的通风条件，并设有独立的空调系统。

2. 发热门诊应设置发热患者和医务人员的专用通道、清洁物品和污染物品的出入口，各出入口均应设醒目标志。

3. 发热门诊患者挂号、诊疗、收费、取药等均与普通门诊分开，并标识醒目标志，限制患者流动，避免共用通道造成交叉感染。

4. 发热门诊应设立专用的诊室、治疗室、隔离观察室、卫生间、收费窗、药房。有条件的医疗机构还应在发热门诊内设专门检验室和放射检查室等。

5. 发热门诊内应设有清洁区、潜在污染区和污染区，三区划分明确，之间设立缓冲带，使之无交集，标识醒目，用不同颜色区分。清洁区包括医务人员的出入口、更衣室、浴室、值班室和茶水间等；潜在污染区包括治疗室、缓冲区等；污染区包括候诊区、诊室、抢救室、放射检查室、检验室、隔离病房及各室间的走廊。

发热门诊设置详见图 7-1。

三、设备要求

1. 基本设备　发热门诊的配备大体与普通门诊相同。另需要配备水银体温计、电子耳温计或额温枪、个人防护用品、送标本密封箱、冰箱、空气消毒机等，必要时配置心电图机。

2. 通信设施　发热门诊应装有固定电话与外界联系，电话号码在全院公布。

3. 通风设备　发热门诊应尽量开窗通风，保持室内空气流通。自然通风不良的情况下，应安装足够的机械通风设施，进行强制单向排风。如需在发热门诊设中央空调系统，各区应独立设置空调系统，并调整气流方向，使气流从清洁区到潜在污染区、再到污染区，污染区域内应保持负压。禁止使用循环回风的空调系统，并每周对空调系统清洗消毒 1~2 次，对空调冷却水集中收集，消毒后排放。

4. 各室、走廊、缓冲室均安装紫外线灯。

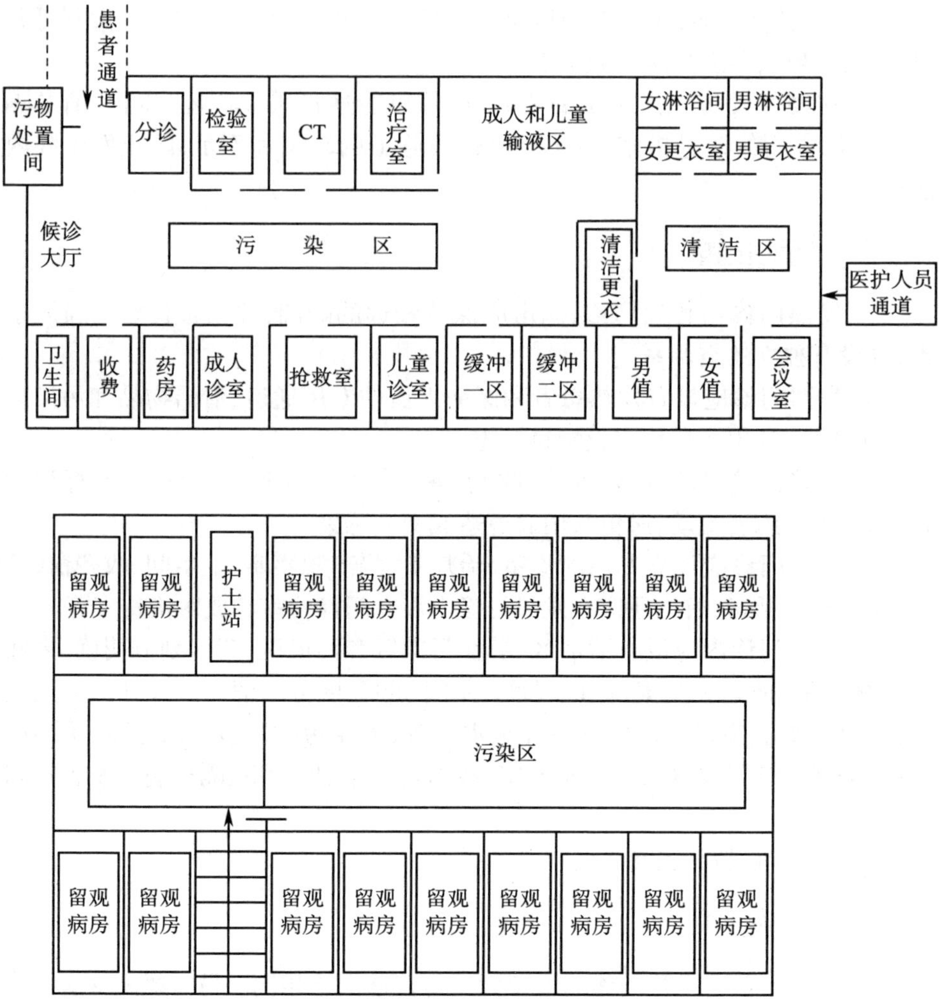

图 7-1　发热门诊布局图

5. 洗手设施　各室有洗手池、非触式水龙头，配有抗菌洗手液、干手设施或物品。

6. 隔离留观室　床位间间距不少于 1m，并配有独立卫生间及洗手设施。

7. 缓冲室　条件允许时，在隔离留观室入口处设有缓冲间。对角开门，面积不少于 $3m^2$，门有自动闭锁装置。

8. 输液室　设置专门的发热患者输液区域，标识明显。

9. 专用库房　备有诊疗用品、个人防护用品（工作服、隔离衣、防护服、医用口罩、帽子、N95 口罩、护目镜、手套、鞋套）等。

四、人员配备

1. 遵循岗位需要、合理配比的原则。

2. 发热门诊的医生、护士、清洁工、护工等相对固定。

3. 发热门诊医护人员需经过常见传染病诊断标准、诊疗方案、消毒隔离、个人防护及预检分诊等知识的培训，考核合格后方能上岗，并定期复训，根据需要适当增加培训频次并记录。

4. 发热门诊实行24小时值班制度。若每日发热患者少，可实行叫班制度，即发热值班医护人员在其他岗位兼职，但流程必须清晰通畅，防护措施必须到位，确保发热患者能及时就诊，避免交叉感染。

第二节　发热门诊工作流程

1. 门诊或急诊预检护士发现患者腋温≥37.3℃，指引患者到发热门诊就诊。

2. 发热门诊护士接诊，指引其挂号，测量并记录体温、脉搏、血压，详细地询问流行病学史，并填写《发热门诊日志表》。

3. 发热门诊医师接诊，按《传染病诊疗规范》标准进行诊治，能明确诊断的普通发热患者按普通门诊患者处置。

4. 对传染病确诊病例，发热门诊医师在规定时间内上报医院感染办公室和医务处；对于疑似病例，报告医务处后立即组织院内专家进行会诊。

5. 对经院内专家会诊后仍有疑问的病例，医务处、医院感染办公室立即向上级主管单位专家组报告。

6. 对经专家组会诊确诊为传染病者，采取隔离措施或向传染病收治医院、定点医疗机构转诊。

发热门诊工作流程见图7-2。

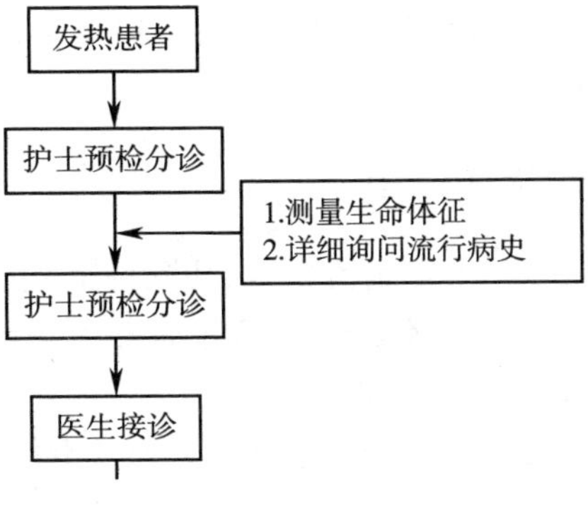

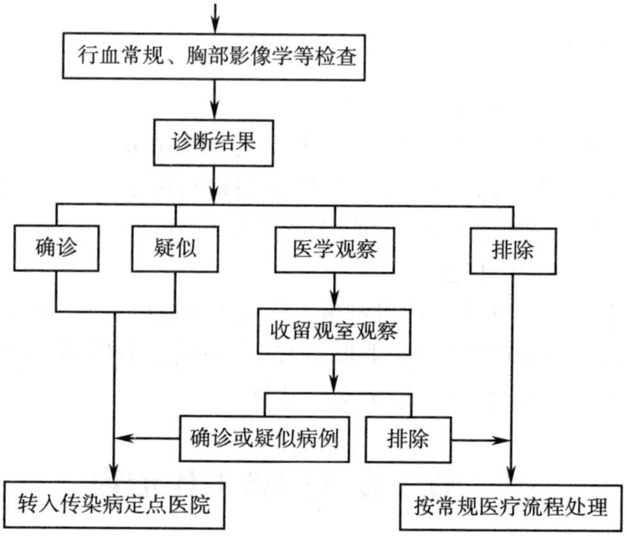

图 7-2　发热门诊工作流程图

第三节　发热门诊的感染控制

一、发热门诊的医护人员防护

1. 根据传染病类型和诊疗操作中感染风险的不同，采取一级、二级、三级防护措施（详见第二章第六节）。发热门诊的工作人员按照要求着装，并严格执行各区域防护服的穿脱流程。

2. 工作人员须严格规范执行手卫生制度，接触感染患者应戴手套，接触患者后、穿戴防护用品前、脱摘防护用品前中后、离开隔离区前、接触污染的环境与物品后、体液暴露后均按七步洗手法或用快速手消毒液进行手消毒。

3. 严格落实工作人员健康检查和健康登记工作，每一班次人员均需测量体温并登记，同时实行每天上班员工健康报告制度。

4. 工作人员上班时禁止使用手机，未执行手卫生不得使用手机，下班回家前须使用 75% 酒精消毒擦拭手机。

二、发热门诊的消毒隔离

控制传染病的关键在于控制传染源、切断传播途径、保护易感人群，因此，除了隔离患者、控制传染源，还要通过彻底消毒污染环境，管理好污染环境内的物品，达到切断传播途径的目的。

消毒隔离是切断传播途径，控制传染病进一步传播的重要措施之一。不断强化消毒隔离观念，加强对周围环境、空气、物体表面进行消毒，及早发现问题并及时采取防范措施，为积极应对传染病疫情提供安全保障。

（一）环境的消毒管理

1. 空气消毒

（1）能开窗的区域（如诊室）须开窗通风，加强空气流通，不使用窗帘。

（2）不能开窗通风的区域采用空气消毒机进行空气消毒，建议持续开启空气消毒机。

（3）诊间、留观区等无人时可采用紫外线灯消毒，每次 1 小时以上（从灯亮 5 分钟起计算照射消毒时间）。

（4）终末消毒时可采用 0.5% 的过氧乙酸按 $20ml/m^3$ 的量进行气溶胶气雾空气消毒，作用 60 分钟。

2. 分诊区、诊室、抽血室、采样室、第一缓冲间、卫生间地面和物体表面消毒

（1）预检分诊台、座椅、诊台、消毒机、洗手池等物体表面首选有效氯含量为 1 000mg/L 的含氯消毒液擦拭消毒，每天 2 次，遇污染随时消毒。

（2）有肉眼可见污染物时应先使用一次性吸水材料沾取有效氯含量为 2 000mg/L 的含氯消毒液完全清除污染物，然后再使用有效氯含量为 1 000mg/L 的含氯消毒液擦拭消毒。清理的污染物可按医疗废物集中处置。

（3）地面的消毒：无明显污染物时可用有效氯含量为 1 000mg/L 的含氯消毒液拖拭消毒，每天 2 次，遇污染随时消毒。

（4）卫生间消毒：用有效氯含量为 1 000mg/L 的含氯消毒液喷洒消毒每天 4 次，在每个卫生间配置一桶有效氯含量为 1 000mg/L 的含氯消毒液，指导患者便后取桶里的消毒液 2 勺冲便池后再按马桶按键冲洗便池。

（5）清洁工具应分区使用，实行颜色标记或区分，禁止交叉使用。每次使用后用有效氯含量为 1 000mg/L 含氯消毒液浸泡消毒 30 分钟，清水冲洗干净，晾干备用。

（6）转运工具等用含有效氯 1 000mg/L 的含氯消毒液进行喷雾（洒）消毒，作用 30 分钟后用清水清洗干净。

（7）空气消毒机按要求更换过滤器；出风口用有效氯含量为 1 000mg/L 的含氯消毒液喷雾消毒，作用 60 分钟，消毒后用清水擦拭干净（如消毒处理后出现损坏，需更换）。

3. 工作人员生活区消毒

（1）医务人员更衣室、休息室等区域物表每天至少 2 次使用有效氯含量为 500mg/L 的含氯消毒液擦拭消毒，注意对门把手、生活桌面、椅子等高频接触物表的消毒，必要时增加消毒频次。地面使用有效氯含量为 500mg/L 的含氯消毒液拖拭，每天 2 次。

(2) 工作人员卫生间:每天至少消毒两次,用有效氯含量为500mg/L含氯消毒液擦拭,不留死角,卫生间张贴有便后洗手的提示。

(3) 工作人员鞋柜使用有效氯含量为500mg/L的含氯消毒液擦拭消毒,每周2次。

(二) 人员的消毒隔离

1. 医护人员的消毒隔离

(1) 所有医护人员进入发热门诊,应做好岗前强化培训,增强自我防护意识。

(2) 医护人员按要求做好个人防护,保持良好的个人卫生习惯,下班前做好个人卫生处置及消毒隔离,沐浴更衣方可离开。

(3) 医护人员接触患者前后用快速手消毒液抹手或流动水洗手,洗手后用纸巾擦干。

(4) 接触患者的血液、体液、分泌物,清洗污染物品必须戴手套。

2. 患者的消毒隔离

(1) 就诊患者进入发热诊室戴口罩,并由接诊护士做简单的消毒隔离知识宣教。

(2) 患者离开诊区,用快速手消毒液消毒双手。

(三) 诊疗用品消毒

1. 医疗用品要专人专用,与患者皮肤直接接触的诊疗床单、被单等须一人一用一更换。使用后的水银体温计用75%酒精浸泡消毒30分钟;血压计、听诊器、血氧饱和度夹每次使用后用75%酒精擦拭消毒。

2. 患者使用后的所有物品,均放入黄色垃圾袋中,密封处置。需要洗涤的物品,使用双层黄色袋包装,通知被服科回收处理。

3. 尽量使用一次性物品,可重复使用的物品,应去掉所有明显污染物后集中送CSSD消毒灭菌。

(四) 隔离病房的终末消毒

1. 空气、物品表面及地面的消毒方法同上。

2. 患者的分泌物、排泄物要及时处理。每病房床旁需设置加盖容器(装有效氯含量为1 000mg/L的含氯消毒液,作用1小时),消毒后的分泌物或排泄物倒入卫生间。容器使用有效氯含量为1 000mg/L的消毒液浸泡消毒。

3. 患者的生活垃圾和医疗废物均视为感染性废物,应放入双层黄色垃圾袋,密封后运往指定地点焚烧处理。

4. 运送患者的工具使用后应进行消毒,担架、车床等物体用有效氯含量为1 000mg/L的含氯消毒液进行擦拭。

5. 排风扇和空调要用含氯消毒液进行彻底消毒。

（五）医疗废物管理

1. 发热门诊产生的所有废物按医疗废物处理，所有废物用双层黄色医疗废物袋包装、密封后运出发热门诊。

2. 烈性传染病的医疗废物，包装袋应特别注明是“烈性传染病”感染性废物，运出隔离区前使用有效氯含量为 2 000mg/L 含氯消毒液喷洒后由专人、专车收运至指定存放点，不得与一般医疗废物和生活垃圾混放、混装。

3. 烈性传染病患者使用后的被服、污衣，应置于黄色垃圾袋，包装袋应标注标识，通知洗衣公司专机清洗消毒，且须遵循先消毒后清洗的原则。运送工具使用有效氯含量为 2 000mg/L 含氯消毒液擦拭消毒 2 次。

4. 医疗废物暂时贮存场所由专人用有效氯含量为 1 000mg/L 含氯消毒液喷洒墙壁或拖地消毒，每天上下午各一次。

（六）救护车的感染管理

救护车的感染管理详见第二章第六节。

第四节　流行性感冒的护理

流行性感冒，简称流感，是流感病毒引起的急性呼吸道传染病。临床特征主要表现为急起高热，全身酸痛，乏力等中毒症状，而呼吸道症状相对较轻。老人、婴儿和慢性病患者则可引起严重的并发症。

流感病毒属正黏病毒科，系 RNA 病毒。根据病毒颗粒核蛋白（NP）和基质蛋白（M1）抗原及基因特性的不同，流感病毒分为甲、乙、丙 3 型。甲型流感病毒可感染人类和多种动物，为人类流感的主要病原，而乙、丙流感相对较少，且仅感染人类。根据流感病毒感染的对象不同，可将病毒分为人流感病毒、禽流感病毒、猪流感病毒以及马流感病毒等类别。

流感病毒不耐热，56℃数分钟后丧失致病性；对紫外线很敏感，暴露在阳光下 40~48 小时即被灭活。流感病毒对酸、乙醚、甲醛、酒精和常用消毒剂均敏感。

本病流行以冬春季为主，人群普遍易感，大流行时则无明显季节性，流感患者和隐性感染者均为传染源，主要是人与人之间飞沫传播，也可以通过接触病毒污染的茶具、食物、毛巾等间接传播。

本病归属于中医学“时行感冒”范畴。

一、临床表现

1. 本病潜伏期为 1~3 天，短者仅数小时。

2. 轻型流感　急性起病，轻中度发热，全身及呼吸道症状较轻（如咽痛、流涕），症状与感冒症状相似，病程为 2~3 天。

3. 典型流感　起病急骤，高热、头痛、寒战、肌肉酸痛、乏力等全身症状较重，而呼吸道症状较轻。查体可见结膜及咽部充血，肺部可闻及干啰音，病程4~7天。

4. 肺炎型流感　主要发生在老年人、婴幼儿、有慢性疾病及使用免疫抑制剂治疗者，起病初与典型流感相似，但发病后1~2天病情加重，可见高热、全身衰竭、烦躁不安、剧烈咳嗽、血性痰液、呼吸困难及发绀，可伴有心、肝、肾功能衰竭。

5. 其他流感　包括中毒型流感、胃肠型流感及婴儿流感等。

二、实验室检查

1. 血常规　白细胞总数不高或偏低，淋巴细胞相对增加，重症患者多有白细胞总数及淋巴细胞下降。

2. 胸部影像学检查　重症患者胸部X线检查可显示单侧或双侧肺炎，少数可伴有胸腔积液。

3. 病毒分离　可从患者呼吸道或肺标本中分离出流感病毒。

4. 血清学检查　急性期和恢复期双份血清进行抗体测定，后者抗体滴度与前者相比有4倍或以上升高，有助于确诊和回顾性诊断。

三、护理措施

1. 隔离措施　呼吸道隔离，隔离患者1周或至主要症状消失。

2. 情志护理

（1）患者被安置在隔离室，容易产生孤独、寂寞和自卑感。

（2）本病具有起病急骤、病情发展迅速等特点，患者多会出现精神紧张、焦虑不安甚至恐慌等情绪。

向患者和家属做好解释和宣教工作，讲述本病的相关知识；及时了解患者的思想动态，缓解其各种不稳定情绪，使之配合治疗护理。

3. 发热护理

（1）室温不宜太低，患者忌直接吹风。

（2）嘱患者卧床休息，减少不必要的活动。

（3）根据病情选用中药擦拭、中药沐足等降温措施。

（4）必要时采用药物退热法，注意观察用药后效果；同时嘱咐患者多喝水。

4. 饮食护理　饮食宜富营养、易消化的流质或半流质食物。鼓励患者多喝水，补充液体，以助退热；嘱患者频饮和勤饮，可少量多次，以勤补量；各种水分与中药频频间服，以小便清长、口唇润泽为够。

指导患者增加水分摄入，可服用白粥水，米汤，淡糖水，竹蔗茅根水，淡盐水，鲜榨果汁如橙汁、雪梨汁，含有电解质的运动饮料等。

如患者便秘、尿赤、舌红苔黄，可用玉米（连须带衣）、胡萝卜、马蹄加瘦肉煲汤，少量多次饮用，同时可选择大蕉、粉蕉、橙子、西瓜等水果，以清热、通便和利尿。

5. 用药护理

（1）根据流感风寒、风热、暑湿的不同分型，采用辛温解表、祛风散寒，辛凉解表、疏风散热，解表散寒、祛暑化湿的疗法治疗本病；辨证中药汤剂一般每天 1 剂，复煎，分 2 次服用。

（2）口服汤剂温服，以助发汗；向患者和家属说明用药的方法和目的，使之配合治疗。

（3）煎中药时要注意先煎、后下等注意事项。

（4）根据辨证使用中成药针剂时，其注意事项参考第三章第二十六节。

6. 病情观察

（1）严密监测患者体温等生命体征变化。

（2）观察患者有无出现咳嗽、咳痰、胸闷、气急、发绀等症状，及时报告并处理。

7. 加强预防及宣教工作

（1）指导患者锻炼身体，增强机体抵抗力。

（2）慎起居，根据天气变化添减衣物。

（3）注意通风，保持居所空气流通。

（4）流行季节，尽量减少到人群密集的公共场合。

（5）易感人群可接种疫苗。

［附录］人禽流行性感冒

人禽流行性感冒简称人禽流感，是由甲型流感病毒的某些亚型引起的人类呼吸道传染病，其中致病性最高的是 H5N1 亚型的某些毒株；本病为人兽共患病。

本病传染源主要为患禽流感或携带禽流感病毒的鸡、鸭、鹅等家禽，尤其是鸡；病毒主要通过人类密切接触感染的家禽及其粪便、羽毛、呼吸道分泌物、血液、眼结膜而被感染；人群普遍易感。

一、临床表现

不同亚型的禽流感病毒感染后可引起不同的临床症状。感染 H9N2 亚型的患者通常仅有轻微的上呼吸道感染症状；感染 H7N7 的患者主要表现为结膜炎；重症患者一般均为 H5N1 亚型的病毒感染，高致病性禽流感 H5N1 的症状:起病急,发热持续在 38.5~40℃,伴有鼻塞、流涕、咳嗽、咽痛、肌肉酸痛等全身不适症状,但病程进展快,迅速出现肺炎表现,严重者呼吸困难,可能进展为急性呼吸窘迫综合征、肾衰竭、败血症、休克而死亡。

二、护理措施

对疑似和确诊患者应进行呼吸道隔离,医护人员接触人禽流感患者应戴口罩、戴手套、穿隔离衣。其余护理措施参见本章第四节。

三、健康宣教

1. 养成良好的个人卫生习惯,勤洗手,吃熟食,不喝生水。

2. 保护易感人群,加强对密切接触禽类人员的监测;可使用辨证拟方做预防性服用。

3. 人禽流感流行期间,尽量避免与活禽接触。

第五节　登革热的护理

登革热是登革热病毒引起的,由伊蚊传播的急性发热性传染病。临床特征是突起发热,头痛,全身肌肉、骨骼、关节痛,疲乏,皮疹,淋巴结肿大及白细胞减少。

登革热病毒不耐热,50℃ 30 分钟或 100℃ 2 分钟即可灭活,耐低温及干燥;对脂肪溶媒、酸、洗涤剂均敏感;用乙醚、紫外线或 0.05% 甲醛溶液可灭活。

登革热患者和隐性感染者为主要传染源,发病前 1 天至发病后 3 天内传染性最强;通过蚊子叮咬而传播,伊蚊是传播病毒的主要媒介,东南亚和我国沿海地区主要是埃及伊蚊,太平洋岛屿和长江以南地区则是白纹伊蚊。伊蚊在非流行期间还可能是登革热病毒的贮存宿主。

本病呈世界性分布,发病季节多在夏秋雨季,广东多为 5~11 月,海南多为 3~11 月;人群普遍易感,在新流行区,发病主要以成人为主,地方性流行区则以儿童为主。登革热病毒分 4 个血清型,感染后对同型病毒株有巩固免疫力,对其他血清型有短暂免疫力。

本病归属于中医学“温疫”范畴。

一、临床表现

1. 典型登革热

(1) 发热起病急,多有高热、畏寒,24 小时内体温可高达 40℃,持续 5~7 天后骤退至正常。

部分患者可出现双峰热(马鞍热),即病程第3~5天体温降至正常,1天后再度上升。

(2) 多伴有头痛、背痛、全身骨、关节、肌肉痛、极度乏力等全身毒血症状及恶心、呕吐、腹痛、腹泻等胃肠道症状。

儿童起病缓慢,毒血症状轻,恢复较快。

(3) 皮疹:起病后3~6天出现,为多形性,可为斑丘疹、皮疹样麻疹、猩红热样疹、红斑疹或皮下出血点等,分布于躯干、四肢或头面部,压之退色,多伴有痒感,持续3~4天退疹后脱屑、色素沉着。

(4) 出血:多发生在起病后第5~8天,25%~50%病例有不同程度与不同部位的出血。

(5) 其他:早期体格检查可见颜面潮红、结膜充血、浅表淋巴结肿大。约1/4病例有肝大,程度不重。

2. 轻型登革热　全身疼痛较轻,皮疹稀少或不出疹,类似流感或不易鉴别的短期发热,易被忽视。

3. 重型登革热　早期临床表现类似典型登革热,在病程第3~5天突然病情加重,出现脑膜炎甚至脑疝表现,部分病例表现为消化道大出血,多因中枢性呼吸衰竭或出血性休克而死亡。

二、实验室检查

1. 血常规　第4~5天白细胞降至最低,分类中性粒细胞、血小板减少,可见异常淋巴细胞。

2. 血清学检查　血清中特异性IgM抗体有助于早期诊断。

三、护理措施

目前,现代医学对登革热尚无特殊方法治疗,主要强调护理和对症治疗。

1. 隔离措施　虫媒隔离,病室配有纱门窗,病床上挂蚊帐。保持室内空气流通,室温保持在18~22℃为宜。

2. 情志护理

(1) 患者被安置在隔离室,病床上需挂蚊帐,容易产生孤独、寂寞和自卑感。

(2) 本病具有传染病特有的起病急骤、病情发展迅速的特点,患者多会出现精神紧张、焦虑不安甚至恐慌。

(3) 部分患者尤其是女性患者因为身体局部出现皮肤潮红和皮疹,担心容貌外观的改变,容易出现情绪不稳定、烦躁、不寐。

向患者和家属做好解释和宣教工作,讲述本病的相关知识,使之理解各项防治措施,例如挂蚊帐是防治疾病的需要而非出于歧视;及时了解患者的思想动态，舒缓其各种不稳定情绪，使之配合治疗。

3. 发热护理

（1）室温不宜太低，患者忌直接吹风。

（2）嘱患者卧床休息，减少不必要的活动，以减轻体力消耗和使全身肌肉、关节、腰背部的疼痛得到舒缓。

（3）高热时可遵医嘱使用退热剂，如柴胡注射液，或自制柴莪退热栓塞肛，用药后30分钟复查体温。

（4）根据病情选择物理降温方法，在额头用湿毛巾或冰袋外敷，禁用酒精擦浴或全身多处冰敷，影响对皮肤颜色和皮疹的观察。

4. 饮食护理　饮食宜富营养、易消化的流质或半流质食物，鼓励患者多喝水和果汁，以补充液体和维生素。如患者便秘、尿赤、舌红苔黄，可用玉米（连须带衣）、胡萝卜、马蹄加瘦肉煲汤，少量多次饮用；同时可选择大蕉、粉蕉、橙子、西瓜等水果，以清热、通便和利尿；如患者出现身面潮红、皮疹或出血点，可用瘦肉、豆腐、芫荽汤，或芫荽煎水代茶。

5. 皮肤护理

（1）患者出汗较多，要注意及时更换汗出沾湿的衣服，避免外邪入侵；指导患者选择棉质的衣服，忌穿着尼龙、化纤等衣物刺激皮肤。

（2）部分患者在出现皮疹的同时伴有瘙痒、灼热感，嘱咐患者勿抓挠局部皮肤以防感染，注意修剪指甲；症状明显者可用自制炉甘石洗剂外涂，或将当天已经复煎的中药渣加适量温开水擦浴，达到清洁皮肤、预防感染的目的。

6. 用药护理

（1）根据登革热之“病理中心在气营”的特点，采用清气凉营法治疗本病，辨证拟方每天2剂，复煎，分次频服。口服汤剂应注意：一般隔2小时服药1次，每日5~6次；温服，以助发汗；向患者和家属说明用药的方法和目的，使之配合治疗。

（2）为患者煎中药时要注意先煎、后下等注意事项。

（3）根据辨证使用中成药针剂时，其注意事项参考第三章第二十六节。

7. 病情观察

（1）本病因疫疠之气，借蚊虫之力侵入人体，多按卫气营血的规律传变。发生是在卫分时间较短，很快传入气分，故常常初起即见卫气同病，并很快波及营分。

如患者高热，体温迅速达39℃以上，同时伴有便秘，汗多，渴喜冷饮，尿赤，舌质红，苔黄脉数有力，提示邪入气分；患者除了高热，还有身热，烦躁，身面潮红，皮疹或出血点，舌绛少苔，甚至有吐衄、便血等表现，则表示邪入营血。

（2）监测生命体征，水、电解质平衡情况；观察有无皮肤黏膜瘀点（斑）及局部出血表现。

8. 加强预防及宣教工作

（1）对患者实施隔离，至热退后 3 天为止。

（2）指导患者和家属在院外继续加强防护工作，如保持工作、居住环境的清洁，清理卫生死角和池塘、沟渠、坑洼等处的积水，在流行季节积极做好消灭蚊虫的工作。

（3）积极锻炼身体，提高抵抗疾病的能力。

第六节　手足口病的护理

手足口病是由肠道病毒引起的流行性传染病，多发生于学龄前儿童，尤以 3 岁以下年龄组发病率最高。临床以手、足、口腔、臀部等部位的斑丘疹、疱疹为特征。一般预后较好，少数重症患儿可并发心肌炎、脑炎、脑脊髓膜炎等，甚至危及生命，常见致死病因主要为中枢神经系统疾病、肺水肿等。

肠道病毒主要经粪 - 口和 / 或呼吸道飞沫传播，亦可经接触患儿皮肤、黏膜疱疹液而感染。患儿粪便、疱疹液和呼吸道分泌物及其污染的手、毛巾、手绢、牙具、玩具、食具、奶具、床上用品、内衣以及医疗器具等均可传播。

人是人肠道病毒唯一宿主，患儿和隐性感染者均为传染源。该病潜伏期一般为 3~7 天，没有明显的前驱症状，多数患儿突然起病。发病前数天，感染者咽部与粪便标本可检出病毒，通常以发病后 1 周内传染性最强。

一、临床表现

（一）临床特征

1. 四部位　手、足、口、臀 4 个部位。

2. 四不像　疹子不像蚊虫叮咬、不像药物过敏、不像水痘、不像口唇牙龈疱疹。

3. 四特征　不痛、不痒、不结痂、不结疤。

（二）临床表现

1. 普通病例表现　急性起病，初期表现为低热、食欲下降、咽喉痛、呕吐、腹泻等。口腔黏膜出现散在疱疹，手、足和臀部出现斑丘疹、疱疹，疱疹周围可有炎性红晕，疱内液体较少，质地较硬。部分病例仅表现为皮疹或疱疹性咽峡炎。多在 1 周内痊愈，预后良好。部分病例皮疹表现不典型，如：单一部位或仅表现为斑丘疹。

2. 重症病例表现　少数病例（尤其是小于 3 岁者）病情进展迅速，在发病 1~5 天出现脑膜炎、脑炎（以脑干脑炎最为凶险）、脑脊髓炎、肺水肿、循环障碍等，极少数病例病情危重，可致死亡，存活病例可留有后遗症。

（1）神经系统表现：精神差、嗜睡、易惊、头痛、呕吐、谵妄甚至昏迷；肢体抖动，肌阵挛、眼球震颤、共济失调、眼球运动障碍；无力或急性弛缓性麻痹；惊厥。查体可见脑膜刺激征，腱反射减弱或消失，巴氏征等病理征阳性。

（2）呼吸系统表现：呼吸浅促、呼吸困难或节律改变，口唇发绀，咳嗽，咳白色、粉红色或血性泡沫样痰液；肺部可闻及湿啰音或痰鸣音。

（3）循环系统表现：面色苍灰、皮肤花纹、四肢发凉，指（趾）发绀；出冷汗；毛细血管再充盈时间延长。心率增快或减慢，脉搏浅速或减弱甚至消失；血压升高或下降。

二、实验室检查

1. 血常规　淋巴细胞或单核细胞增多，白细胞计数正常或降低，病情危重者白细胞计数可明显升高。

2. 病原学检查　咽部分泌物、疱疹液、粪便、脑脊液或疱疹液可分离出肠道病毒。

3. 血清学检查　特异性 IgM 抗体阳性，或急性期与恢复期血清 IgG 抗体有 4 倍以上的升高。

三、护理措施

1. 隔离措施　呼吸道和接触隔离。保持室内空气流通，室温在 18~22℃为宜。

2. 情志护理

（1）患儿被安置在隔离室，容易产生孤独、寂寞感。

（2）部分患儿因为疱疹疼痛，进食困难，发热等不适容易哭闹不止。

病房内可适当播放动画片、摆放图画书分散患儿注意力，转移患儿恐惧心理。多鼓励表扬患儿，使其配合治疗。同时向患儿家长介绍本病的临床表现、流行特征、预防措施等知识，舒缓家长各种忧虑。

3. 发热护理

（1）室温不宜太低，忌直接吹风。

（2）低热患儿嘱其多饮水，保持皮肤干燥清洁，及时更换汗湿衣物。

（3）高热患儿给予物理降温或按医嘱选用平和的退热剂，如柴胡注射液，或自制柴莪退热栓塞肛，用药后 30 分钟复查体温。

4. 口腔护理

（1）患儿每次进餐前后用生理盐水或银荷漱口液漱口。

（2）口腔疼痛、吞咽困难、流涎的患儿，可予流质饮食，使用吸管吸入，减少对口腔疱疹的刺激及疼痛。

(3)必要时用双料喉风散、金喉健喷雾剂等喷洒于患处或用珍珠末、青黛散外搽溃疡面,以促进溃疡愈合。

5. 皮肤护理

(1)床单位保持清洁、干燥、平整、无皱褶、无渣屑。

(2)给患儿穿宽松、柔软、棉质衣服,勤更换。

(3)及时清理大小便,保持臀部清洁干燥。

(4)修剪指甲,嘱患儿不要抓挠皮肤和水疱,必要时包裹手,防止抓破皮疹,以免引起疼痛和继发感染。

(5)疱疹已破裂者,局部皮肤涂抗生素药膏或用自制炉甘石洗剂或三黄洗剂外涂。

6. 饮食护理　给予高热量、高蛋白、高维生素,营养丰富,易消化的流质或半流质饮食,如牛奶、鸡蛋汤、菜粥等保持营养均衡。食物以温凉、清淡为宜,如荷叶薏米粥、竹叶灯心扁豆粥等,避免刺激性食物。

7. 用药护理　本病急性期以清热解毒、清气凉营、解毒透疹的治法为主。

(1)按医嘱使用抗病毒药物,并观察用药后效果。

(2)按医嘱进行中药保留灌肠。

8. 并发症的护理

(1)脑炎的护理:观察生命体征、意识和瞳孔变化,注意颅内高压的表现。遵医嘱使用利尿剂和糖皮质激素。

(2)肺水肿的护理:严密观察呼吸频率、节律,注意有无呼吸困难及粉红色泡沫痰。给予高流量吸氧,半坐卧位,双腿下垂,遵医嘱用药。

(3)心肌炎的护理:密切观察生命体征,尤其是心率、节律,注意观察有无心悸、面色苍白、四肢湿冷、意识障碍、尿量减少、血压下降等休克表现;遵医嘱抗休克治疗。

9. 加强预防及宣教工作

(1)临床一旦确诊,应将患儿及时隔离,对患儿和密切接触者隔离7~10天,体温恢复正常,皮疹基本消退,水疱结痂脱落才能解除隔离。

(2)养成良好的个人卫生习惯,餐前便后洗手,流行期间,家长尽量少带孩子到拥挤的公共场所,外出戴口罩。

(3)积极锻炼身体,提高抵抗疾病的能力。

第七节　成人麻疹的护理

麻疹是由麻疹病毒引起的急性发疹性呼吸道传染病,其临床特点是发热、上呼吸道炎、结膜炎、口腔麻疹黏膜斑及全身性斑丘疹,冬春季多发。

麻疹病毒对热、紫外线及一般消毒剂敏感，在56℃条件下30分钟即可灭活，低温下能长期存活。本病传染性较强，患者是唯一的传染源，发病前2天至出疹后5天均具有传染性，主要通过呼吸道飞沫传播，易并发肺炎。

本病好发年龄在6个月至5岁，我国麻疹免疫主要针对小年龄组，因此学龄前发病率降低；但麻疹疫苗接种以来，成人发病率上升，原因是幼时接种了麻疹疫苗，以后未再复种，体内抗体水平降低而成为易感者。

本病属中医学“温病”范畴。

一、临床表现

（一）典型麻疹

典型麻疹临床过程分为四期。

1. 潜伏期　轻度发热，精神差，全身不适等症状。

2. 前驱期　从发热到出疹一般3~4天，以中度以上发热为首发症状，并出现咳嗽、喷嚏流涕、咽部充血、眼结膜充血、畏光流泪等上呼吸道炎症及眼结膜炎所致的卡他症状。

在病程的2~3天，90%以上患者在双侧第2磨牙对面的颊黏膜上出现0.5~1mm针尖样大小的白色小点，周围有红晕，称为麻疹黏膜斑，1~2天内迅速增多融合，出疹后逐渐消失。麻疹黏膜斑对早期诊断有重要意义。

3. 出疹期　发病3~4天出现典型皮疹。从耳后、发际渐及前额、面、颈部，自上而下至胸、腹、背及四肢，最后达到手掌和足底，2~3天遍及全身。皮疹初为淡红色斑丘疹，直径为2~5mm，压之退色，疹间皮肤正常；出疹高峰期皮疹增多密集而融合成片，颜色转为暗红色。此时全身毒血症状加重，体温可高达40℃。出疹期为3~5天。

4. 恢复期　皮疹达高峰后1~2天内迅速好转，体温下降，全身症状明显减轻。随之按出疹顺序皮疹依次消退，并有米糠样脱屑及褐色色素沉着，1~2周后消失。

（二）非典型麻疹

1. 轻型麻疹　症状轻，麻疹黏膜斑不典型，没有并发症，多见于6个月前婴儿、近期接受过被动免疫或曾接种过麻疹疫苗者。

2. 重型麻疹　中毒症状严重，伴有严重并发症，死亡率高。分中毒型、休克型、出血性和疱疹性麻疹4种类型，多见于体弱、免疫力低下或有严重继发感染者。

二、实验室检查

1. 血常规　白细胞总数减少，淋巴细胞相对增多。

2. 血清学检查　皮疹出现1~2天内检出特异性IgM抗体，可作为早期诊断。

3. 病原学检查　从早期患者呼吸道分泌物中检测或分离出麻疹病毒，可做出特异性诊断。

三、护理措施

目前，现代医学对麻疹尚无特殊方法治疗，主要强调护理和对症治疗。

1. 隔离措施　呼吸道严密隔离。保持室内空气流通，室温在18~22℃为宜。

2. 情志护理

（1）患者被安置在隔离室，容易产生孤独、寂寞和自卑感。

（2）同时本病具有传染病特有的起病急骤、病情发展迅速的特点，患者多会出现精神紧张、焦虑不安甚至恐慌。

（3）部分患者尤其是女性患者因为全身疹点，担心容貌外观的改变，容易出现情绪不稳定、烦躁、不寐。

向患者及家属做好解释、宣教工作，讲述本病的相关知识，疏导患者的各种不稳定情绪，使之理解各项防治措施，例如明确告知疹点不会留下瘢痕，从而配合治疗。

3. 发热护理　本病发热热度较高，且持续时间长，告知患者“疹为阳毒，非热不出，非热不散”，发热为必有症状。

（1）室温不宜太低，患者忌直接吹风，热饮后宜盖被取微汗，以助疹透发。

（2）注意避免受风寒，防止因受寒而致汗闭疹陷。

（3）高热时可按医嘱选用平和的退热剂，如柴胡注射液，或自制柴莪退热栓塞肛，用药后30分钟复查体温。

（4）疹前期以芫荽煎水代茶，并煮水擦身及足心。

（5）禁用酒精擦浴或全身冰敷，以免刺激皮肤血管扩张，影响对皮肤颜色和皮疹的观察。

4. 饮食护理　中医理论认为：麻为阳毒，其治则首重透发；按其不同阶段还可采取解毒、养阴的治疗方法。在饮食方面予以配合。

选择富营养、易消化的流质或半流质食物，并适当选用有透疹作用的食物；鼓励患者多喝水和果汁，以补充液体和维生素。如患者便秘、尿赤，舌红或红绛，苔黄腻，可用玉米（连须带衣）、胡萝卜、马蹄（荸荠）加瘦肉煲汤，少量多次饮用，同时可选择大蕉、粉蕉、橙子、西瓜等水果，以清热、通便和利尿；也可用瘦肉、豆腐、芫荽汤。

5. 皮肤护理

（1）注意及时更换汗出沾湿的衣服，避免外邪入侵导致着凉；指导患者选择棉质的衣服，忌穿着尼龙、化纤等衣物，温水沐浴时忌用香皂、沐浴液等化学制剂，避免刺激皮肤。

（2）部分患者在出现皮疹的同时局部伴有瘙痒或灼热感，嘱咐患者切勿抓挠皮肤以防感染，注意修剪指甲；症状明显者可用自制剂炉甘石洗剂外涂，或将当天已经复煎的中药渣加适量温开水擦浴，达到清洁皮肤、预防感染的目的。

（3）选用银荷漱口液、淡盐水或 2% 硼酸水漱口，保持口腔清洁舒适。

（4）保持眼部清洁和鼻腔通畅，嘱咐患者不要用手挖鼻腔分泌物，以免损伤黏膜引起感染；经常用生理盐水清除眼部分泌物，并注意保持隔离室光线柔和；咽部充血严重者使用中药超声雾化吸入。

6. 用药护理　根据卫气营血辨证，本病多属于气营两燔证。辨证中药汤剂一般每天 2 剂，复煎，分次频服。

（1）口服汤剂一般隔 2 小时服药 1 次，5~6 次 /d；温服，以助发汗；向患者和家属说明用药的方法和目的，使之配合治疗。

（2）为患者煎中药时要注意先煎、后下等注意事项。

（3）根据辨证使用中成药针剂时，其注意事项参考第三章第二十六节。

7. 病情观察

（1）观察出疹的顺序和疹的性质，及时评估出疹情况，如出疹不畅可用中药或透疹食物内服、外用。

（2）观察患者的全身状况。

8. 加强预防及宣教工作

（1）对患者实施呼吸道隔离至出疹后 5 天。

（2）保持工作、居住环境的清洁通风，流行期间避免去公共场所或人流密集的区域或探亲访友。

（3）积极锻炼身体，提高抵抗疾病的能力。

第八节　水痘的护理

水痘是由水痘 - 带状疱疹病毒初次感染引起的急性传染病，主要发生在婴幼儿，以发热及成批出现周身性红色斑丘疹、疱疹、痂疹为特征。冬春两季多发，其传染性强，接触或飞沫均可传染；易感儿发病率可达 95% 以上，学龄前儿童多见。临床以皮肤黏膜分批出现斑丘疹、水疱和结痂，而且各期皮疹同时存在为特点。该病为自限性疾病，病后可获得终身免疫，也可在多年后感染复发而出现带状疱疹。

一、临床表现

儿童多见。潜伏期为 12~24 天，平均 14~16 天。

1. 前驱期　起病急，年长儿童及成人在出疹前1~2天可有轻、中度低热，伴畏寒、头痛、乏力咽痛、咳嗽等前驱症状。小儿全身不适的症状轻且与皮疹同时出现。

2. 出疹期　皮疹先发于头面部和躯干，后蔓延到四肢，但很少抵达四肢末端；呈躯干疹多而头面、四肢疹少的向心性分布。

初为细小的红色斑疹，数小时后变为丘疹，再经数小时发展成为椭圆形疱疹，瘙痒明显。疱疹直径3~5mm，周围有红晕，疹壁薄而易破；疱液初为透明，后变混浊。1~2天后疱疹从中心开始干枯、结痂，1周左右痂皮脱落愈合，一般不留瘢痕。

约4%的成年人可发生播散性水痘、水痘性肺炎；若妊娠期感染水痘，可引起胎儿畸形、早产或死胎。

二、实验室检查

1. 血常规　白细胞总数正常或稍增高，淋巴细胞增高。

2. 血清学检查　常用补体结合试验，若双份血清抗体滴度升高4倍以上者可确诊为急性感染。

3. 疱疹刮片　刮取新鲜疱疹基底组织，用瑞特或吉姆萨染色检查，多见核巨细胞；用苏木素-伊红染色可查核内包涵体。

三、护理措施

1. 一般护理　保持空气流通，温湿度适宜，避免潮湿。房间通风时注意防止患儿受凉。

2. 隔离措施　呼吸道和接触隔离。水痘的传染性很强，发现患病的儿童应立即隔离，直至疱疹全部结痂脱落。

3. 情志护理

（1）病房内可适当播放动画片、摆放图画书，分散患儿注意力。

（2）多鼓励表扬患儿，使其配合治疗。教会家长口腔和皮肤护理方法。

（3）患儿因瘙痒严重而哭闹时，应转移患儿注意力，避免情绪激动。

（4）向家属做好健康宣教和指导工作。

4. 发热护理

（1）水痘一般为低热或中等度热，不需要特殊处理，可让患儿多饮水，穿宽松的棉质内衣、保持皮肤清洁干燥；出汗后要及时更换衣服，注意保暖。

（2）体温38.5℃以上者，可在头部及大血管经过的浅表部位放置冰袋。禁用酒精擦浴，避免对皮肤刺激。

（3）持续高热者酌情给予降温毯降温，注意观察患儿面色、出汗等情况，防止出汗过多引起虚脱;嘱患儿卧床休息,限制活动量。

(4) 遵医嘱给予药物降温、小儿退热栓塞肛,用药后 30 分钟复查体温。

5. 皮肤护理

(1) 剪短指甲,保持指甲和皮肤、床单的清洁干燥,避免抓破疱疹,儿童可戴布质手套或用布包手,衣服柔软、宽大、勤更换。

(2) 皮肤瘙痒时,可在清洁皮肤后,在出水痘的局部使用自制炉甘石洗剂涂抹。

(3) 皮疹破溃后应注意及时处理,小面积者可涂以龙胆紫或抗生素软膏,大面积者用消毒纱布包扎,防止继发感染;如有感染者定时换药。

(4) 皮疹结痂后让其自行脱落,不要强行撕脱,翘起的痂皮可用消毒剪刀剪去。疹退后若皮肤干燥可涂液体石蜡润滑皮肤。

(5) 水痘大量增生期间暂不给孩子洗澡,以免病毒继续感染其他皮肤。

(6) 观察疱疹的动态发展和有无继发细菌感染情况。

6. 饮食护理

(1) 出疹期宜清淡饮食,以富营养、易消化的流质、半流质为主,禁辛辣荤腥发物;可选择稀粥、米汤、牛奶、面条和面包、豆制品、瘦肉等。

(2) 补充足够的水分,多饮水,多吃新鲜水果及带叶蔬菜,如白菜、芹菜、菠菜、豆芽菜,可助清除体内积热,保持大便通畅;多吃清热利湿食物,如冬瓜、黄瓜、扁豆、薏苡仁等。

(3) 中药汤剂宜温服,热毒炽盛证宜偏凉服。

7. 病情观察

(1) 及时测量体温并记录。每 4 小时监测体温 1 次。

(2) 指导患儿家属识别体温异常的早期表现,注意观察患儿有无头痛、心率加快、烦躁不安等症状。

8. 加强预防及宣教工作

(1) 水痘流行季节,未出过水痘者应少去公共场所。

(2) 有接触史、免疫功能下降者,可注射丙种免疫球蛋白或带状疱疹免疫球蛋白。

(3) 指导水痘患儿要与他人保持一定距离,降低对他人造成感染的可能性。

(4) 指导家长做好患儿皮肤护理及对污染物、用具进行煮沸或日晒等消毒处理方法。

主要参考文献

[1] 王洪图 . 内经讲义[M]. 北京:人民卫生出版社,2002.

[2] 葛洪 . 肘后备急方校注[M]. 沈澍农,校注 . 北京:人民卫生出版社,2015.

[3] 南京中医学院 . 诸病源候论校释[M]. 北京:人民卫生出版社,2009.

[4] 吴有性 . 温疫论[M]. 北京:人民卫生出版社,1990.

[5] 孙思邈 . 备急千金要方[M]. 北京:人民卫生出版社,1982.

[6] 太平惠民和剂局 . 太平惠民和剂局方[M]. 刘景源,整理 . 北京:人民卫生出版社,2007.

[7] 朱震亨 . 丹溪心法[M]. 王英,竹剑平,江凌圳,整理 . 北京:人民卫生出版社,2005.

[8] 叶桂 . 温热论[M]. 张志斌,整理 . 北京:人民卫生出版社,2007.

[9] 吴瑭 . 温病条辨[M]. 南京中医药大学温病学教研室,整理 . 北京:人民卫生出版社,2005.

[10] 薛雪 . 湿热论[M]. 张志斌,整理 . 北京:人民卫生出版社,2007.

[11] 赵学敏 . 串雅外编[M]. 北京:人民卫生出版社,1960.

[12] 李东垣 . 脾胃论[M]. 文魁,丁国华,整理 . 北京:人民卫生出版社,2005.

[13] 王清任 . 医林改错[M]. 李天德,张学文,整理 . 北京:人民卫生出版社,2005.

[14] 刘更生 . 医案医话医论名著集成[M]. 北京:华夏出版社,1997.

[15] 梅广源,邹旭,罗翌 . 中西医结合急诊内科学[M]. 北京:科学出版社,2008.

[16] 梅广源,谭荣益 . 内科急危重症中医诊疗与抢救全书[M]. 广州:广东科技出版社,1997.

[17] 罗翌 . 急救医学[M]. 北京:人民卫生出版社,2012.

[18] 徐国英,刘颖青,李春燕 . 急诊专科护士资格认证培训教程[M]. 北京:人民军医出版社,2013.

[19] 于学忠 . 协和急诊医学[M]. 北京:科学出版社,2011.

[20] 张广清 . 临床常见病中医专科专病护理常规[M]. 上海:上海科学技术出版社,2012.

[21] 刘清泉 . 中医急重症学[M]. 北京:人民卫生出版社,2012.

[22] 广州市院前急救专家委员 . 广州市院前医疗急救规范化培训教材[M]. 广州:[出版者不详],2020.

[23] 刘兰芳 . 中医内科应急独特疗法[M]. 北京:科学技术文献出版社,2006.

[24] 广东省卫生厅 . 专业护士核心能力建设指南[M]. 广州:广东科技出版社,2009.

[25] 陈璇 . 传染病护理学[M]. 北京:人民卫生出版社,2012.
[26] 彭刚艺,陈伟菊 . 护理管理工作规范[M]. 广州:广东科技出版社,2013.
[27] 李明凤,叶磊 . 急诊科护理手册[M]. 北京:科学出版社,2011.
[28] 张天 . 中医内妇儿科护理[M]. 上海:上海科学技术出版社,1985.
[29] 李贵堂,焦卫红 . 发热门诊管理手册[M]. 北京:人民军医出版社,2010.
[30] 张广清,林美珍 . 精编药食同源手册[M]. 上海:上海科学技术出版社,2014.
[31] 中华中医药学会 . 中医护理常规技术操作规程[M]. 北京:中国中医药出版社,2006.
[32] 林棉 . 流感的中西医治疗[M]. 北京:中国中医药出版社,2013.
[33] 中医研究院 . 中医护理学[M]. 北京:人民卫生出版社,1983.
[34] 陈佑邦,王永炎 . 中医急诊医学[M]. 福州:福建科学技术出版社,1995.
[35] 张文武 . 急诊内科学[M]. 5 版 . 北京:人民卫生出版社,2023.
[36] 王永炎 . 中医内科学[M]. 上海:上海科学技术出版社,1997.
[37] 魏睦新,杜立阳 . 中医护理学[M]. 南京:东南大学出版社,2008.
[38] 李涛,陈登国,孙刚 . 突发事件应急救援手册[M]. 北京:军事医学科学出版社,2009.
[39] 姜良铎 . 中医急诊学[M]. 北京:中国中医药出版社,2003.
[40] 成都医学院 . 中医护理学[M]. 成都:四川科学技术出版社,1987.
[41] 刘革新 . 中医护理学[M]. 北京:人民卫生出版社,2002.
[42] 冯康,杨萍芬,付大庆 . 院前急救预案:现场急救攻防策略[M]. 北京:中国协和医科大学出版社,2010.
[43] 江观玉,徐少文 . 急诊管理制度与诊疗常规[M]. 杭州:浙江大学出版社,2008.
[44] 殷春红 . 护理应急预案与安全指引[M]. 北京:军事医学科学出版社,2012.
[45] 江观玉 . 急诊护理学[M]. 北京:人民卫生出版社,2004.
[46] 刘玉珍,张广清 . 临床中西医结合护理全书[M]. 广州:广东人民出版社,2006.
[47] 黄象安,高月求 . 中西医结合传染病学[M]. 2 版 . 北京:人民卫生出版社,2020.
[48] 邓秋迎,覃冰心 . 急性上呼吸道感染外感发热患者的辨证施护[J]. 中国中医急症,2011,20(4):686.
[49] 邓秋迎,李焕梅,陈淑珍,等 . 发热患者疾病分类调查及中医护理对策[J]. 辽宁中医药大学学报,2007,9(2):117-118.
[50] 张晓春,袁惠仪 . 中医烫熨疗法在颈性眩晕急性期的疗效观察与分析[J]. 当代医学,2014,20(27):156-157.
[51] 邓秋迎,张广清,冼庆华 . 中医药治疗登革热的护理 18 例[J]. 中国实用护理杂志,2003,19(11):48-49.
[52] 孙秋华 . 中医护理学[M]. 北京:人民卫生出版社,2012.
[53] 张广清,彭刚艺 . 中医护理技术规范[M]. 广州:广东科技出版社,2012.
[54] 陈灏珠,林果为 . 实用内科学[M]. 13 版 . 北京:人民卫生出版社,2009.

[55] 黄雪丽,郭爱敏.国外常用急诊分诊标准的使用现况及评价[J].中华护理杂志,2014,49(5):597-601.

[56] 信跃文,李晨,柴艳芬.急诊分诊量表的研究进展[J].中华急诊医学杂志,2019,28(1):112-116.

[57] 方娟,姚金兰,潘红英.急诊严重指数在预检分诊中的应用现状与展望[J].护理研究,2016,30(1):135-138.

[58] 急诊预检分诊专家共识组史冬雷,刘晓颖,周瑛.急诊预检分诊专家共识[J].中华急诊医学杂志,2018,27(6):599-604.

[59] 急诊危重症患者院内转运专家共识组高健,华小雪,徐军执笔.急诊危重症患者院内转运共识——标准化分级转运方案[J].中国急救医学,2017,37(6):481-484.

[60] 高健,刘晓颖,史冬雷.《急诊危重症患者院内转运共识》解读——标准化分级转运方案的实施[J].中国急救医学,2017,37(6):485-487.

[61] 金静芬,刘颖青.中华护理学会专科护士培训教材·急诊专科护理[M].北京:人民卫生出版社,2018,11.

[62] 黄艺仪,李欣,张美芬等.临床急诊急救护理学[M].2版.北京:人民军医出版社,2015.

[63] 朱京慈,胡敏.急危重症护理技术[M].北京:人民卫生出版社,2011.

[64] 陈璇.传染病护理学[M].北京:人民卫生出版社,2019.

[65] 邵小平,杨丽娟,叶向红等.实用急危重症护理技术规范[M].上海:上海科学技术出版社,2019.

[66] 孙秋华.中医临床护理学[M].北京:中国中医药出版社,2016.

[67] 李春盛译.急诊气道管理手册[M].北京:人民卫生出版社,2008.

[68] 冯丹,王博,朱玉,等.急救绿色通道质量安全管理标准研究[J].中华医院管理杂志,2018,34(12):995–998.

[69] 中华急诊医学教育学院.中国高血压急症诊治规范[J].中国急救医学,2020,40(9):795–803.

[70] 宋钢兵,郭秀芹.医院感染管理分册[M].北京:军事医学科学出版社,2007.

32